Reduzca su
COLESTEROL

Reduzca su COLESTEROL

Conozca el exclusivo

Plan de Control Total

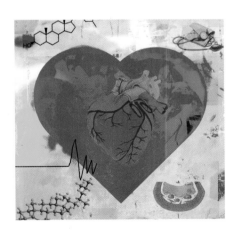

Dr. David L. Katz
y Debra L. Gordon

Reader's
Digest

Buenos Aires • México • Nueva York

Reduzca su colesterol

CORPORATIVO READER'S DIGEST MÉXICO, S. de R.L. de C.V.

DEPARTAMENTO EDITORIAL LIBROS

Editores: Arturo Ramos Pluma, Beatriz E. Ávalos Chávez

Asistencia editorial: Susana Ayala

Título original de la obra: *Cut Your Cholesterol*, © 2003 The Reader's Digest Association, Pleasantville, Nueva York, Estados Unidos de América.

Edición propiedad de Reader's Digest México, S.A. de C.V., preparada con la colaboración de:
Alquimia Ediciones, S.A. de C.V.

Traducción: Ma. de la Luz Broissin Fernández

Fotografías 38 Susan Goldman/Arlene Vallon, Reader's Digest Association, GID (RDA/GID), **42** Image Source/elektra Vision/PictureQuest, **57** Lisa Koenig, RDA/GID, **60** PhotoDisc, **74** Martin Brigdale, RDA/GID, **77** Jean-Blaise Hall/PhotoAlto/PictureQuest, **81** Gus Filgate, RDA/GID, **82, 85** Martin Brigdale, RDA/GID, **88-90** William Lingwood, RDA/GID **91** Image Source/elektra Vision/PictureQuest, **93** Alan Richardson, RDA/GID, **95** William Lingwood, RDA/GID, **97** Martin Brigdale, RDA/GID, **98** Gus Filgate, RDA/GID, **100** William Lingwood, RDA/GID **102** David Murry & Jules Selmes, RDA/GID, **103** William Lingwood, RDA/GID, **105** Elizabeth Watt **107** William Lingwood, RDA/GID, **109** Martin Brigdale, RDA/GID, **110** Alan Richardson, RDA/GID, **111** Martin Brigdale, RDA/GID, **112** Alan Richardson, RDA/GID, **113** Mark Thomas, RDA/GID, **115** PhotoDisc, **119** William Lingwood, RDA/GID, **125-134** Lisa Koenig, RDA/GID, **141** Beth Bischoff, **143** Christine Bronico, **144-159** Beth Bischoff, **167** BananaStock, Life, **170** AMBAS Beth Bischoff, **173** Stockbyte/PictureQuest, **174** imagesource, **186** PhotoDisc, **231-235, 241** William Lingwood, RDA/GID, **243** Martin Brigdale, RDA/GID, **246** William Lingwood, RDA/GID, **247** Martin Brigdale, RDA/GID
Ilustraciones 13 World Health Report | Medical Illustrations, **17, 23, 28-29** Keith Kasnot | Todas las ilustraciones del corazón, Annemarie Gilligan

D.R. © 2003 Reader's Digest México, S.A. de C.V.
Av. Lomas de Sotelo 1102
Col. Loma Hermosa, Delegación Miguel Hidalgo
C.P. 11200, México, D.F.

Visite www.selecciones.com

Envíenos sus dudas y comentarios a: editorial.libros@selecciones.com

Nota a nuestros lectores Este libro tiene propósitos informativos y no busca sustituir el diagnóstico hecho por un profesional de la medicina. Los editores de Reader's Digest reprueban la automedicación y recomiendan que quien presente síntomas o tenga problemas de salud consulte inmediatamente al médico.

Esta segunda reimpresión se terminó de imprimir el 7 de noviembre de 2005, en los talleres de Litografía Magnograf, Calle "E" No. 6 Parque Industrial Puebla 2000, Puebla, Pue. C.P. 72220
Tel: (01 222) 297 82 00 Conmutador.

ISBN 968-28-0364-0

Editado en México por Reader's Digest México, S.A. de C.V.

Impreso en México
Printed in Mexico

Haber trabajado con mi coautora, Debra Gordon, fue un gran placer. Deb me colocó en la envidiable posición de poder "pensar en voz alta" mientras ella luchaba para lograr que esos pensamientos se ordenaran en las páginas. Por su eficiencia, profesionalismo, sentido del humor y ánimo constante, le doy mi más sincero agradecimiento. Digo lo mismo acerca de nuestra editora de Reader's Digest, Marianne Wait. Un buen editor hace que los autores sientan el amor que ellos quieren, a la vez que impone la disciplina que necesitan para asegurar que el resultado de sus esfuerzos sea realmente un libro y que se termine más o menos a tiempo. Marianne, ¡siento el amor! El libro en sí es testimonio de la disciplina. Eres en verdad una gran editora, gracias.

Reconozco una deuda impagable con muchos pioneros de la prevención de la enfermedad cardíaca –de Ancel Keys a Dean Ornish, de William Castelli a Walter Willet–, quienes iluminaron el camino del conocimiento que el resto de nosotros tenemos el privilegio de seguir. Más cerca de casa, doy las gracias a mi padre, el Dr. Donald Katz, un cardiólogo cuya devoción a su profesión y a sus pacientes me inspiró hace mucho tiempo, y todavía me inspira.

Por último, doy las gracias a mi esposa, Catherine, y a nuestros hijos, Rebecca, Corinda, Valerie, Natalia y Gabriel. Ellos me aman lo suficiente para perdonarme por el tiempo que paso ante el teclado, en lugar de estar con ellos. Yo los amo lo suficiente para que se me dificulte perdonarme a mí mismo.

Dr. David L. Katz

Este libro es el resultado de una maravillosa sociedad entre mi coautor, el Dr. David Katz, mi editora, Marianne Wait, y yo. Es uno de los mejores equipos con los que he trabajado. David se lleva el premio como el médico más sereno que he encontrado en mi larga carrera. No sólo sabe traducir la jerga médica más compleja a un lenguaje sencillo, siempre con un poquito de humor y una pizca de consejos, sino que es una de las pocas personas que conozco que dedica tanto tiempo como yo, o más, al correo electrónico. Como los mensajes que me mandaba eran enviados a las 2 o 3 de la madrugada., estoy convencida de que rara vez duerme.

Marianne no se cansaba de insistir en que siempre tuviéramos en mente al lector, y fue incesante en su búsqueda de consejos que fueran más allá de lo habitual. Me presionaba para que me esforzara más –siempre con su maravilloso sentido del humor– y, gracias a eso, *Reduzca su COLESTEROL* es un libro mejor.

Sería imperdonable de mi parte no demostrar también mi gratitud a Sean Nolan, nuestro revisor de manuscritos, que tiene ojos de lince. Me recordó una vez más que siempre he estado muy agradecida de que existan revisores en este mundo.

Por último, doy las gracias a mi esposo, Keith, y a mis tres hijos, Jonathan, Callum e Iain, por comer –y finalmente aprender a disfrutar– la pasta de trigo integral, los frijoles en todo, las raciones extra de verduras y otros cambios que este libro originó.

Debra L. Gordon

El Dr. David L. Katz es profesor clínico asociado de salud pública y medicina en la Escuela de Medicina de la Universidad de Yale, en New Haven, Connecticut, y especialista certificado por el consejo en medicina interna, medicina preventiva y salud pública, con 15 años de experiencia en la práctica clínica. El Dr. Katz fue fundador y es dirigente del Yale Prevention Research Center, donde funge como investigador principal en numerosos estudios relacionados con la prevención y el control de la obesidad, la nutrición, el cambio en el comportamiento y la prevención de las enfermedades crónicas. También fue fundador y es dirigente del Integrative Medicine Center, en el Hospital Griffin, en Derby, Connecticut. El Dr. Katz, reconocido dentro de Estados Unidos de América como una autoridad en nutrición, imparte cursos de esta materia en Yale para estudiantes de medicina y enfermería, y a menudo da conferencias dentro y fuera de su país. Sus otros libros incluyen *Nutrition in Clinical Practice* y *The Way to Eat*. El Dr. Katz vive en Connecticut con su esposa y sus cinco hijos.

Debra L. Gordon es una periodista premiada que ha escrito sobre medicina y salud durante más de 15 años. Se inició cubriendo noticias exclusivas de medicina para el *Virginian-Pilot* en Norfolk, Virginia, y luego fue reportera médica para el *Orange County Register,* en el sur de California. Es coautora de *Maximum Food Power for Women* y autora de *Seven Days to a Perfect Night's Sleep*. Actualmente vive en el noreste de Pennsylvania, donde es escritora independiente de tiempo completo.

Índice

Introducción 8

Capítulo 1 Altas y bajas del colesterol
11

Capítulo 2 Más allá del colesterol
33

Capítulo 3 Qué pueden hacer usted y su médico
55

Capítulo 4 Control Total | Comida
73

Capítulo 5 Control Total | Complementos
123

Capítulo 6 Control Total | Ejercicio
139

Capítulo 7 Control Total | Estrés
163

Capítulo 8 Control Total | Medicamentos
181

Capítulo 9 Plan de Control Total de 12 semanas
199

Una ojeada al Plan 200
Antes de empezar 203
Semanas 1 a 12 206
Recetas 230

Índice alfabético 250

¿Por qué *"Control Total"*?

Existe un refrán que oí en una conferencia y que me pareció muy convincente: "¡La mejor manera de predecir el futuro es crearlo!" Con la ayuda del *Plan de Control Total*, usted puede crear un futuro lleno de buena salud para usted y su familia.

Con el fin de tener el poder para crear su destino médico, hay que empezar haciendo una reconsideración de causa y efecto. Quizá sepa que la enfermedad cardíaca es una de las causas principal de muerte en México, tanto entre hombres como entre mujeres. (Las mujeres suelen identificar incorrectamente el cáncer de mama como su primera amenaza a la salud, pero la enfermedad cardíaca es responsable de 10 veces más muertes.) Pero la enfermedad cardíaca no es una causa, sino una consecuencia. La verdadera culpable es una combinación de dieta inadecuada, inactividad física, uso de tabaco y una lista de estilos de vida personales que contribuyen a la enfermedad cardíaca.

Al final de esta lista, la mitad de las muertes por enfermedad cardíaca son causadas por comportamientos que pueden ser modificados. ¿Y quién los puede modificar? Los médicos no. Más bien usted. La mejor información disponible sugiere que al elegir el estilo de vida adecuado, la mayoría de las personas podrían disminuir el riesgo de muerte por enfermedad cardíaca 80% o más, sin medicamentos. Por eso creamos el *Plan de Control Total*, para ayudarlo a tomar esas decisiones. Si todos adoptaran este plan, creo que la enfermedad cardíaca se erradicaría.

> Al elegir el estilo de vida adecuado, la mayoría de las personas podrían disminuir el riesgo de muerte por enfermedad cardíaca 80% o más, sin medicamentos.

A pesar del título, este libro no trata únicamente sobre el colesterol, porque no sólo el colesterol alto causa ataques cardíacos. La lista de sospechosos comunes (colesterol alto, presión arterial alta, diabetes) se amplía continuamente: proteína C-reactiva, homocisteína, lipoproteína (a), lipoproteína de baja densidad (LBD) escasa y densa, disfunción endotelial. El *Plan de Control Total* ataca todos. Ayuda también a disminuir la presión arterial alta, defiende contra la diabetes, mejora la salud de las arterias para que estén menos propensas a la formación de placa, y más.

Quizá piense que no vale la pena el esfuerzo de cambiar su estilo de vida, pues hay suficientes medicamentos que disminuyen el colesterol. ¿Por qué no depender simplemente de este arsenal siempre en proliferación? Algunas personas quizá necesiten medicamentos debido a factores de riesgo que les representan un gran peligro, o a una predisposición genética que la dieta y el ejercicio no pueden corregir. Sin embargo, ninguna tecnología médica ni combinación de píldoras pueden igualar el saludable poder de un estilo de vida bien elegido. Al seguir el *Plan de Control Total*, la mayoría de las personas podrán disminuir el riesgo personal de un ataque cardíaco a algo muy cercano al cero.

Los pasos que seguirá en el Plan, como iniciar un programa de caminata, añadir más fibra a su dieta, comer pescado tres veces a la semana y tomar cápsulas de aceite de pescado todos los días, no requieren esfuerzos heroicos y sí pueden producir excelentes resultados. Un estudio mostró que las personas que tomaban complementos de aceite de pescado bajaron 12% su colesterol total.

La estrategia de comida del Plan se basa en la ciencia moderna y en todo lo que sabemos sobre la dieta que nuestros antepasados fueron adaptando a través de los años: en esencia, la forma en que comemos. Como resultado, obtendrá muchos micronutrientes, fuentes óptimas de proteína y el equilibrio perfecto de ácidos grasos omega-6 y omega-3. (La mayoría de los estadounidenses consumen demasiados ácidos grasos omega-6.) Como el estrés tiene efectos negativos en el corazón, incluimos un capítulo sobre ese tema, con consejos sobre cómo mitigar los efectos, en la salud, de una vida agitada. El hecho de aprender una simple técnica de respiración ayuda.

Con el *Plan de Control Total*, la mayoría de la gente bajará su colesterol 30 puntos o más en únicamente 12 semanas. Pero incluso ese beneficio tan significativo es sólo parte de lo que usted podría obtener. Con la combinación de nutrición, actividad física, complementos y medicina para la mente y el cuerpo, el *Plan de Control Total* le ofrece el poder de remodelar totalmente su salud. Las mismas estrategias que protegen su corazón disminuyen el riesgo de cáncer, ayudan a controlar su peso, disminuyen el riesgo de ataque de apoplejía, ayudan a prevenir o a controlar la diabetes, e incluso retrasan el proceso de envejecimiento.

Los análisis pueden predecir su salud futura, ¡pero sólo usted puede crearla! Aquí, y no en otra parte, está toda la información detallada que necesita para crear un mejor destino médico para usted. Si lo logra, ¡predecimos que se dará la gran vida por muchos años!

Dr. David L. Katz

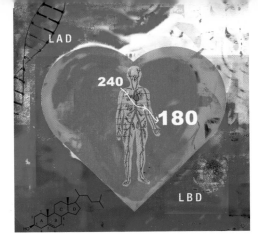

Altas y bajas del colesterol

**Como dice el refrán, "Lo que sube debe bajar". En el caso del colesterol
alto, usted debe bajar su nivel si quiere reducir el riesgo de un ataque cardíaco y de una apoplejía. La pregunta es cómo bajarlo. La gravedad,
desafortunadamente, no ayuda en este caso.**

Si usted enfrenta este problema (lo que es probable si está leyendo este libro), no
está solo. La mitad de los adultos en EUA tienen niveles de colesterol demasiado
altos. Aunque no conozca sus niveles de colesterol, si tiene exceso de peso (como
tres de cada cinco adultos) o es sedentario, es muy probable que sus niveles de colesterol y de otras grasas en la sangre estén fuera del límite.

    ¿Qué debe hacer? Si ya le diagnosticaron colesterol alto, probablemente su médico
le pidió que vigilara su dieta, que hiciera más ejercicio y quizá le recetó algo. Tal vez
ésa fue la única ayuda que recibió y ni siquiera le dieron un consejo específico sobre
qué alimentos debe comer en mayor cantidad y cuáles debe evitar. (¿Sabía que las
nueces son buenas para las arterias o que los huevos están de nuevo en el menú?) Es
posible que no le informaran que liberar el estrés ayuda a su cuerpo a eliminar colesterol de la corriente sanguínea, o que algunos complementos ayudan a prevenir un
ataque cardíaco. Quizá, incluso, recibió información errónea. Por ejemplo, las dietas
con muy poca grasa que algunos médicos recomiendan podrían empeorar su problema al aumentar el nivel de triglicéridos (sobre lo cual leerá más adelante) y disminuir su nivel de colesterol "bueno", que lo protege de ataques cardíacos.

Es probable que la información que le dio el médico no incluya un plan de 12 semanas para ayudarlo, paso a paso, a efectuar los cambios en su estilo de vida que disminuirán el colesterol. Ahora tiene uno en este libro, el *Plan de Control Total*.

Para disminuir su colesterol no necesita tomar medidas heroicas, sólo hacer pequeños cambios en hábitos cotidianos que fue adquiriendo a través de los años y que quizá contribuyeron a su problema de colesterol. De estos pequeños cambios trata el *Plan de Control Total*. Con sólo untar en su pan aceite de oliva en lugar de mantequilla y no comer grasosas salchichas de cerdo en el desayuno (al menos la mayor parte del tiempo), puede disminuir su colesterol de 5 a 10% en unas semanas. Esto reduce de 10 a 20% el riesgo de enfermedad cardíaca. Añada menos de una taza de frijoles al día a su dieta, o cambie a un cereal que contenga mucha fibra, y sus niveles bajarán 20 puntos más, lo que reduce a la mitad el riesgo de enfermedad cardíaca.

Al seguir el *Plan de Control Total* durante 12 semanas, la mayoría de la gente disminuye su colesterol 30 puntos o más. Lo mejor es que algunas acciones del Plan (como comer fruta, verduras y fibra, hacer más actividad física en su vida cotidiana y aprender a relajarse) aumentarán también su protección contra todo, desde la presión arterial alta, hasta la diabetes o el cáncer. Ninguna píldora para disminuir el colesterol puede prometer estos beneficios. Pero, antes de iniciar el Plan deseará saber más sobre el problema del colesterol. Continúe leyendo.

Un juego de números

Todos llevamos muchos números en la mente y, para algunos, en los últimos 10 años nuestro "número de colesterol" se convirtió en uno de ellos. Casi todos saben que demasiado colesterol daña las arterias y predispone a un ataque cardíaco. Pero si se regresa el reloj 100 años, nadie hablaba del colesterol. Las arterias obstruidas fueron un padecimiento poco común hasta el siglo xx. En 1910, el Dr. William Osler, llamado con frecuencia el padre de la medicina moderna, describió la angina de pecho (dolorosos espasmos en el pecho causados cuando las arterias estrechadas impiden el flujo de sangre al corazón) como una enfermedad rara y aseguró que no vio un caso hasta ya avanzada su práctica. Hoy, más de 7 millones de estadounidenses padecen angina de pecho, y es raro el médico general o el cardiólogo que no esté familiarizado con esta enfermedad. La angina de pecho es un signo definitivo de la enfermedad cardíaca coronaria (ECC), el asesino No. 1 de hombres y mujeres en EUA.

Gran parte de nuestro conocimiento sobre este asesino silencioso proviene de los residentes de la ciudad de Framingham, en Massachusetts. Fue en 1948, en la prosperidad de la posguerra, cuando surgieron los centros comerciales, los autos reemplazaron a los pies como el principal medio de transporte, fumar era estupendo y cenar carne era la máxima experiencia. Ese año, los científicos del Servicio de Salud

La geografía como destino

No es sorprendente que el colesterol alto represente un problema mayor en los países más desarrollados. El impacto en la salud pública se mide en los años de vida ajustados a la incapacidad, o AVSP. Un AVSP equivale a un año de vida sana perdido.

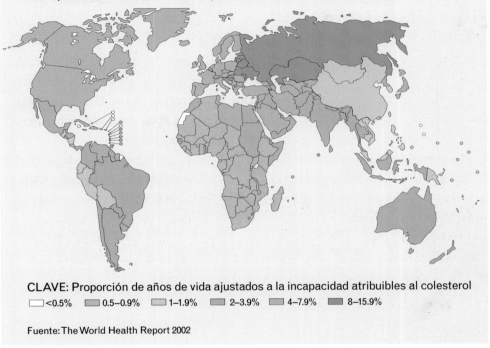

CLAVE: Proporción de años de vida ajustados a la incapacidad atribuibles al colesterol

☐ <0.5%　☐ 0.5–0.9%　☐ 1–1.9%　☐ 2–3.9%　☐ 4–7.9%　☐ 8–15.9%

Fuente: The World Health Report 2002

Pública de EUA eligieron esa ciudad para conocer más sobre la enfermedad cardíaca.

Entonces nadie usaba la frase "factor de riesgo" ni sabía que la presión arterial o el colesterol alto pueden causar una enfermedad cardíaca, ni entendía que se pueden modificar esos factores de riesgo para disminuir la probabilidad de desarrollar ECC.

Desde el inicio del Estudio Cardíaco Framingham, más de 10,000 ciudadanos (incluida la descendencia de los primeros 5,209 residentes sanos que se inscribieron) han participado en uno de los estudios de salud más importantes de la historia. Además, el estudio es responsable de otros descubrimientos importantes:

- El vínculo entre la diabetes y la ECC.
- La identificación de la dieta y la obesidad como factores de riesgo de ECC.
- El descubrimiento de que un nivel alto de LAD (Lipoproteínas de Alta Densidad, o colesterol "bueno") está asociado con la reducción de riesgo de muerte.
- La identificación de niveles altos en sangre de la homocisteína, la apolipoproteína E y la lipoproteína (a) como posibles factores de riesgo de enfermedad cardíaca.

Usted leerá más sobre todo esto al avanzar su lectura de este libro.

Colesterol: mito vs. realidad

Mito: El colesterol es malo.

Realidad: Todos los mamíferos necesitan el colesterol para sobrevivir.

Mito: El colesterol alto es peligroso.

Realidad: El colesterol alto no es un problema en sí. Una proporción no favorable de colesterol "bueno" en relación con el "malo", junto con factores como peso, cantidad de ejercicio e historial familiar, puede ser un problema.

Mito: La gente que tiene ataques cardíacos tiene colesterol alto.

Realidad: El colesterol alto es un factor de riesgo importante en la enfermedad cardíaca, pero algunas personas la padecen y tienen ataques cardíacos a pesar de que sus niveles de colesterol sean normales o bajos.

Mito: Si deseo bajar mis niveles de colesterol en la sangre debo evitar los alimentos que contienen colesterol.

Realidad: El colesterol en la sangre proviene, aparte de su dieta, del que produce su hígado, y éste produce mucho más colesterol que el que come. Así que disminuir el colesterol en la dieta puede tener poco efecto.

Mito: No debo comer huevos para tener un nivel de colesterol saludable.

Realidad: Varios estudios muestran que uno o dos huevos al día tienen poco efecto en las personas con niveles normales de colesterol.

Mito: Si sigo una dieta con poca grasa y hago mucho ejercicio, mis niveles de colesterol bajarán.

Realidad: La constitución genética de algunas personas hace que los cambios en el estilo de vida, aunque rigurosos, no sean suficientes para disminuir los niveles de colesterol, por lo que estas personas requerirán, además de los cambios, medicamento.

Mito: La gente joven no tiene colesterol alto.

Realidad: Todos, a partir de los 20 años, deben medirse el colesterol. Estudios muestran que desde la adolescencia pueden formarse placas en las arterias que llevan la sangre al corazón.

¿Qué es con exactitud el colesterol?

Aunque el colesterol ha adquirido mala reputación a través de los años, en sí no es malo. El colesterol es una sustancia cerosa, suave, ligeramente amarilla que se encuentra en las paredes de las células y en las membranas en el cuerpo, incluidos su cerebro, nervios, músculos, piel, hígado, intestinos y corazón. Es una de las grasas, o lípidos, que produce su cuerpo. Sin suficiente colesterol, usted no podría vivir.

Usted utiliza el colesterol para producir hormonas sexuales (incluidos estrógenos, progesterona y testosterona), vitamina D y ácidos biliares que ayudan a digerir la grasa. Sólo necesita una cantidad pequeña para satisfacer todas estas necesidades. Y su cuerpo (su hígado, intestinos e incluso piel) producen suficiente colesterol, tres o cuatro veces más que el que come la mayoría de los estadounidenses. Eso significa que podría pasar el resto de su vida sin consumir más colesterol y estaría bien. (Aunque no tiene que hacer esto, pues ya leerá que comer muchos alimentos que contengan colesterol no es la causa principal del nivel alto de colesterol en la sangre.)

Lo bueno, lo malo y lo peor

Como muchas cosas, el colesterol no es malo, a no ser que usted tenga demasiado, que es cuando empieza a causar problemas. La historia no es tan simple. Como quizá ya sabe, hay diferentes clases de colesterol, bueno y malo. La cantidad que usted tenga de cada tipo hace una gran diferencia en su probabilidad de desarrollar la ECC.

No es el colesterol en sí lo que es bueno o malo para usted, sino el "vehículo" a través del cual viaja en su corriente sanguínea. Como el colesterol es ceroso, no se mezcla con la sangre, que es acuosa. Igual que el aceite en un aderezo para ensalada, permanece separado. Para entrar en las células y

> Su cuerpo produce tres o cuatro veces más colesterol que el que come la mayoría de la población.

tejidos donde se le necesita, se enlaza con las proteínas y crea transportes especiales llamados lipoproteínas. Imagínelas como burbujas submarinas que transportan el colesterol por todo el cuerpo. Algunos de estos "submarinos" son amigos, pero la mayoría son enemigos.

LBD: Lipoproteínas de baja densidad

Las lipoproteínas de baja densidad, o LBD, son las enemigas principales; de hecho, son las archienemigas. Las LBD transportan la mayor parte del colesterol (75 a 80%) en la sangre y lo depositan en las células, incluyendo las arterias. Ahí, estas partículas contribuyen a la formación de una placa que estrecha las arterias, lo cual reduce la cantidad de sangre que pasa y disminuye la cantidad de oxígeno que llega al corazón.

Algunos tipos de LBD son más peligrosos que otros. Las partículas más pequeñas y densas de las LBD son más dañinas para los vasos sanguíneos, porque es más fácil cruzar el recubrimiento del vaso e incrustarse en su pared.

La mayoría no sabe qué tipo de LBD tiene, porque las pruebas para determinarlo son demasiado costosas y complicadas para el médico promedio. Si tiene la ECC, o un importante historial familiar de ECC, y su médico lo envió con un cardiólogo, él puede hacer pruebas más detalladas para comprender mejor su riesgo. Pero no importa mucho si el objetivo es el mismo: disminuir la cantidad de LBD en su cuerpo.

¿Cuál es el nivel ideal de LBD? Como leerá en el Cap. 3, eso depende de su historial familiar y otros factores de riesgo de ECC. Si es un hombre de 45 o mayor o una mujer de 50 o mayor y no tiene ECC, diabetes, hipertensión ni un historial familiar de ECC prematura, y tampoco fuma, esto es lo que debe esperar (los niveles se miden en miligramos por decilitro, o mg/dl, y un decilitro equivale a 3 onzas):

Nivel de LBD	Categoría
Menos de 100 mg/dl	Óptimo
100–129 mg/dl	Casi óptimo
130–159 mg/dl	Límite alto
160–189 mg/dl	Alto
190 mg/dl y más	Muy alto

Todo, desde su peso hasta si fuma y el historial de su familia (incluso la cantidad de estrés que tiene), afecta su nivel de LBD. Por supuesto, la dieta también interviene, en particular los tipos de grasa que come. Leerá mucho más sobre estas grasas en el Cap. 4.

LAD: Lipoproteínas de alta densidad

Las lipoproteínas de alta densidad, o LAD, son las buenas amigas. Son los "camiones de basura" de la corriente sanguínea, como lo describió el Dr. C. Noel Bairey Merz, director del Centro de Prevención y Rehabilitación Cardíaca, en el Cedars-Sinai Medical Center, en Los Angeles. Las LAD transportan de 20 a 25% del colesterol en la sangre, lo llevan de los tejidos al hígado, que lo desecha. Mientras más LAD haya en la corriente sanguínea, más colesterol que obstruye las arterias se elimina.

La investigación indica que por cada aumento de 1% en el nivel de LAD, el riesgo de un ataque cardíaco disminuye de 3 a 4%. En comparación, la disminución de 1% en el nivel de LBD reduce el riesgo de un ataque cardíaco en sólo 2%. La LAD es tan benéfica que un nivel alto ofrece suficiente protección para evitar un factor de riesgo de enfermedad cardíaca como lo es tener diabetes o peso excesivo.

Tener LAD bajas suele significar otros problemas. Por ejemplo, muchas personas con LAD bajas tienen niveles altos de otras grasas peligrosas en la sangre, como tri-glicéridos y restos de lipoproteínas (más sobre esto posteriormente). Eso tiene sentido, puesto que LAD bajas significan menos "camiones de basura" que desechan el colesterol "malo". Las LAD bajas también pueden ser señal de resistencia a la insulina y síndrome metabólico, o síndrome X, riesgos sobre los que leerá en el Cap. 2.

Nivel de LAD	Categoría
Menos de 40 mg/dl	Bajo (riesgoso)
40–59 mg/dl	Promedio (neutral)
60 mg/dl o más	Alto (protector)

Fumar, estar excedido de peso, ser sedentario y consumir una dieta con muchos carbohidratos (más de 60% de sus calorías) contribuye a LAD bajas, así como un historial familiar de LAD bajas. La mitad de los desequilibrios de las LAD se debe a la genética. Las mujeres suelen tener niveles más altos de LAD que los hombres. Unos médicos consideran que las mujeres necesitan niveles altos para permanecer sanas, y sugieren que un nivel de LAD arriba de 60 (la meta normal) es lo mejor para ellas.

Buenas amigas y malas amigas

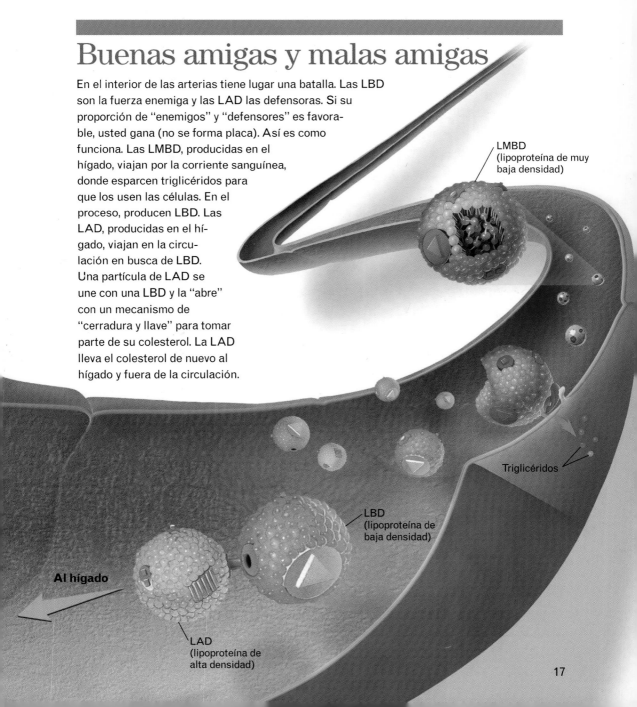

En el interior de las arterias tiene lugar una batalla. Las LBD son la fuerza enemiga y las LAD las defensoras. Si su proporción de "enemigos" y "defensores" es favorable, usted gana (no se forma placa). Así es como funciona. Las LMBD, producidas en el hígado, viajan por la corriente sanguínea, donde esparcen triglicéridos para que los usen las células. En el proceso, producen LBD. Las LAD, producidas en el hígado, viajan en la circulación en busca de LBD. Una partícula de LAD se une con una LBD y la "abre" con un mecanismo de "cerradura y llave" para tomar parte de su colesterol. La LAD lleva el colesterol de nuevo al hígado y fuera de la circulación.

LMBD
(lipoproteína de muy baja densidad)

Triglicéridos

LBD
(lipoproteína de baja densidad)

Al hígado

LAD
(lipoproteína de alta densidad)

17

Colesterol total

La prueba básica de colesterol mide LBD y LAD, junto con otros componentes sobre los que leerá más adelante: lipoproteínas de muy baja densidad (LMBD) y triglicéridos. Juntos forman el conteo básico de colesterol.

¿Cuál debe ser su colesterol total? La cifra ha cambiado dos veces desde que se fijó en 1988 y no es un número arbitrario. En EUA lo fijan los Institutos Nacionales de la Comisión de Expertos en Salud en la Detección, Evaluación y Tratamiento de Colesterol Alto en la Sangre en Adultos, un nombre muy largo que usted no tiene que recordar. La comisión de expertos hace un informe periódico –el tercero salió en 2001– llamado *Adult Treatment Panel Report.*

Con base en la última investigación, los expertos creen que el nivel de colesterol total seguro es de 150 mg/dl. (En contraste, el nivel de colesterol total promedio en EUA es de entre 200 y 210.) Como lo leerá más adelante en el libro, este nivel de colesterol total no es una medida para todos. La cifra que usted se fije dependerá no sólo de sus niveles actuales de colesterol, sino también de otros factores de riesgo, incluyendo su peso, actividad física, dieta e historial de salud familiar.

La proporción es la clave

Más importante que su colesterol total, LBD o LAD, es la proporción de colesterol bueno y malo en su sangre. Mientras tenga un equilibrio adecuado, es probable que esté a salvo.

Éste es un motivo por el que las cifras solas de LAD y LBD no indican todo. La gente que come dietas con poca grasa animal tiende a tener LAD bajas, aunque su riesgo de enfermedad cardíaca es poco. "Si observan la población mundial, los que tienen LAD más bajas (la población con menos grasa animal en su dieta) tiene el menor riesgo de enfermedad cardíaca. Así, la LAD es un buen indicador de riesgo en las poblaciones sólo si los niveles de LBD son bastante altos", comentó el Dr. John Larosa, presidente y profesor de medicina en el University of New York Health Science Center, en Brooklyn, Nueva York.

Hay varias formas en las que los médicos miden la proporción de los diferentes tipos de colesterol en la sangre. Una es calculando el porcentaje de colesterol total con la LAD. Puede obtener esta cifra al dividir su colesterol total entre su LAD. Si su colesterol total es 240 y su LAD es 60, su proporción es 4:1. Una proporción aceptable es menos de 5:1, aunque una proporción aún mejor es menos de 4.5:1 para hombres y 4:1 para mujeres premenopáusicas. La proporción ideal es 3.5:1.

Colesterol sin LAD

Otro indicador de su riesgo general de la enfermedad cardíaca es su conteo de colesterol sin LAD. Verá, no todo el colesterol "malo" es igual de malo. Aunque por mucho tiempo el foco de los esfuerzos para disminuir el colesterol fue la LBD, los investigadores identificaron recientemente otras lipoproteínas, incluidas las LMBD y las LII (lipoproteínas de intensidad intermedia), que también afectan su salud cardiovascular. Para considerarlas, establecieron otra medida y otro tratamiento con un enfoque nuevo: colesterol sin LAD. Su conteo de colesterol sin LAD es su colesterol total menos LAD o, en otras palabras, es la suma de LBD, LMBD y LII.

A finales de 2002, algunos investigadores publicaron un artículo en *Circulation,* la revista de la American Heart Association, confirmando que si usted tiene una enfermedad cardíaca, su nivel de colesterol sin LAD ayuda a predecir el riesgo de un ataque cardíaco o de angina de pecho y a determinar su tratamiento. "El colesterol de LBD, aunque es un colesterol 'malo', sólo cuenta parte de la historia", opinó la principal autora, la Dra. Vera Bittner, profesora de medicina en la división de enfermedades cardiovasculares en la Universidad de Alabama en Birmingham. "Descubrimos que aunque el colesterol de LBD es importante, el colesterol sin LAD es el indicador más importante, por lo menos en este grupo de personas con ECC."

Mucha gente no conoce sus niveles de LMBD y LII. Hoy se recomienda que se obtenga al menos un nivel de colesterol total y de LAD para determinar el riesgo de la enfermedad cardíaca coronaria. Si estos niveles no levantan ninguna bandera roja, no es necesario investigar más (a menos que tenga ECC o un historial familiar importante de enfermedad cardíaca). Si estos niveles son elevados, es probable que necesite pruebas más detalladas, que quizá incluyan un conteo de LMBD y LII.

Si su nivel de LBD es:	Su nivel sin LAD debe ser:
Menor de 160 mg/dl	Menor de 190 mg/dl
Menor de 130 mg/dl	Menor de 160 mg/dl
Menor de 100 mg/dl	Menor de 130 mg/dl

Se estudian otras lipoproteínas

Como si no bastara con las LAD, LBD y LMBD, los investigadores han descubierto otras lipoproteínas que desempeñan un papel en el riesgo de ECC. La prueba estándar de colesterol no las mide, pero la mayoría queda incluida en un perfil total de lípidos.

Quilomicrones

Quizá no ha oído hablar de esta clase de lipoproteínas, pues los investigadores apenas empiezan a comprender su papel como un factor de riesgo en la ECC. Pero los quilomicrones dan origen a todas las otras formas de lipoproteínas. Al comer, la grasa de la comida pasa a través del aparato digestivo hasta el intestino. Ahí, las

El niño con amígdalas color naranja

La isla Lovely Tangier, frente a la costa de Virginia, ofrece una vida sencilla donde los carritos de golf son el medio preferido para viajar, sus habitantes hablan un dialecto único en inglés antiguo, tres cuartas partes de la población comparte uno de cuatro apellidos y las aguas de la Bahía Chesapeake proporcionan el sustento económico para la mayoría de los residentes. Hace 40 años, los médicos supieron que este lugar ofrecía algo más: una enfermedad genética de transporte de colesterol. La llamaron enfermedad de Tangier.

El misterio médico se inició con un niño de 5 años con amígdalas color naranja, un nivel de LAD muy bajo, y el hígado y el bazo agrandados. Como su nivel de LAD era tan bajo, no podía eliminar suficiente colesterol de su cuerpo, lo cual le produjo amígdalas color naranja (el colesterol es ligeramente amarillo). Sólo se han reportado 40 casos en todo el mundo.

En 1999, los científicos descubrieron el gen responsable de la enfermedad y de un padecimiento menos grave que también produce LAD bajas. El gen tiene una proteína que libera a las células del exceso de colesterol, y es anormal en personas con Tangier. El descubrimiento de este gen puede conducir a una mejor comprensión de la relación entre las LAD y la enfermedad cardíaca, lo que quizá dé como resultado nuevos medicamentos que regulen los niveles de LAD.

células que recubren el intestino delgado transforman la grasa en pequeñas gotas de grasa y proteína que contienen colesterol y triglicéridos. Son los quilomicrones.

Salen del intestino hacia la corriente sanguínea y se encuentran con enzimas que los descomponen en restos de quilomicrones. Estos restos se dirigen al hígado, donde se convierten en otras formas de colesterol y triglicéridos. El motivo por el que las estatinas –grupo principal de medicamentos que bajan el colesterol (Zocor, Lipitor, Pravachol, etc.)– no funcionan muy bien para bajar los niveles de triglicéridos es porque no afectan los quilomicrones, los principales transportadores de triglicéridos. (Más sobre las estatinas en el Cap. 8.)

No se sabe por qué, pero mientras más alto es el nivel de restos de quilomicrones en la sangre, mayor es el riesgo de ECC. Ciertos medicamentos que bajan el colesterol, como Lopid (gemfibrozil) y otros fibrados, ayudan a bajar su nivel de quilomicrones, así como los complementos de aceite de pescado (más en el Cap. 5).

No hay niveles establecidos para los quilomicrones, pues como son transitorios, no mantienen un nivel estable en la sangre.

Lipoproteína (a)

La lipoproteína (a), llamada Lp(a), se encuentra sólo en la sangre de los erizos, de algunos monos y de los humanos. Está formada por una porción pequeña de LBD, con una proteína adhesiva (apoproteína A) que la rodea. Esto da a la Lp(a) una viscosidad que aumenta la posibilidad de causar coágulos en la sangre y de formar placas que estrechen las arterias. Como parece que evita que los coágulos se disuelvan, aumenta el peligro de que uno bloquee el flujo de sangre al corazón o al cerebro. La Lp(a) tiene una cantidad pequeña de colesterol, pero un nivel elevado de ella es un causante tres o cuatro veces más poderoso de ECC que otras medidas, como la LBD.

Si tiene la Lp(a) alta, el riesgo de ECC en 10 años es 70% mayor que el de una persona con niveles normales. El riesgo es significativo en las mujeres. El Estudio de Corazón y Estrógenos/ Reemplazo de Progestina (HERS) indicó que las mujeres con niveles más altos de Lp(a) tenían un riesgo 54% mayor de problemas cardíacos recurrentes que las de niveles más bajos. Y el Estudio Cardíaco Framingham indicó que niveles arriba de 30 mg/dl duplicaron el riesgo de un ataque cardíaco en 3,000 mujeres.

> La Lp(a) tiene sólo una cantidad pequeña de colesterol, pero un nivel elevado de ella es un causante tres o cuatro veces más poderoso de ECC que otras medidas, como la LBD.

No hay un nivel oficial de Lp(a) y los estudios indican que en muchas personas los niveles que se inician en 30 mg/dl aumentan el riesgo de enfermedad cardíaca. Los afroamericanos son la excepción; sus niveles son dos o tres veces más altos que los de los caucásicos.

Si tiene un historial familiar de enfermedad cardíaca, y si es mujer que se acerca a la menopausia o a la posmenopausia, pida a su médico un análisis del nivel de Lp(a).

Dicho lo anterior, no hay mucho que pueda hacer para modificar su nivel de Lp(a). A diferencia de otras clases de colesterol, la Lp(a) en la sangre se determina principalmente por los genes, por lo que los medicamentos y los cambios en la dieta tienen poco efecto. Pero eso no significa que no tenga caso conocer su nivel. Si tiene la Lp(a) alta con otro factor de riesgo de ECC, como fumar o peso excesivo, eso justifica el disminuir sus LBD o hacer mayores esfuerzos para cambiar su estilo de vida.

Apolipoproteínas

Como se indicó antes, el colesterol no recorre el cuerpo sin unirse con proteínas que actúan como transportes. Diferentes tipos de colesterol tienden a unirse con diferentes tipos de proteínas. La LAD se une con la apolipoproteína A, o apo(a), y la LBD se une con la apolipoproteína B, o apo(b). No es de sorprender, pues, que un nivel bajo de apo(a) y un nivel alto de apo(b) puedan estar indicando problemas.

Un estudio de personas que tuvieron ataques cardíacos indicó que los niveles bajos de apo(a) y altos de apo(b) cuadruplicaron la probabilidad de un segundo ataque cardíaco. La combinación puede representar un peligro para los que no han tenido un ataque cardíaco. La investigación sugiere que los niveles de apolipoproteína predicen la probabilidad de tener un ataque cardíaco mejor que los niveles de LBD o LAD.

En algún punto, los médicos podrán confiar más en estos niveles de proteínas como una señal de riesgo de ECC. Por el momento, la prueba es relativamente nueva, costosa y poco común en el consultorio médico promedio; no espere, pues, que le hagan una, ya que no es parte del típico perfil total de lípidos. La excepción es si tiene un nivel alto de triglicéridos. Eso dificulta más el obtener una lectura precisa de colesterol sin LAD. Así, un nivel de apo(b) alto puede ayudar a su médico a decidir si debe recetarle medicamentos para disminuir el colesterol. Se piensa que la apo(b) puede ser un indicador muy preciso de riesgo de enfermedad cardíaca en mujeres, cuyos niveles de triglicéridos tienden a ser altos.

El nivel normal de la apo(a) es 101–199 mg/dl en mujeres y 94–178 mg/dl en hombres. El nivel normal de la apo(b) es 49–103 mg/dl en mujeres y 52–109 mg/dl en hombres.

Colesterol y apoplejía

Los médicos se cuestionaban el papel del colesterol alto en la apoplejía. Un estudio del verano de 2002 respondió esa pregunta. Los investigadores de la Universidad de Tel Aviv, en Israel, estudiaron durante seis a ocho años a 11,177 pacientes con ECC. Al aumentar los niveles de colesterol total y LBD, aumentaba el riesgo de un ataque isquémico (la forma más común en la que un coágulo de sangre bloquea el flujo de sangre al cerebro). Otro estudio en *Circulation*, la revista de la American Heart Association, indicó un vínculo entre los niveles altos de triglicéridos y la apoplejía en pacientes con ECC. Los triglicéridos hacen más viscosas las células sanguíneas, aumentando el riesgo de coágulos.

Colesterol de partículas similares a remanentes

Otra forma de colesterol que los investigadores están estudiando es el colesterol de partículas similares a remanentes, conocido como C-PSR. Éstas son lipoproteínas que contienen la mayor proporción de triglicéridos, quilomicrones, remanentes de quilomicrones, LMBD, remanentes de LMBD y LII. Son verdaderos globos rellenos de factores de riesgo de enfermedad cardíaca.

En un estudio japonés, los investigadores midieron los niveles de colesterol total, LBD, LAD, triglicéridos, Lp(a) y C-PSR en la sangre de 208 pacientes, de los cuales 57 tenían colesterol alto y 151 colesterol normal. Encontraron que una proporción desfavorable de C-PSR a LAD (la tasa normal es menor de 1:4) en pacientes con

Anatomía de una lipoproteína

El colesterol viaja por la corriente sanguínea en burbujas llamadas lipoproteínas. Diferentes tipos de lipoproteínas contienen cantidades distintas de colesterol y triglicéridos. Varían bastante en tamaño. La LAD es más pequeña que la LBD, que es más pequeña que la LMBD.

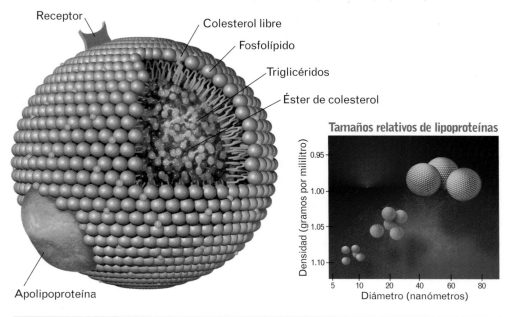

niveles de colesterol normal estaba altamente asociada con el estrechamiento de las arterias coronarias. Éste es un ejemplo claro de por qué el hecho de tener un nivel normal de colesterol total puede no ser suficiente para prevenir la ECC.

En la actualidad, no está disponible la prueba para los niveles de C-PSR, pero al surgir más investigación sobre su papel en la enfermedad cardíaca, eso cambiará.

Otra grasa en la sangre: triglicéridos

Si come mucho, su peso aumenta. Es uno de los hechos más simples en la medicina. Pero las repercusiones de la glotonería van más allá del aumento de peso. Si come más calorías de las que necesita, el cuerpo las convierte en una forma de grasa llamada triglicéridos, los que envía a sus células de grasa para almacenamiento. Aunque los triglicéridos no son técnicamente una forma de colesterol, son grasa en la sangre, o lípido, como el colesterol. Comparten el espacio en las burbujas de las lipoproteínas que transportan el colesterol, por lo que no es posible considerar uno sin el otro.

Normalmente, usted sólo debe tener cantidades pequeñas de triglicéridos en la corriente sanguínea. Si su nivel es alto (arriba de 200 mg/dl 8 a 10 horas después de su última comida), hay un problema. Mientras más alto sea el nivel, más triglicéridos llegan al hígado, donde se transforman en LBD y LMBD, lo que contribuye a la ECC.

Los médicos solían pensar que un nivel elevado de triglicéridos en la sangre no causaba aterosclerosis ni ECC, pero ya no están seguros. En un estudio alemán en el que se observó a 4,849 hombres de mediana edad durante ocho años, sólo sus niveles de triglicéridos, sin importar los niveles de LAD o LBD, resultaron ser un factor de riesgo de ECC. El riesgo de sufrir un ataque cardíaco u otro incidente relacionado con la ECC aumentó aún más cuando los hombres tenían triglicéridos altos, LBD altas y LAD bajas. Hay que considerar, pues, los triglicéridos: si su nivel es alto, tenga cuidado, aunque todo lo demás parezca normal.

Los triglicéridos son peligrosos por varios motivos. Las lipoproteínas ricas en triglicéridos también contienen colesterol. Así, los triglicéridos altos pueden ser una señal de un problema actual o futuro con el nivel de sus LBD. Con los triglicéridos altos también es más probable que sus LBD causen lesiones en las paredes de la arteria coronaria, lo que desata varios eventos en cascada que pueden conducir a la ECC. Si es mujer, necesita preocuparse aún más: los niveles altos de triglicéridos son un riesgo mucho mayor de enfermedad cardíaca en las mujeres que en los hombres.

Los triglicéridos tienden a estar altos si usted fuma, bebe mucho alcohol, es obeso, es sedentario, atraviesa por la menopausia o come demasiados carbohidratos simples (como azúcar y harinas blancas). Algunas enfermedades, como la diabetes tipo 2, la enfermedades del riñón o del hígado y el hipotiroidismo, así como una predisposición genética, pueden aumentar el riesgo de triglicéridos altos.

Si no tiene ninguno de estos factores, su nivel de triglicéridos generalmente será de menos de 100 mg/dl. Si los tiene, es probable que su nivel se eleve a 150-199 mg/dl. Si está arriba de 200 mg/dl, es probable que haya alguna influencia genética.

Nivel de triglicéridos (mg/dl)	Riesgo de ECC
500 mg/dl y arriba	Muy alto
200–499 mg/dl	Alto
150–199 mg/dl	Límite alto
Menos de 150 mg/dl (menos de 100 es ideal)	Normal

Diferentes análisis

Por lo general, el médico ordenará un análisis de colesterol como parte de su examen de salud rutinario. Debe usted ayunar de 9 a 12 horas antes de la prueba. Si tuvo un

Continúa en la pág. 26

¿Qué análisis hacer?

¿Cuánto necesita saber sobre sus niveles de colesterol y otros componentes en la sangre para comprender su riesgo de enfermedad cardíaca y cómo disminuirlo? Depende de varios factores. Para algunas personas, un análisis básico de colesterol es suficiente. Otras desean investigar más. Use esta gráfica como guía general para determinar qué análisis de sangre necesita.

Análisis	¿Quién debe hacerlo?	¿Se necesitan más análisis?	
Análisis rutinario de colesterol Este análisis incluye conteos totales de colesterol y LAD.	Todo adulto sano de 20 años y mayor, al menos una vez cada cinco años.	No	Si no hay motivo obvio para sospechar un mayor riesgo de enfermedad cardíaca (como un historial familiar de ECC) y los resultados son normales, no se requieren más análisis.
		Sí	Si los resultados son anormales, o si son normales pero hay otros motivos para sospechar de un riesgo aumentado, debe hacerse un perfil total de lípidos.
Perfil total de lípidos Este análisis incluye conteos de LAD, LBD, LMBD y triglicéridos.	Personas con anormalidades en análisis rutinario de colesterol; las que tienen mayor riesgo de enfermedad cardíaca por otros motivos, y las que son tratadas por cualquier trastorno de lípidos.	No	Si los resultados explican su aparente riesgo de enfermedad cardíaca y son adecuados para guiar cualquier decisión de tratamiento, no se requieren más análisis.
		Sí	Si su riesgo está arriba del promedio de enfermedad cardíaca y sus resultados son normales o insuficientemente anormales para explicar su riesgo personal, debe hacerse otros análisis para descartar otros factores de riesgo más sutiles.
Otros análisis Algunos otros análisis miden lo siguiente: • Apolipoproteína A • Apolipoproteína B • Apolipoproteína E[1] • Lipoproteína (a) • Homocisteína*[1] • Subtipos de LBD (v. gr. LBD denso y poco) • Proteína C-reactiva* • Carga oxidativa y capacidad antioxidante* • Fibrinógeno* • Ácido úrico*	Se necesitan análisis especializados cuando la enfermedad cardíaca, o el riesgo aparente de ésta, no se explica del todo con un perfil total de lípidos (si tuviera, por ejemplo, un historial familiar de ECC y aún así sus niveles de lípidos son relativamente normales), o si se necesita una guía para el tratamiento.		En circunstancias no comunes, como cuando la enfermedad cardíaca o los factores de riesgo de enfermedad cardíaca no responden como se esperaba a la terapia, el especialista puede sugerir análisis más elaborados.

[1] En México se practica sólo en laboratorios de alta tecnología. |

* Leerá sobre estos factores de riesgo en el Cap. 2.

Continúa de la pág. 24

ataque de apoplejía, cirugía, infección, pérdida de peso, embarazo o cambios en su dieta habitual, los resultados pueden verse afectados, por lo que debe esperar hasta que esté de nuevo normal, antes de hacerse el análisis. El análisis básico de colesterol revela los niveles de colesterol total y de LAD. En algunos casos, el médico ordena un análisis más detallado, llamado perfil total de lípidos, para obtener mayor información. (Vea "¿Qué análisis hacer?" en la pág. 25.)

Otros análisis incluyen:

Análisis de colesterol en piel. Aprobado en EUA en junio de 2002, Colesterol 1, 2, 3 es el primer análisis de colesterol no agresivo (sin aguja) en el mundo. El análisis de tres minutos se hace en el consultorio del médico y mide la cantidad de colesterol en la piel de la palma de la mano. Estudios clínicos indican que el uso de este análisis, además de identificar otros factores de riesgo, valoró con precisión el riesgo de enfermedad cardíaca. ¿La mejor parte? Que no tiene que ayunar y obtiene los resultados en tres minutos. El análisis consiste en colocar dos gotas de líquido en la palma de la mano. Las sustancias químicas se adhieren al colesterol que hay en la piel y cambian de color, el cual es leído por un lector manual especial.

Análisis de colesterol en casa. La recomendación oficial estipula que debe analizar su colesterol en sangre cada cinco años si los primeros resultados del análisis son normales, y con mayor frecuencia si no son normales o si lo tratan por colesterol alto o ECC. Pero a veces desea saber cómo se encuentra sin tener que hacer una cita con el médico. El análisis de colesterol en casa es una solución.

Hay varios para elegir. En general, es un pequeño aparato que analiza una gota de sangre en pocos minutos.

Cuidado con pruebas rápidas

Usted tiene uno de esos aparatos que analizan el colesterol y sus lecturas resultaron altas. Antes de asustarse, consulte al médico. Aunque estos análisis son un buen inicio, cualquier resultado anormal o alto debe volverse a revisar. El perfil de lípidos más preciso es el que se toma luego de ayunar al menos ocho horas. Cada taza de café con azúcar o leche puede afectar los resultados. Asegúrese de que la sangre sea enviada a un laboratorio acreditado (en EUA, son los aprobados por el College of American Pathologists' Commission on Laboratory Accreditation). Casi todos los hospitales y laboratorios grandes tienen esta certificación.

Pero debe estar alerta, pues la mayoría de estos análisis sólo miden el colesterol total, y esta información, aunque útil, no le dice todo lo que necesita saber. Recientemente salieron al mercado pruebas que miden LAD, LBD y triglicéridos. Para usarlas, envía una muestra de sangre a un laboratorio acreditado para análisis, y luego recibe los resultados por correo. Asegúrese de que está obteniendo uno de estos análisis.

Los niños y el colesterol

Nunca se es demasiado joven para tener colesterol alto. Una tercera parte de los niños de EUA (de dos años hasta la adolescencia) tienen colesterol alto. No es sorprendente si consideramos lo que comen los niños en ese país: nuggets de pollo, macarrones con queso de caja y carnes con mucha grasa para el almuerzo. Las comidas escolares no son mejores. Una encuesta nacional de 2001 indicó que 3 de 12 distritos escolares no cumplían, o no sabían si cumplían, con las guías de nutrición oficiales.

Con uno de cada cinco niños de ese país con peso excesivo y una epidemia de diabetes tipo 2 en curso, la necesidad de detectar el riesgo de enfermedad cardíaca en los niños es mayor que nunca, por las crecientes pruebas de que los precursores de la enfermedad cardíaca empiezan en la niñez. En 2002, un comité de la American Heart Association recomendó que los médicos empezaran a medir la presión arterial de los niños a los 3 años, y el colesterol en sangre a los 5. La American Academy of Pediatrics recomienda análisis de colesterol para niños de 2 años o mayores si los padres o los abuelos tuvieron niveles de colesterol de 240 o más antes de los 55 años.

Enfermedad cardíaca 1, 2, 3

No necesita recordar todos los detalles de los varios tipos de colesterol, sólo el resultado: si sus niveles de colesterol son altos, aumenta el riesgo de enfermedad cardíaca. Es complicado saber con exactitud cómo causa daño el colesterol.

Todas las células tienen receptores o "puertas" que succionan las LBD. Si usted tiene demasiado colesterol en la sangre, las células hacen menos receptores para evitar ahogarse, literalmente, en colesterol. Esto, a su vez, hace que más colesterol flote en la corriente sanguínea. Aunque una parte de éste regresa al hígado para ser desechado vía las LAD, otra parte permanece en la corriente sanguínea. Si se queda ahí demasiado tiempo, puede oxidarse. Y algo de este colesterol se pega a las paredes de las arterias, donde es más probable que se oxide.

Para comprender la oxidación, piense lo que le sucede a una silla de metal si la deja en el patio: se oxida. Eso les sucede a las células del cuerpo cuando son atacadas por radicales libres (moléculas inestables que dañan las células). Los radicales libres son un producto secundario de casi cualquier proceso del cuerpo que use oxígeno.

¿Por qué el colesterol en la corriente sanguínea no siempre se oxida? Debido a los compuestos maravillosos llamados antioxidantes, que hacen lo que su nombre implica. Leerá más sobre antioxidantes en capítulos posteriores.

Su cuerpo tiene un sistema para tratar con este colesterol oxidado: envía los gló-

Continúa en la pág. 30

Cómo sucede la enfermedad cardíaca

Cuando piensa en la enfermedad cardíaca, quizá se imagina un proceso simple en el cual el colesterol se pega a las paredes de las arterias y las daña, terminando por bloquearlas. Lo que sucede en realidad es diferente y más complicado.

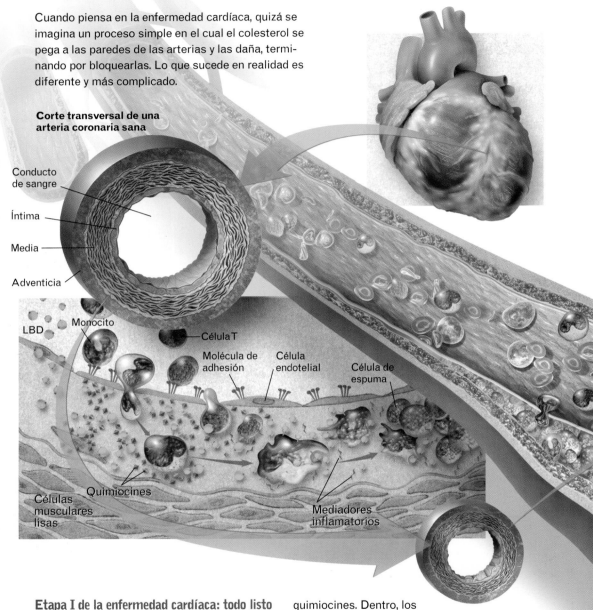

Corte transversal de una arteria coronaria sana

Conducto de sangre

Íntima

Media

Adventicia

LBD

Monocito

Célula T

Molécula de adhesión

Célula endotelial

Célula de espuma

Quimiocines

Células musculares lisas

Mediadores inflamatorios

Etapa I de la enfermedad cardíaca: todo listo

El exceso de partículas de LBD en la sangre se incrusta en la pared de la arteria. En respuesta, los glóbulos blancos (monocitos) llegan al sitio de la lesión. Se pegan a las moléculas de adhesión y son llevados al interior de la pared de la arteria por los mensajeros químicos, los quimiocines. Dentro, los monocitos cubren la LBD para desecharla, pero si hay demasiada, se apiñan y se vuelven espumosos. Estas "células de espuma" reunidas en la pared del vaso sanguíneo forman una veta de grasa. Ésta es la etapa 1 del desarrollo de la placa.

Etapa II: Una arteria estrechada

Al acumularse la placa, crea un bulto en el interior de la pared de la arteria y estrecha la arteria en este sitio. Piense en el bulto como una herida. El cuerpo trata de proteger la herida formando encima una capa dura, como una costra. Si la placa deja de crecer, la capa puede estabilizarla y hace menos probable la ruptura. Si la placa continúa creciendo, la capa se adelgaza, se debilita y puede reventar.

Etapa III: ¡La placa revienta!

La capa se debilita más por las sustancias químicas inflamatorias producidas por las células de espuma que la carcomen. La tensión en la placa (por aumento de ritmo cardíaco o de presión arterial debido a estrés emocional o esfuerzo) puede hacer que se rompa. Cuando el contenido es expulsado hacia la arteria, el cuerpo envía una señal que desencadena una respuesta de coagulación. Si un coágulo bloquea la arteria, el resultado es un ataque cardíaco.

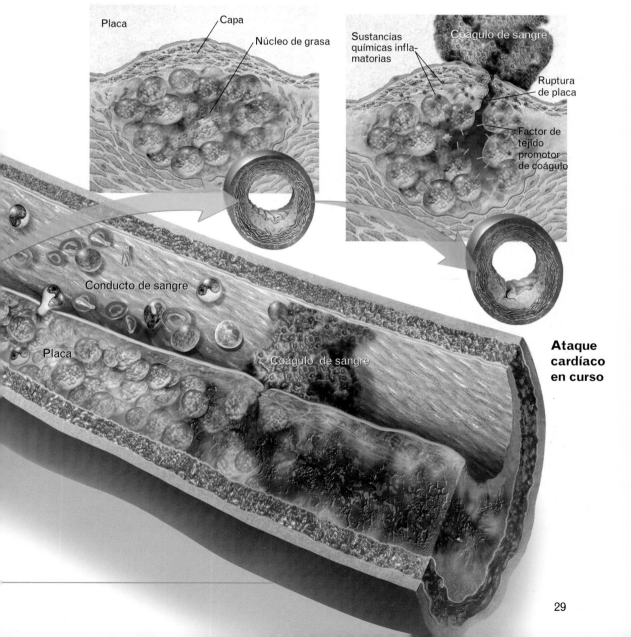

Placa

Capa

Núcleo de grasa

Sustancias químicas inflamatorias

Coágulo de sangre

Ruptura de placa

Factor de tejido promotor de coágulo

Conducto de sangre

Placa

Coágulo de sangre

Ataque cardíaco en curso

Signos de advertencia de enfermedad cardíaca

No debe ignorar los siguientes signos de enfermedad cardíaca:

Angina de pecho. Sensación de opresión, presión o dolor en pecho, garganta, abdomen superior o brazos. Aparece con cansancio o estrés; desaparece con descanso.

Falta de aliento. Dificultad para respirar, ya sea que esté haciendo ejercicio, descansando o dormido.

Edema. Hinchazón de tobillos, generalmente al final del día.

Palpitaciones. Latidos del corazón fuertes, rápidos o irregulares.

Fatiga. Disminución en la capacidad de ejercitarse, cansancio.

Desmayo. Pérdida repentina del conocimiento o mareo.

Continúa de la pág. 27

bulos blancos especializados llamados monocitos, para que lo devoren. Si hay demasiado colesterol oxidado, los monocitos se apiñan. Toman una apariencia espumosa y de ahí su nuevo nombre, "células de espuma". Dichas células se reúnen en las paredes de los vasos sanguíneos, donde se vuelven peligrosas y producen radicales libres que oxidan más el colesterol. Así se forma una veta de grasa, la temida placa. Ésta es la etapa I de la aterosclerosis o endurecimiento de las arterias.

Casi todos, sin importar su dieta o estilo de vida, tendrán al menos un nivel bajo de daño en los vasos sanguíneos para cuando mueran. Y debido al creciente porcentaje de obesidad e inactividad física, los niños de menos de 10 años también son susceptibles a ello.

Etapa II de la enfermedad cardíaca

Finalmente, este conjunto de colesterol, células de espuma y otros desechos aumenta y sobresale de la pared de la arteria. Este "bulto" rico en colesterol es similar al pus de una herida abierta. Como con esas heridas, los glóbulos blancos llegan al sitio para reparar el daño y forman encima una capa dura. El bulto continúa creciendo y llega a ser tan grande que estrecha la arteria, disminuyendo el flujo de sangre y el abastecimiento de oxígeno y nutrientes al corazón. Si el corazón no recibe suficiente sangre rica en oxígeno, usted puede sentir una sensación de opresión en el pecho. A esto se le llama angina de pecho y se presenta cuando hace ejercicio, porque es cuando el corazón necesita oxígeno adicional.

Etapa III de la enfermedad cardíaca

Para entender lo que sucede luego, visualice el arroyo de una montaña. Al fluir, choca con rocas, plantas y otra basura en su camino y las envía corriente abajo. Lo mismo pasa con los vasos sanguíneos. Al fluir la sangre, puede "romper" la capa de placa y dejar que salga el pus, como si rompiera la costra de una herida. Mientras más grande sea la placa, más probable es que se rompa. El tipo de LBD de la placa desempeña un papel dependiendo de la facilidad con que se rompa. Una investigación reciente indica que las partículas muy pequeñas y densas de LBD hacen más frágiles estas placas.

Una vez que se rompe la placa, las plaquetas de sangre se pegan a la superficie expuesta de la placa rota y bloquean el flujo a través de los vasos sanguíneos, desencadenando un ataque cardíaco o de apoplejía (o, si este bloqueo ocurre en las arterias que van a las piernas, una enfermedad arterial periférica).

Por desgracia, no hay ninguna señal de advertencia de enfermedad cardíaca antes de que se presente un ataque cardíaco, en especial en las mujeres. Algunas personas experimentan angina de pecho, pero otras sólo saben que tienen un problema cuando están en el hospital conectadas a aparatos y con una enfermera informándoles que sufrieron un ataque cardíaco. Por eso es importante identificar los factores de riesgo, como colesterol alto, y hacer lo que se pueda para inclinar las variables en su favor.

¿Debe hacerse una TCRE?

¿Y si los rayos X pudieran ayudar a diagnosticar la enfermedad cardíaca o predecir el riesgo? Algunos investigadores piensan que sí pueden. Con una tomografía computarizada con rayo electrón (TCRE), un tipo de escáner CT, los médicos examinan las paredes de las arterias en busca de depósitos de calcio; mucho calcio indica mucha placa. En personas con síntomas de ECC, el grado de calcificación arterial es un indicador más importante de riesgo de ataque cardíaco que colesterol alto, edad, historial familiar, diabetes, presión arterial alta o fumar. En personas sin síntomas, los estudios muestran que la calcificación indica la ECC y acelera las medidas preventivas.

Es debatible si la TCRE añade valor a otras pruebas menos costosas. Si tiene presión arterial y colesterol altos y diabetes, ¿necesita una TCRE para saber si está en gran riesgo? Si no tiene factores de riesgo cardiovascular que modificar (colesterol y presión arterial están bien, no tiene

diabetes y no fuma), ¿necesita la TCRE para un buen reporte de salud?

Si alguien tiene un historial familiar de ECC, pero no factores de riesgo claros, valdría la pena una TCRE para localizar algún problema oculto. Hay otro beneficio potencial: una imagen vale mil palabras en términos de motivación. Alguien que ve sus arterias anormales con sus propios ojos quizá se inspire más para hacer cambios en su estilo de vida que aquel a quien sólo le dicen que tiene el colesterol alto. Pero eso puede funcionar al contrario; en un estudio de mujeres posmenopáusicas, las que tuvieron cifras normales de calcio fueron las menos susceptibles de cambiar su comportamiento malsano.

Lo esencial es que la prueba tiene valor predictivo y ayuda a aclarar si hay riesgo de ECC. Pero aún no está claro quién debería hacérsela. Así que no hay razón para que vaya a hacerse la TCRE por su cuenta; hágasela sólo si su médico se la recomienda.

Examen de sus arterias

¿Hay forma de que sepa cuánta placa tiene, antes de que le sobrevenga un ataque cardíaco? Si tiene angina de pecho o varios factores de riesgo de enfermedad cardíaca, el médico puede ordenar una serie de pruebas para determinar si tiene bloqueadas las arterias coronarias. Éstas incluyen:

Electrocardiogramas. En esta prueba, conocida como ECG, le colocan electrodos en el pecho para detectar cualquier ritmo cardíaco irregular o daño por un ataque cardíaco y determinar si el corazón recibe suficiente sangre y oxígeno.

Técnicas de imagenología. Determinan si tiene alguna arteria bloqueada y, si es así, con qué severidad. Las más comunes son:

Gamagrama radioisótopo. Inyectan un "medio de contraste" a base de yodo en la corriente sanguínea, y cuando éste pasa, un aparato especial toma imágenes del corazón y las arterias.

Ecocardiograma. Esta prueba usa ondas de sonido en lugar de un medio de contraste o rayos X, para trazar una imagen del corazón que revela cualquier daño del músculo o un flujo anormal de sangre.

Gamagrafía computarizada. Una forma más avanzada de rayos X, este aparato toma imágenes detalladas del corazón desde varios ángulos, proporcionando una vista transversal.

Resonancia magnética. Con un campo magnético y ondas de radio, registra señales de energía emitidas por los átomos que forman las células del cuerpo. Puede medir el flujo de sangre en las arterias, dando información sobre obstrucciones.

Cateterización cardíaca o angiografía. En este procedimiento (una prueba agresiva), le pasan un tubo de plástico del tamaño de un lápiz a través de una arteria en la ingle. Luego pasan un catéter a través del tubo, hacia el corazón, para llegar a una arteria coronaria. Inyectan un tinte con base de yodo, y una cámara especial toma fotos para mostrar cualquier bloqueo.

TCRE. Esta sofisticada prueba mide la calcificación de las arterias, la cual es un posible indicador de ECC. (Vea "¿Debe hacerse una TCRE?" en la pág. 31.)

En cuanto el médico determina que usted tiene placas, el objetivo es estabilizarlas y prevenir un ataque cardíaco. Pero es mucho mejor prevenir las placas. Una estrategia clave en ambos casos es bajar el colesterol. Si el 60% de la superficie de una arteria coronaria está cubierta de placa, se considera aterosclerosis significativa. Si el colesterol es de 150, tendrá usted 80 años antes de tener esa placa, pero si su colesterol es de 300, llegará a ese nivel antes de cumplir 40 años.

El colesterol no es el único factor que interviene en el desarrollo de la enfermedad cardíaca. En el Cap. 2 exploraremos otros factores (inflamación, presión arterial alta e incluso gérmenes) que pueden afectar significativamente los riesgos.

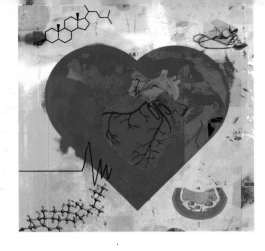

Capítulo
Dos

Más allá del colesterol

Imagine que lleva su auto a servicio y sólo le revisan el aceite. Eso no tendría sentido. Sin embargo, es esencialmente lo que usted haría si se enfocara sólo en el conteo de colesterol para valorar la salud de sus arterias. Es cierto que esos números indican el riesgo de enfermedad cardíaca, pero no cuentan toda la historia, ya que la mitad de las personas con enfermedad cardíaca tienen niveles normales de colesterol.

¿Qué más sucede aquí? Los investigadores empiezan a conocer las respuestas a esa pregunta y éstas incluyen muchos factores, desde componentes de la sangre como la proteína C-reactiva y la interleucina-18, hasta su estado mental e incluso el largo de sus piernas.

A veces parece como si los factores de riesgo y los indicadores de la enfermedad cardíaca crecieran con la misma rapidez que la hierba en un lluvioso mes de julio. Existen tantos que un estudio indicó que sólo 18% de los estadounidenses adultos no tienen factores de riesgo de ataque cardíaco. Si usted tiene sólo un factor de riesgo, la probabilidad de que se le presenten problemas es quizá relativamente baja (aunque depende del factor), pero si tiene más de uno, el peligro aumenta. En este fenómeno, llamado sinergismo, el riesgo total es mayor y mucho más peligroso que la suma de sus partes.

Piense en la formación de placa como si fuera un proceso controlado por varios interruptores de "encendido". El colesterol alto es tan sólo uno de ellos. En la siguiente página leerá sobre otros 11 interruptores y sabrá qué puede hacer para "apagarlos".

1. Óxido nítrico

La misma sustancia química responsable de las erecciones en los hombres (e, indirectamente, del éxito del Viagra) tiene un papel vital en la salud de las arterias y el corazón. La sustancia química es óxido nítrico (NO) y se produce principalmente en el endotelio o recubrimiento de los vasos sanguíneos. Ahí aumenta el flujo sanguíneo, evita que los depósitos de grasa se adhieran a las paredes de los vasos sanguíneos, que las paredes engrosen demasiado y estén rígidas, y que las arterias se estrechen.

"El recubrimiento de los vasos es muy importante para la salud del corazón", dice el Dr. John P. Cooke, director de la unidad vascular de la Universidad Stanford y uno de los primeros investigadores que señaló el papel del NO en la salud cardiovascular. "Cuando el endotelio está sano es como teflón y las cosas no se adhieren." Cuando no está sano, es como cinta velcro y atrae la suciedad de la sangre, como el papel matamoscas a las moscas.

Si las paredes de sus arterias no producen suficiente óxido nítrico, son como cinta velcro y atraen la suciedad presente en la sangre.

Los principales culpables de la enfermedad cardíaca –peso excesivo, falta de ejercicio, fumar, colesterol alto, presión arterial alta, niveles altos de homocisteína y lipropoteína (a)– dañan el endotelio. Un endotelio dañado no produce suficiente NO, lo que causa daño en una espiral cada vez más peligrosa. "Podemos restaurar la salud del endotelio y el recubrimiento de los vasos sanguíneos mediante el ejercicio y la nutrición", opina el Dr. Cooke. Ciertos complementos nutricionales (como arginina) y medicamentos para la enfermedad cardíaca (como aspirina y estatinas) también pueden ayudar.

Valores normales

Si los médicos pudieran medir la función del endotelio (cómo se comportan los vasos sanguíneos), tendrían un buen indicador de la producción de óxido nítrico y del riesgo general de enfermedad cardíaca coronaria (ECC). Sería como preguntarles a las arterias: "¿Cómo están"? Si la respuesta es "bien", sus arterias están felices con la composición de la sangre y quizá estén relativamente libres de placa.

Los médicos pueden medir la función del endotelio de varias formas y la mayoría incluye el uso del ultrasonido para medir cambios en el diámetro de ciertas arterias. Esta prueba se usa con propósitos de investigación, pero pronto habrá una forma para examinar la función del endotelio en el consultorio del médico. A finales de 2000, en Estados Unidos la FDA aprobó un nuevo instrumento no agresivo llamado CVProfilor DO-2020 que mide la elasticidad de las arterias, una indicación de producción de NO. Los valores normales varían de acuerdo con la edad y el sexo. La prueba aún no es de uso rutinario, pero quizá pronto llegue el día en que sí lo sea.

☑ Cómo puede ayudar el *Plan de Control Total*

El *Plan de Control Total* está diseñado para promover la salud general del corazón y los vasos sanguíneos, no sólo para disminuir el colesterol. Contribuye de varias formas para mejorar la función del endotelio. Primero, usa muchos alimentos que contienen el aminoácido arginina, del cual se produce el NO, como frijoles, soya, almendras, nueces, avena y pescados de agua fría, como salmón, atún y macarela.

Además, la función del endotelio es muy sensible a la grasa saturada. Una sola comida con mucha grasa saturada puede reducir temporalmente la función del endotelio a la mitad. Y, por supuesto, usted no consumirá grasa saturada en el Plan.

Por último, el ejercicio tiene un papel importante en la producción de NO y en la salud del endotelio, dice el Dr. Cooke, porque el aumento del flujo de sangre que ocurre durante el ejercicio anima al endotelio a producir más NO. A la larga, si hace ejercicio todos los días, las células del endotelio no sólo liberan más NO, sino que producen más de la enzima que convierte la arginina en NO. Es como ampliar el tamaño de la fábrica de NO. "Por eso, las arterias coronarias de los corredores de largas distancias tienen el doble de capacidad para relajarse y expandirse que las arterias de las personas sedentarias de la misma edad", comenta el Dr. Cooke.

---

2. Inflamación y proteína C-reactiva

¿Recuerda la última vez que se raspó la rodilla? Mientras sanaba, estaba roja y caliente y a veces con pus. Se trataba de una inflamación en curso. Siempre que hay una lesión en cualquier parte del cuerpo, el flujo de sangre aumenta mientras los glóbulos blancos se apresuran a llegar a la zona, como los rescatistas llegan a un accidente de tren. Irónicamente, este proceso también puede dañar el tejido.

¿Qué tiene que ver la inflamación con la enfermedad cardíaca? Mucho. Si el recubrimiento de la arteria se daña (digamos, cuando las partículas de LBD se incrustan en la pared de la arteria), los glóbulos blancos llegan al sitio y producen inflamación. Así, más LBD significa más inflamación. La inflamación no sólo daña más las paredes de la arteria, dejándolas rígidas y más propensas a la formación de placa, sino que hace más frágil y quebradiza la placa existente. Otros factores que dañan la pared de la arteria y desencadenan la inflamación incluyen fumar, presión arterial alta e incluso gérmenes (más sobre ellos en un minuto).

¿Cómo sabe si sus arterias están inflamadas? Analizando su nivel de proteína C-reactiva (PCR), que se produce en el hígado cuando hay inflamación. Si sus arterias están bajo ataque, el nivel de PCR aumenta. Entre 25 millones y 35 millones de estadounidenses de mediana edad, con colesterol normal, tienen niveles de PCR que los ponen en un riesgo mayor de ataque cardíaco y de apoplejía.

En un estudio sobre PCR y enfermedad cardíaca, los investigadores del Boston's Brigham and Women's Hospital midieron los niveles de PCR en 1,086 hombres aparentemente sanos. Los examinaron durante los siguientes ocho años, registrando ataques cardíacos, de apoplejía y coágulos en la sangre. El resultado: el riesgo de un primer ataque cardíaco aumentó cinco veces cuando colesterol y PCR eran altos.

Investigadores del Harvard Women's Health Study reportaron resultados similares: las mujeres con niveles más altos de PCR tuvieron un riesgo siete veces mayor de ataque cardíaco o de apoplejía. Incluso sin fumar, con niveles de colesterol normales y sin historial familiar de enfermedad cardíaca, las mujeres con PCR alta tuvieron más probabilidad de sufrir un ataque cardíaco o de apoplejía. Un estudio de 2002 indicó que las mujeres con PCR alta tenían doble riesgo de morir de ataque cardíaco o de apoplejía que aquellas con colesterol alto.

Los médicos creen que la inflamación tiene un papel tan importante en la enfermedad cardíaca, que supera al colesterol como factor de riesgo.

Es importante notar que los estudios incluyeron a personas sanas. Para aquellas con una causa conocida de inflamación (como artritis reumatoide o una infección activa), la PCR no es indicación confiable de riesgo de enfermedad cardíaca.

La PCR puede funcionar como un indicador de inflamación en los vasos sanguíneos. Tiene un papel directo en el daño a las arterias al interferir con una enzima involucrada en la producción de óxido nítrico. Menos óxido nítrico significa que las paredes de las arterias atraen más suciedad que forma placa. La PCR es también un indicador del síndrome metabólico, un factor de riesgo sobre el que leerá más en este capítulo.

Otro indicador de inflamación es una molécula llamada interleucina-18 (IL-18). Un estudio alemán de cuatro años en pacientes con ECC indicó que los que tenían niveles altos de esta molécula tenían una probabilidad tres veces mayor de morir de enfermedad cardíaca que aquellos con niveles bajos. Estudios anteriores vinculaban los niveles altos de IL-18 con una formación más rápida de placa y una placa más inestable. Los resultados aún son preliminares, advierten los investigadores, y la prueba de IL-18 es demasiado compleja para hacerse en el consultorio del médico.

Aun así, debido a la evidencia de PCR e IL-18, los médicos sospechan que la inflamación desempeña un papel importante en la enfermedad cardíaca y que supera incluso al colesterol alto como un factor de riesgo, aunque no se puede tratar una e ignorar la otra, porque están vinculadas. La LBD aumenta la inflamación y la inflamación genera radicales libres, los cuales oxidan las partículas de LBD y aceleran la formación de placa. Muchos de los factores que aumentan la inflamación (obesidad, diabetes y síndrome metabólico) incrementan también el colesterol.

Valores normales

La prueba PCR se está haciendo común, pues los médicos han descubierto que las personas con PCR elevada (incluso si la LBD es menor de 150) se benefician con cambios en el estilo de vida y medicamentos con estatina. Si tiene niveles altos de PCR y colesterol, su riesgo es nueve veces mayor que si tuviera niveles normales.

Los riesgos de ataque cardíaco y de apoplejía aumentan con un nivel PCR tan bajo como de 0.55 mg a 0.99 mg/l. Arriba de 2.5 mg, el riesgo es doble y hasta cuádruple. Pida la prueba PCR de alta sensibilidad (PCR-as) en su siguiente examen; está disponible en muchos lugares. La prueba PCR común, que se usa para diagnosticar padecimientos como artritis y síndrome de colon irritable, no es lo suficientemente sensible.

A pesar del valor que tiene la prueba PCR para predecir el riesgo de enfermedad cardíaca, nunca debe usarse sola, porque puede resultar elevada en personas con otras formas de inflamación (como artritis) cuyo riesgo de ECC es normal.

☑ Cómo puede ayudar el *Plan de Control Total*

La buena noticia es que los niveles de PCR predicen un ataque cardíaco seis u ocho años a futuro. Eso es tiempo suficiente para que modifique su estilo de vida (y, si es necesario, que tome medicamento). Un imperativo es dejar de fumar. Al fumar se inflaman las arterias y esto se asocia con niveles más altos de PCR. Si fuma, le sugerimos que deje de hacerlo. Pregunte a su médico cómo puede lograrlo.

El *Plan de Control Total* lo ayudará a disminuir su nivel de PCR a través de:

Complementos. Los complementos de aceite de pescado disminuyen la inflamación en el cuerpo. Quizá por esto los estudios indican que la gente que toma complementos de aceite de pescado tiene menos probabilidad de morir de un ataque cardíaco.

Aspirina. El Plan recomienda una aspirina diaria para las personas con riesgo mayor de enfermedad cardíaca. En un estudio de 1998 sobre la PCR y el riesgo de enfermedad cardíaca, el investigador Dr. Paul M. Ridker y sus colegas notaron que los hombres con niveles más altos de PCR se beneficiaban mucho al tomar aspirina.

Pérdida de peso. Cuando el Dr. Ridker evaluó el vínculo entre el peso y la PCR, notó que mientras más sobrepeso tiene usted, más alto es su nivel de PCR. No sorprende, pues las células de grasa son fuente principal de interleucina-6, una proteína que tiene un papel clave en la inflamación. Más interleucina-6 significa un nivel más alto de PCR. El Plan lo ayudará a perder peso mediante una alimentación saludable.

Ejercicio. Un estudio publicado en EUA en agosto de 2002 indicó que cuanto más activa es la gente, más bajo es su nivel de PCR. El estudio, que evaluó información de una encuesta en ese país de salud y nutrición de casi 14,000 personas, reportó que sólo 8% de quienes hacían ejercicio vigoroso tenían niveles de PCR elevados, comparado con 13% de los moderadamente activos, y 21% de los adultos sedentarios. El *Plan de Control Total* recomienda la actividad física cuatro o más días a la semana.

3. Gérmenes

Como bacterias, virus y otros gérmenes son causa común de inflamación (piense en los glóbulos blancos que el cuerpo envía para combatir una infección), los investigadores estudian un vínculo posible entre los gérmenes y la enfermedad cardíaca.

Algunos de los bichos que han estado implicados son los culpables de las infecciones crónicas leves. Incluyen *helicobacter pylori,* la bacteria que causa casi todas las úlceras; *chlamydia pneumoniae,* un organismo bacterial que causa neumonía ligera en adultos jóvenes, e incluso *streptococcus mutans,* la bacteria que causa caries en los dientes (vea abajo "Un motivo más para cepillarse los dientes"). En esta lista también está el herpes simple tipo 1 (HSV-1), el virus que causa aftas.

Un estudio publicado en la revista *Circulation* en 2000 indicó que las personas mayores infectadas con HSV-1 tenían doble riesgo de tener un ataque cardíaco o de morir de enfermedad cardíaca que las personas nunca infectadas por el virus. Otro estudio observó a 572 pacientes con enfermedad cardíaca que fueron admitidos en el hospital para las pruebas. Los investigadores les dieron seguimiento a los pacientes durante un promedio de 3.2 años, y encontraron que la tasa de defunción fue de 3.1% en los que resultaron positivos por exposición a tres agentes infecciosos, de

Un motivo más para cepillarse los dientes

Recuerde esto la próxima vez que se cepille los dientes rápidamente o que decida no usar hilo dental. Es más probable que tenga niveles altos de proteína C-reactiva (PCR) y más riesgo de enfermedad cardíaca, con encías enfermas.

Las enfermedades de las encías son infecciones bacteriales que destruyen la encía y el hueso que sostiene los dientes en la boca. Esto hace que las encías se separen de los dientes y formen huecos que se llenan con placa y más bacterias. El 15% de adultos entre 21 y 50 años y el 30% de más de 50 tienen encías enfermas. Los estudios dicen que las personas con esta enfermedad corren doble riesgo de padecer ECC que las que no la tienen. Se cree que las encías enfermas dejan que las bacterias orales entren en la corriente sanguínea, lo que hace que el hígado produzca proteínas inflamatorias, como PCR. Y las bacterias pueden dañar las arterias.

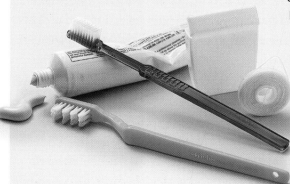

9.8% en los expuestos a cuatro o cinco, y de 15% en los expuestos a seis u ocho. El riesgo mayor fue por exposición a las bacterias *chlamydia pneumoniae, mycoplasma pneumoniae* (que también causa neumonía) y *helicobacter pylori*.

Las bacterias y los virus desencadenan en el cuerpo una respuesta inmunitaria general que daña las arterias. Algunos causan más daño. *Cytomegalovirus,* un germen implicado en la ECC, hace que las células del endotelio generen gran cantidad de una molécula que interfiere con la producción de óxido nítrico. Otro estudio sugiere que la bacteria *chlamydia pneumoniae* llega al corazón en unas células del sistema inmunitario.

> **Las bacterias y los virus desencadenan una respuesta inmunitaria general que daña las arterias. Algunos causan más daño.**

La teoría de los gérmenes tuvo auge cuando unos médicos británicos dieron antibióticos a pacientes con ECC que habían estado infectados con *chlamydia pneumoniae.* El flujo de sangre de una arteria principal en los brazos de los pacientes mejoró con los antibióticos, y los niveles de sangre de dos indicadores de problemas en el endotelio bajaron, sugiriendo que el estado del recubrimiento de las arterias y otros vasos sanguíneos mejoró. En otro estudio, un tratamiento de tres meses con antibióticos alargó la vida y disminuyó el riesgo de ataques en gente hospitalizada por ataques cardíacos o angina de pecho inestable.

Los investigadores no saben con exactitud por qué los antibióticos ayudan. Matan las bacterias que quedan luego de una infección aguda. (Las autopsias revelan que *chlamydia pneumoniae* vive en las paredes de la arteria coronaria.) Otra posibilidad: algunos antibióticos tienen acciones antiinflamatorias. Los investigadores estudian este misterio.

Mientras tanto, no espere que los cardiólogos empiecen a recetar antibióticos pronto. El mundo, y Estados Unidos de América en particular, enfrentan una seria amenaza a la salud pública por la creciente incidencia de resistencia a los antibióticos, pues incluso los más poderosos de entre ellos ya no son efectivos contra un número creciente de bacterias. La comunidad médica necesita más estudios que demuestren que los antibióticos ayudan en la ECC y cuáles funcionan mejor. Y a pesar de la información anterior, que refuerza el vínculo entre los gérmenes y la enfermedad cardíaca, dos estudios no encontraron relación entre el número de infecciones que padece una persona y subsecuentes ataques cardíacos y de apoplejía.

◩ Cómo puede ayudar el *Plan de Control Total*

La dieta recomendada en el Plan está asociada con una función inmunitaria óptima, que reduce la inflamación y aumenta las defensas del cuerpo contra las infecciones.

Si deja de fumar, reduce el riesgo de infección. Los estudios indican que si fuma, convierte todo su cuerpo en un campo que cría gérmenes. Los fumadores son propensos a infecciones respiratorias. En un estudio publicado en la revista *Stroke,* los

Caso 19,471: un misterio resuelto

El descubrimiento del vínculo entre la homocisteína y la enfermedad cardíaca le debe mucho a un caso publicado el 23 de noviembre de 1933 en el *New England Journal of Medicine.* Describía a un niño de 8 años, admitido en el Hospital General de Massachusetts luego de cuatro días de dolor de cabeza, somnolencia y vómito. Murió tres días después. La autopsia reveló la causa de la muerte: endurecimiento de las arterias que causó apoplejía, una enfermedad que los médicos no esperaban encontrar en un niño.

Treinta y dos años después, una niña de 9 años llegó al mismo hospital con síntomas de homocistinuria, un defecto genético identificado años antes, en el que el hígado no desecha homocisteína, lo que causa niveles anormalmente altos del aminoácido. El niño que murió en 1933 era su tío.

Los casos intrigaron al Dr. Kilmer S. McCully, entonces patólogo en el Hospital General de Massachusetts. Investigó la enfermedad y encontró que en estos niños y en un bebé de 2 meses, las arterias estaban engrosadas y dañadas, aunque no había acumulación de colesterol.

En 1969, McCully publicó su hallazgo y propuso un vínculo entre las vitaminas B, la metionina y la enfermedad cardíaca. (La homocisteína se convierte en metionina, sustancia inocua, con la ayuda de las vitaminas B. Si el cuerpo tiene deficiencia de vitaminas B, la conversión es lenta y el nivel de homocisteína sube.)

Aunque transcurrieron 30 años para que las teorías del Dr. McCully fueran bien aceptadas, hoy los médicos analizan los niveles de homocisteína en los pacientes con alto riesgo.

investigadores descubrieron que los ex fumadores y los fumadores actuales que tenían infecciones crónicas comunes (como bronquitis, úlceras, infecciones del tracto urinario y encías enfermas) corrían un riesgo tres veces mayor de desarrollar ECC, que las personas sin ese tipo de infecciones. El humo de segunda mano es igualmente devastador. Anime a sus seres queridos para que dejen de fumar, por el bien de ellos y el de usted.

4. Homocisteína

Cuando en 1969 el Dr. Kilmer S. McCully sugirió un vínculo entre los niveles de un aminoácido llamado homocisteína y la enfermedad cardíaca, la comunidad médica lo ignoró. Cuatro décadas y cientos de estudios después, la comunidad finalmente estuvo de acuerdo (o lo más cerca posible a un acuerdo) en vincular los niveles altos de homocisteína con un riesgo mayor de enfermedad cardíaca, ataque de apoplejía y enfermedad vascular periférica (flujo de sangre reducido en manos y pies).

La homocisteína se forma cuando el cuerpo desdobla la proteína de la dieta, en especial la de fuentes animales. Luego, las vitaminas B, en particular folato, B_6 y B_{12}, ayudan a que las células puedan usar la homocisteína para energía.

Si este proceso no ocurre (si usted no obtiene suficientes vitaminas B), la homocisteína aumenta hasta un nivel no sano, daña las células del endotelio y evita la producción de óxido nítrico. Puede hacer más viscosas las células sanguíneas, lo que favorece los coágulos y finalmente desencadena un ataque de apoplejía o cardíaco. En un estudio en 386 mujeres en la Universidad de Washington en Seattle, las que tenían más homocisteína en la sangre duplicaron el riesgo de ataque cardíaco de las que tenían menos. También tuvieron los niveles más bajos de folato. Un estudio de 2002 publicado en la revista Stroke indicó que los niveles altos de homocisteína aumentaron cinco veces el riesgo de ataque de apoplejía.

Las personas que tenían más homocisteína en la sangre duplicaron el riesgo de ataque cardíaco de las que tenían menos.

Otra investigación vincula los niveles altos de homocisteína con el desarrollo de demencia o la enfermedad de Alzheimer. En un estudio, las personas con los niveles más altos de homocisteína al inicio del estudio duplicaron la probabilidad de desarrollar demencia.

El problema de la homocisteína es de los más fáciles de solucionar. En general es tan simple como tomar más vitaminas B. Los investigadores dieron una combinación de las tres vitaminas B a personas que habían tenido una angioplastía (procedimiento de catéter para abrir con un globo los vasos sanguíneos bloqueados) y notaron que no sólo disminuyeron los niveles de homocisteína, sino que la incidencia de bloqueos disminuyó, reduciendo la repetición de angioplastías a la mitad. En un estudio en Harvard en 80,000 enfermeras, las que consumieron más folato (696 microgramos al día) redujeron casi a la mitad su riesgo de desarrollar enfermedad cardíaca.

La mayor edad, fumar demasiado y moverse poco parecen estar ligados a niveles altos de homocisteína. El colesterol alto y la presión arterial tienden a ir de la mano con los niveles altos de homocisteína. Demasiada proteína en la dieta (piense en dietas como la del Dr. Atkins y The Zone) puede aumentar los niveles de homocisteína.

Valores normales

Consulte con su médico si es apropiada para usted una prueba de homocisteína; quizá valga la pena si tiene otros factores de riesgo conocidos de enfermedad cardíaca. (Vea la pág. 25 para más información sobre los análisis de sangre.)

Nivel de homocisteína	Riesgo de enfermedad cardíaca
5–15 micromoles por litro	Normal
> 9 micromoles por litro	El riesgo empieza a aumentar

☑ Cómo puede ayudar el *Plan de Control Total*

El Plan tiene todos los elementos (incluidos proteína animal y vegetal, muchos cereales ricos en vitamina B, frijoles, verduras, un multivitamínico diario y ejercicio) que los estudios indican que reducen los niveles de homocisteína. También pueden ayudar los niveles moderados de alcohol incluidos en el Plan para la mayoría de los participantes. Un estudio australiano en 350 mujeres y hombres obesos indicó que los que bebieron seis vasos de 235 ml de vino tinto por semana tuvieron concentraciones de homocisteína en sangre 17% más bajas que los que no consumieron alcohol, y 13% más bajas que los que bebieron cerveza o licor.

¿Hay un vínculo con el café?

Para la mayoría, el café contribuye poco en el riesgo general de enfermedad cardíaca, pero si usted es adicto al café, continúe leyendo. Un estudio de 2001, publicado en el *Journal of Clinical Nutrition,* indicó que beber cuatro o más tazas de café al día afecta los niveles de colesterol y homocisteína. Los investigadores separaron en tres grupos a 191 bebedores de café sanos y que no fumaban: nada de café, de una a tres tazas al día, o más de cuatro tazas al día. Los que no bebieron café bajaron sus niveles de homocisteína y colesterol.

Otro estudio, publicado en la misma revista, indicó que los niveles de homocisteína subieron 18% en adultos que bebían café fuerte filtrado. Se concluyó que si una persona acostumbra beber cuatro o más tazas de café al día, abstenerse podría reducir 10% su riesgo de enfermedad cardíaca debida a niveles altos de homocisteína.

5. Síndrome metabólico y diabetes

Pocos padecimientos parecen tan misteriosos como el que suele llamarse Síndrome X. ¿Qué es y por qué debe importarle a usted?

Durante el Framingham Heart Study, cuando el vínculo entre el colesterol alto y el riesgo de ataque cardíaco se hizo claro, los investigadores notaron que cierto grupo de personas con niveles bajos de LBD tenían un riesgo alto de enfermedad cardíaca. ¿Por qué? Un estudio posterior reveló factores de riesgo de enfermedad cardíaca llamados Síndrome X: nivel alto de insulina y glucosa (azúcar en sangre) y triglicéridos, LAD bajas, partículas pequeñas y densas de LBD (las que más se pueden adherir a las paredes de las arterias y formar placa), presión arterial alta y peso excesivo.

El distintivo del síndrome, ahora llamado síndrome metabólico, es la resistencia a la insulina. Esto significa que el cuerpo no usa en forma efectiva la insulina, la hormona que ayuda a que la glucosa entre en las células. El cuerpo intenta compensarlo produciendo más insulina, aunque en vano, porque demasiada glucosa permanece aún en la corriente sanguínea. La resistencia a la insulina se origina por una combinación de susceptibilidad genética y aumento de peso (muy pocas personas delgadas la padecen).

> **El Dr. Reaven cree que el síndrome metabólico es responsable de por lo menos la mitad de todos los ataques cardíacos.**

El Dr. Gerald Reaven, profesor emérito en medicina de la Escuela de Medicina de la Universidad Stanford y coautor de *Syndrome X: Overcoming the Silent Killer That Can Give You a Heart Attack,* calcula que entre 60 y 75 millones de norteamericanos tienen el síndrome metabólico. Cree que éste es responsable de al menos la mitad de todos los ataques cardíacos. La epidemia de obesidad en Estados Unidos contribuye a la mayor incidencia del síndrome metabólico, que amenaza con contrarrestar la disminución general del riesgo de ECC en ese país, afectando décadas de trabajo arduo. Los factores que coadyuvan al aumento de peso (inactividad física, dieta con mucha grasa y comida chatarra en forma de carbohidratos muy procesados) contribuyen también al síndrome metabólico.

Otros signos del síndrome incluyen niveles altos de fibrinógeno, una proteína que aumenta el riesgo de coágulos en la sangre, y PAI-1 elevado, una proteína que hace lenta la desintegración de los coágulos. En otras palabras, si tiene síndrome metabólico, es más probable que se forme un coágulo en donde la placa se haya roto. Un nivel alto de lipoproteína (a) es otra característica común. Algunas personas con síndrome metabólico también tienen niveles altos de LBD, lo que agrava el problema.

La importancia del síndrome metabólico como factor de riesgo de ECC es clara. En un estudio en 4,483 personas, las que tenían síndrome metabólico tuvieron un riesgo triple de ECC, ataque de apoplejía o ataque cardíaco, que las que no tenían el síndrome. Otro estudio indicó que por cada aumento de 30% en insulina, hay un aumento de 70% en el riesgo de enfermedad cardíaca en cinco años.

Diabetes y enfermedad cardíaca

Entre 5% y 10% de las personas con síndrome metabólico desarrollarán diabetes tipo 2, y quizá ese porcentaje aumente debido a la actual epidemia de obesidad. La diabetes aumenta el riesgo de enfermedad cardíaca. El 80% de personas con diabetes mueren de ECC. La diabetes contribuye a un desequilibrio entre LAD y LBD. Al igual que las personas con síndrome metabólico, los diabéticos tienden a tener partículas más densas y pequeñas de LBD, lo que produce más placa. La glucosa (azúcar en sangre) se adhiere a las lipoproteínas, y la LBD cubierta de azúcar permanece en la corriente sanguínea más tiempo que la LBD normal, con más oportunidad de oxidación.

La glucosa se fija a las proteínas en la superficie de las células del endotelio y daña la pared de las arterias. Este ataque a los vasos sanguíneos es uno de los factores que causan ceguera y daño renal en personas con diabetes, y los investigadores sospechan que lo mismo sucede con la ECC. Como los vasos sanguíneos que conducen a los ojos y los riñones son más chicos y delicados que los del corazón, el daño se presenta antes.

Valores normales

No hay una prueba especial para el síndrome metabólico, pero si tiene usted tres o más de los siguientes factores, es probable que lo padezca:

Factor de riesgo	Medida
Gran contorno de cintura	Hombres: > 100 cm Mujeres: > 90 cm
Nivel alto de triglicéridos en ayunas	≥ 150 mg/dl
LAD bajas	Hombres: ≤ 40 mg/dl Mujeres: ≤ 50 mg/dl
Presión arterial alta	≥ 130/85 mm/Hg
Nivel alto de glucosa en ayunas	110–125 mg/dl

Tiene diabetes si su nivel de glucosa en sangre en ayunas es de 126 mg/dl o más alto. Los niveles normales de glucosa en sangre en ayunas son de entre 80 y 120 mg/dl.

◪ Cómo puede ayudar el *Plan de Control Total*

La clave para contrarrestar el síndrome metabólico es satisfacer las necesidades de insulina del cuerpo. Una de las mejores formas de lograrlo es perdiendo el exceso de kilos, pues así las células son más sensibles a la insulina y se requiere menos. Los programas Finnish Diabetes y Diabetes Prevention indican que una pérdida de peso corporal de 7% disminuye el riesgo de desarrollar diabetes tipo 2 en más de la mitad.

Si tiene exceso de peso, perderá kilos con el *Plan de Control Total,* pues ingerirá comida más saludable y hará más ejercicio. El Plan incluye suficientes leguminosas ricas en proteína y fibra, que hacen que se sienta satisfecho. La estrategia para comer lo ayudará a combatir la resistencia a la insulina al enfocarse en los carbohidratos complejos con mucha fibra, que reducen la cantidad de insulina que necesita su cuerpo, ya que la fibra soluble, abundante en muchos cereales, frijoles, lentejas y algunas frutas y verduras, alienta la absorción de glucosa en la sangre luego de una comida, lo que reduce niveles de azúcar en sangre y requerimientos de insulina.

6. Presión arterial alta

La presión arterial es la fuerza de la sangre contra las paredes de las arterias. Cuanta más fuerza tenga –mientras más alta sea–, mayor es la probabilidad de que se dañen las paredes de las arterias. Uno de cuatro norteamericanos adultos tiene presión arterial alta. Típicamente, no hay síntomas, por lo que el control regular de la presión arterial es tan importante como lavarse los dientes con regularidad.

La presión arterial alta no controlada endurece las paredes de las arterias y las hace inflexibles, y así son

La presión arterial alta daña las arterias, y las arterias dañadas son más susceptibles a la formación de placa.

un verdadero imán para los glóbulos blancos, el colesterol y otros componentes de la sangre que se acumulan y forman placa. Es fácil imaginar el daño que puede causar el flujo de la sangre con presión alta si tiene placa. Esa sangre que pasa con gran fuerza es lo que hiere la "capa" de la placa y predispone para un ataque cardíaco. (Vea pág. 29.)

Valores normales

La presión arterial fluctúa durante el día; tiende a ser más alta al despertarse por la mañana y más baja por la noche. Y muchos factores influyen, como lo que coma ese día y si está o no estresado. A los médicos no les gusta diagnosticar la presión arterial alta hasta que se la hayan tomado al menos en tres ocasiones separadas.

Presión arterial (mm/Hg)	Clasificación
≤120/80	Óptima
<130/85	Ligeramente elevada
>140/90	Alta

☑ Cómo puede ayudar el *Plan de Control Total*

El *Plan de Control Total* mejorará bastante sus lecturas de presión arterial de varias maneras. Primero, la estrategia de la comida: los estudios indican que una dieta rica en cereales, frutas, verduras y productos lácteos descremados (como la dieta del *Plan de Control Total*) reduce la presión arterial 10%, y más de 15% cuando se combina con restricción de sodio. El ejercicio, la pérdida de peso y el alivio del estrés también ayudan a disminuir la presión arterial. Los estudios dicen que la meditación puede ser tan efectiva como el medicamento para bajar la presión arterial.

Lo exhortamos a que deje de fumar, lo que por sí solo debe ser suficiente para bajar su presión arterial. La nicotina de un solo cigarro es bastante potente para elevar los niveles de presión arterial arriba de lo normal, y toma de 30 minutos a una hora el que los efectos de un cigarro desaparezcan y la presión arterial vuelva al nivel de base. La pérdida de peso, otro beneficio del Plan, reduce la presión arterial.

---

7. Depresión

En una de las muestras más marcadas del poder de la mente para influir en el cuerpo, un conjunto creciente de pruebas indica que las personas deprimidas tienen mayor riesgo de desarrollar enfermedad cardíaca. En un estudio en casi 3,000 hombres y 5,000 mujeres, los hombres deprimidos tuvieron una probabilidad 70% mayor de desarrollar ECC que los que no estaban deprimidos. Las mujeres deprimidas tuvieron una probabilidad 12% mayor de desarrollar enfermedad cardíaca, pero la probabilidad de las que estaban muy deprimidas fue de 78% más. Un estudio de 1998 indicó que las mujeres deprimidas tienen un riesgo de morir de enfermedad cardíaca igual al de las mujeres que fuman o tienen presión arterial alta.

La depresión es tan peligrosa para el corazón como fumar o tener presión arterial alta.

El vínculo también se invierte: aunque 1 de cada 20 estadounidenses adultos experimenta una depresión fuerte en un determinado año, ese número cambia a 1 de cada 3 entre los que sobrevivieron a un ataque cardíaco.

Cuanto más severa es la depresión, más peligrosa es para su salud. Pero algunos estudios sugieren que la depresión ligera, con sentimientos de desesperanza experimentados por años, puede dañar el corazón. Otros indican que la depresión puede afectar el resultado producido por los medicamentos para la enfermedad cardíaca.

Los investigadores no están seguros de cuál sea el vínculo entre depresión y enfermedad cardíaca. Una teoría es que las personas deprimidas tienden a no cuidarse muy bien. Es más probable que coman alimentos "cómodos" ricos en grasas y calorías y que fumen, y menos probable que hagan ejercicio. Pero además del estilo de vida, quizá también exista un vínculo fisiológico entre la depresión y la enfermedad cardíaca. Estudios recientes indican que las personas con depresión severa tienden a tener una deficiencia de ácidos grasos omega-3, saludables para el corazón. Las personas deprimidas suelen tener niveles crónicamente elevados de hormonas del estrés, como cortisol. Mantienen el cuerpo listo para pelear o huir, lo que eleva la presión arterial, hace que el corazón lata más rápido, causa estrés adicional en las arterias coronarias e interfiere con los mecanismos de curación naturales del cuerpo.

Una rama de la medicina está dedicada a los complejos vínculos entre la salud mental, el sistema nervioso, el sistema hormonal y el sistema inmunitario. Se llama psiconeuroinmunología, y en forma gradual descubre cómo el vínculo entre mente y cuerpo afecta nuestra vulnerabilidad, o defensa, contra la enfermedad cardíaca.

Se calcula que 10% de los adultos de Estados Unidos experimentan alguna forma de depresión cada año. Aunque las terapias disponibles pueden aliviar los síntomas en más de 80% de las personas tratadas, menos de la mitad de las que tienen depresión reciben la ayuda que necesitan.

◪ Cómo puede ayudar el *Plan de Control Total*

Un componente principal del Plan es ejercicio regular moderado. Un estudio de 1999 en la Escuela de Medicina de la Universidad Duke indicó que hacer ejercicio 30 minutos al día, tres días a la semana, es tan benéfico para tratar la depresión como el medicamento solo, y casi tanto como el medicamento combinado con ejercicio. El ejercicio regular es ideal para reducir el riesgo de enfermedad cardíaca y el colesterol. Con el Plan, obtendrá bastantes ácidos grasos omega-3 (de la comida y complementos de aceite de pescado) y vitaminas B, benéficos para prevenir la depresión.

Cómo diagnosticar la depresión

Los siguientes son síntomas de depresión. Si experimenta uno o más de ellos, consulte al médico o a un especialista en salud mental.

Desesperanza: sentimientos persistentes de tristeza, vacío, inutilidad; llanto excesivo; culpa inapropiada; pensamientos recurrentes de suicidio o muerte.

Apatía: pérdida de interés en actividades, incluido el sexo.

Dificultad para concentrarse: dificultad para tomar decisiones, inquietud.

Fatiga: pérdida de energía, sensación constante de cansancio.

Autoestima baja: autoimagen mala, culpa mal dirigida.

Problemas de sueño o comida: cambios en el peso o el apetito, cambios en los patrones de sueño o despertar temprano en la mañana.

Mala higiene: a menudo manifestada en apariencia desaliñada.

Padecimientos físicos persistentes: dolor de cabeza o problemas digestivos.

La dieta del Plan defiende contra una forma de depresión llamada depresión invernal, que a menudo se padece en el invierno. Una mayor producción de serotonina, sustancia química del cerebro asociada con el estado de ánimo, alivia la depresión invernal. Los carbohidratos complejos que incluye el Plan ayudarán a aumentar los niveles de serotonina al aumentar la cantidad de triptófano que llega al cerebro. El triptófano, un aminoácido, es un precursor de la serotonina.

8. Ácido úrico

Quizá ha oído hablar de la gota, causada por acumulación de ácido úrico, un derivado de la descomposición de purinas (componentes de muchos alimentos que comemos). Un nivel elevado de ácido úrico favorece, con el tiempo, la formación en las articulaciones de cristales como agujas que producen ataques de gota. Los investigadores creen que un nivel alto de ácido úrico también puede ser señal de enfermedad cardíaca. La palabra clave es "puede", ya que dos estudios dieron resultados distintos. En un estudio de 1999, se evaluó información de 6,700 pesonas y se concluyó que el ácido úrico no intervenía en el desarrollo de ECC o en la muerte por ECC. Sugirieron que cualquier vínculo notado en el pasado se debió quizá a la conexión entre el ácido úrico alto y otros factores de riesgo, como tener peso excesivo. Un año después, un estudio en 6,000 personas indicó lo contrario. Las mujeres con niveles altos de ácido úrico (de más de 8.61 mg/dl) tuvieron una probabilidad 3 veces mayor de morir de enfermedad cardíaca que las mujeres con niveles bajos (de menos de 6.15), y los hombres con niveles altos (de más de 10.75) tuvieron una probabilidad 1.7 veces mayor de morir de enfermedad cardíaca que aquellos con niveles bajos (de menos de 8.30).

> **Los investigadores creen que un nivel alto de ácido úrico también puede ser señal de enfermedad cardíaca.**

Los investigadores no saben con seguridad cuál es el vínculo, pero sí saben que la resistencia a la insulina, otro factor de riesgo de ECC, produce niveles altos de ácido úrico. Ambos están vinculados con el exceso de peso.

Valores normales

Los niveles normales varían un poco de acuerdo con el laboratorio y el método de medida usado. Los siguientes niveles son guías generales.

Sexo	Nivel normal de ácido úrico
Hombres	Hasta 7.0 mg/dl
Mujeres	Hasta 6.0 mg/dl

☑ Cómo puede ayudar el *Plan de Control Total*

Los niveles altos de ácido úrico están vinculados con gran consumo de carne roja, azúcar y almidones, lo cual se limita en la dieta del *Plan de Control Total.* Si tiene exceso de peso, el Plan lo ayudará a hacer la clase de cambios en el estilo de vida necesarios para tener un peso más saludable para su tipo de cuerpo. Los estudios indican que una dosis baja de aspirina al día (otro componente del *Plan de Control Total* para las personas con mayor riesgo de ECC) reduce la producción de ácido úrico.

9. Hipotiroidismo

El colesterol alto suele estar vinculado con el estilo de vida, los factores genéticos o una combinación de ambos, pero hay otras causas. Una explicación del colesterol alto que no es atribuible al estilo de vida es el hipotiroidismo, o una glándula tiroides poco activa. Una nueva investigación indica que incluso una tiroides ligeramente poco activa, no lo bastante mal para que el problema se llame hipotiroidismo, también representa un riesgo mayor de enfermedad cardíaca. Este padecimiento es conocido como hipotiroidismo subclínico.

Entre 1990 y 1993, varios investigadores holandeses evaluaron a mujeres para ver si tenían bloqueos en su aorta (un vaso sanguíneo grande que nace en el corazón) o cualquier prueba de un ataque cardíaco pasado. Al mismo tiempo, hicieron análisis de sangre para la función de la tiroides. El estudio indicó que casi 11% de las mujeres tenían hipotiroidismo subclínico al iniciar el estudio, y esas mujeres tenían casi lo doble de probabilidad que las mujeres sin problemas en la tiroides de tener bloqueos en su aorta, y también doble probabilidad de tener ataques cardíacos.

El vínculo quizá está relacionado con el papel de la tiroides en el control del metabolismo. Si la glándula no produce suficiente hormona tiroidea, el metabolismo se hace lento y reduce la habilidad del cuerpo para eliminar el colesterol de la corriente sanguínea. (Si su metabolismo se hace lento, el colesterol permanece más tiempo, así que es más probable que se oxide y cause daño a sus arterias.) También puede haber un vínculo entre el hipotiroidismo y los niveles de homocisteína; estudios recientes indican niveles elevados de homocisteína en personas con hipotiroidismo.

> **Una tiroides ligeramente poco activa también representa un mayor riesgo de enfermedad cardíaca.**

Aunque el hipotiroidismo tiene varios síntomas reconocibles (aumento de peso, fatiga, depresión, pérdida del cabello, dolor en músculos y articulaciones), el hipotiroidismo subclínico es más insidioso. Los síntomas rara vez son obvios y los médicos con frecuencia no lo detectan porque los análisis pueden salir normales.

Valores normales

La prueba habitual para el estado de la tiroides mide la hormona que se produce en la glándula pituitaria, llamada hormona de liberación de tirotropina (HLT), que regula la cantidad de la hormona tiroidea producida y liberada por la glándula tiroides. La pituitaria controla este sistema y cuando el nivel de HLT es normal, está satisfecha con el funcionamiento de la tiroides. Otras pruebas, llamadas T4 y T3 libres, miden los niveles de la hormona en sí. Típicamente, un nivel elevado de HLT hace que su médico analice sus niveles de T4 y T3 libres. Aunque hay controversia respecto a lo que es una HLT "normal" y lo que es hipotiroidismo subclínico, "en general se acepta que el hipotiroidismo subclínico es una HLT superior a 5, con pruebas de T4 y T3 libres", dice el Dr. Hossein Gharib, presidente de la American Association of Clinical Endocrinologists. Algunos investigadores creen que una HLT superior a 3, dice el Dr. Gharib, es alta. Una HLT superior a 5 más un T4 bajo libre es hipotiroidismo.

El hipotiroidismo subclínico ocurre en cerca de 15% de las mujeres mayores de 60 y en cerca de 8% de los hombres mayores (aunque como el padecimiento es menos estudiado en los hombres, esta última cifra puede ser más alta).

Qué puede usted hacer

Antes de que el médico le recete algún medicamento para bajar el colesterol, pida que le haga la prueba de hipotiroidismo. Una vez que el padecimiento es tratado y los niveles de HLT vuelven a lo normal, casi todos los pacientes muestran una disminución de 20 a 30% en los niveles de colesterol. El tratamiento recomendado, incluso para el hipotiroidismo subclínico, es la hormona tiroidea sintética levotiroxina, que se vende con distintos nombres de marca, entre ellos Synthroid.

---

10. Exceso de hierro

Una evidencia creciente sugiere que los niveles altos de hierro explican varias anomalías de enfermedad cardíaca. Los hombres que donan sangre con regularidad (y pierden así hierro) tienen menor riesgo de enfermedad cardíaca, igual que las mujeres premenopáusicas, que pierden con regularidad sangre (y hierro) con la menstruación.

El exceso de hierro reduce un antioxidante que ayuda a prevenir que la LBD se "herrumbre" u oxide.

Un padecimiento genético llamado hemocromatosis está asociado con niveles altos de hierro. Cerca de 1 de cada 10 personas tiene este gen, y 1 de cada 250 a 300 personas tiene el padecimiento. Un estado comparable puede resultar también por tomar píldoras de hierro durante más de 10 años o al recibir muchas transfusiones de sangre.

Algunas personas con enfermedad del hígado pueden tener exceso de hierro. Hay pocos síntomas y ahí está el peligro, porque la hemocromatosis causa una disminución severa de glutatión, un antioxidante importante. Los antioxidantes como el glutatión ayudan a prevenir que la LBD se "herrumbre" u oxide, pues esto la hace más viscosa e inicia el proceso de formación de placa. Varios estudios indican que el exceso de hierro es más dañino para el corazón si además se tiene un nivel alto de LBD. Tiene sentido, pues cuanto más alto sea el conteo de LBD, más LBD están disponibles para oxidación. Un estudio encontró que cada 1% de aumento de hierro en sangre aumentaba el riesgo de enfermedad cardíaca en 4%.

Los investigadores sospechan que los niveles altos de hierro afectan el riesgo cardiovascular de otras formas. En un estudio de 1999, investigadores japoneses descubrieron que el exceso de hierro eleva los niveles de una sustancia química que produce oxidación y daña la función del endotelio. El hierro probablemente afecte la

No es cuestión de suerte

El *Plan de Control Total* ayuda a atacar casi todos los factores de riesgo tratados en este capítulo. Algunos, como los de abajo, permanecerán. Con todo, recuerde que su poder para disminuir su riesgo general de ECC sigue siendo enorme.

Largo de las piernas. Un estudio británico en 2,512 hombres de 45 a 59 años indicó que los que tenían piernas más cortas tuvieron más ataques cardíacos y problemas de angina de pecho que los que las tenían más largas. Fueron observados en Gales durante 15 años para medir sus riesgos de desarrollar enfermedad cardíaca, y los de piernas más cortas, aunque en general no fueran bajos de estatura, tenían niveles más altos de fibrinógeno y colesterol, con mayor probabilidad de resistencia a la insulina. Los investigadores creen que las circunstancias nutricionales y ambientales durante la infancia, que afectaron el crecimiento y el largo de las piernas, intervienen en la salud cardíaca.

Calvicie. Al comparar los investigadores de Harvard Medical School patrones de calvicie con la incidencia de ECC en 22,071 médicos, notaron que cuanto más calvo era un hombre (sobre todo en la coronilla), más riesgo tenía de ECC.

Rayas en los lóbulos. Más de 30 estudios en los últimos 30 años indican mayor riesgo de enfermedad cardíaca entre personas (no asiáticos ni nativos norteamericanos) con una raya marcada en los lóbulos de las orejas. En un estudio se observaron 264 pacientes de una unidad coronaria o laboratorio de cateterización durante 10 años, y se notó que los que tenían rayas en los lóbulos tenían más probabilidad de tener un evento coronario. Y los que tenían dos rayas, aún más.

En los casos de calvicie y rayas en los lóbulos, el vínculo con la enfermedad cardíaca quizá sea genético. Esto significa que el gen de la calvicie y el de las rayas en los lóbulos también pueden tener un papel en el desarrollo de ECC.

función del endotelio al interferir con la producción de óxido nítrico. Cuando se bajaron los niveles de hierro, la función del endotelio mejoró.

El jurado aún no decide sobre el significado del vínculo entre el hierro y la enfermedad cardíaca. Un estudio poblacional publicado en 2000 no encontró vínculo alguno entre los niveles de hierro por encima de lo normal y las muertes por ECC.

Qué puede usted hacer

Si en su familia hay un historial de hemocromatosis, hágase análisis de sangre con regularidad en busca de exceso de hierro. Existe una prueba genética de hemocromatosis. Si tiene exceso de hierro, no tome ningún complemento con hierro, incluidas las multivitaminas que lo contienen. (Busque una marca que no contenga hierro.) Limite la cantidad de carne roja y evite beber alcohol. Demasiado hierro más alcohol pueden causar enfermedad en el hígado o empeorar la existente.

---

11. Fibrinógeno

El fibrinógeno es una proteína que ayuda a coagular la sangre (imagine las fibras de una tela que absorben líquido). Eso es bueno, a no ser que tenga demasiado de algo bueno. De ser así, el fibrinógeno tiene un papel en el desarrollo de la ECC, pues espesa la sangre y la hace viscosa, lo que no necesitan las arterias. Estudios publicados en 2000 en *Circulation,* la revista de la American Heart Association, indican que las personas con niveles altos de fibrinógeno tenían doble probabilidad de morir de un ataque cardíaco que aquellas con niveles bajos.

Esta proteína vuelve espesa y viscosa la sangre, lo que afecta las arterias.

Como con la mayoría de los factores de riesgo cardíaco, lo que acompaña al fibrinógeno influye en sus efectos. Este indicador quizá no signifique demasiado si no tiene usted otros factores de riesgo cardíaco importantes que lo hagan más propenso a la formación de placa. Si los tiene, su nivel de fibrinógeno se vuelve más importante.

Valores normales

Los valores normales de fibrinógeno son de 170 a 450 mg/dl.

⬇ Cómo puede ayudar el *Plan de Control Total*

Colesterol alto, fumar, inactividad y mala dieta inducen al cuerpo a producir más fibrinógeno. El Plan lo ayudará con todo esto y también le enseñará a relajarse.

Por algún motivo, los niveles de fibrinógeno están relacionados con el estrés. Las personas con ocupaciones estresantes y nivel socioeconómico más bajo tienden a tener niveles más altos. Un estudio holandés de 2002 publicado en la revista *Psychosomatic Medicine* indicó que un estado mental llamado "agotamiento vital" (que es exactamente lo que su nombre implica, un estado de fatiga excesiva, irritabilidad y desesperanza) se correlaciona con niveles altos de fibrinógeno. El estudio también está vinculado con menos fibrinolisis por la mañana, el proceso por el cual se deshacen los coágulos sanguíneos.

Se demostró que los ácidos grasos omega-3 reducen los niveles de fibrinógeno, y usted tendrá suficientes en el Plan mediante pescado y complementos de pescado. Un consumo moderado de alcohol, como parte del *Plan de Control Total* para la mayoría de los participantes, reduce los niveles de fibrinógeno hasta en 20%. Además, la dosis baja diaria de aspirina del *Plan de Control Total* para gran parte de las personas con mayor riesgo de ECC puede reducir los coágulos sanguíneos mediante su actividad antiinflamatoria y anticoagulante.

Otros factores de riesgo

Otros factores –o para mayor precisión, indicadores– pueden estar relacionados con la ECC, aunque todavía no existen pruebas suficientes para considerarlos como riesgos independientes, como las hay con los que discutimos anteriormente. Se incluyen los siguientes:

Poco magnesio. Los investigadores de los Centros para el Control y Prevención de Enfermedades analizaron la información nutricional y las causas de muerte de casi 13,000 hombres y mujeres, y notaron que aquellos con niveles más altos de magnesio tenían una probabilidad 31% menor de morir de enfermedad cardíaca. No es de sorprender, pues este mineral desempeña un papel importante para mantener regulares los latidos de su corazón.

La dosis diaria recomendada de magnesio es 350 miligramos para hombres y 280 miligramos para mujeres. Una encuesta efectuada en EUA entre 1988 y 1991 indicó que los hombres promediaron sólo 321 mg y las mujeres 238 mg. Mientras que muchos nos enfocamos en obtener suficiente calcio, la mayoría no sabe que es igualmente importante mantener una proporción favorable de calcio y magnesio de 2:1. En Finlandia, a una proporción de calcio y magnesio de 4:1 en la dieta se la culpa en parte del alto índice de enfermedad cardíaca entre hombres de mediana edad. En contraste, la proporción de calcio y magnesio en las personas centenarias sanas en Italia sugiere que el consumo alto de magnesio puede incluso prolongar la vida.

Carga oxidativa alta. Hay formas de medir la abundancia relativa de "oxidantes", como los radicales libres, en la sangre. Estos compuestos pueden dañar el recubrimiento de los vasos sanguíneos, interferir con la producción de óxido nítrico y favorecer la adhesión de LBD a las paredes de las arterias. Esta abundancia relativa se conoce como carga oxidativa. Los fumadores tienden a tener una carga oxidativa especialmente alta, mientras que las personas con un estilo de vida saludable, y que comen bastantes frutas y verduras ricas en antioxidantes, tienden a tenerla baja.

Engrosamiento de la arteria carótida. De acuerdo con un artículo del *British Medical Journal*, el grosor de las paredes de las arterias carótidas (las arterias a cada lado del cuello) indica la cantidad de aterosclerosis que tiene una persona y el riesgo de ataque cardíaco y de apoplejía. Es un punto de fácil acceso para usar el ultrasonido para medir la aterosclerosis. Si se la encuentra en un sitio, generalmente significa que existe en cualquier otra parte del cuerpo.

Adelante con el programa

¡Felicidades! Después de leer toda la importante información de este capítulo, está usted plenamente armado contra sus enemigos. Sabe que la inflamación es una gran amenaza, y que la aspirina y los complementos de aceite de pescado ayudan a combatirla. Sabe que comer suficientes nueces, avena y pescado de agua fría aumenta la producción del cuerpo de óxido nítrico, el cual mantiene las paredes de las arterias lisas, para que nada se les adhiera. Sabe que si toma un multivitamínico diario puede disminuir el nivel de homocisteína y reducir el riesgo de ataque cardíaco. ¿Demasiado que recordar? No se preocupe: hará todo esto con el *Plan de Control Total.* Con mucho más que ofrecerle que solamente medicamentos que disminuyan el colesterol (o medicamentos solos), el *Plan de Control Total* es una defensa potente y general de la salud total del corazón. Continúe leyendo para saber cómo poner en acción el Plan.

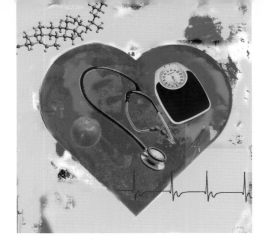

Qué pueden hacer usted y su médico

Al descubrir que sus niveles de colesterol están muy altos, sus reacciones pueden ir desde la despreocupación hasta el temor y el fatalismo. Para algunas personas, el saber que tienen un problema de colesterol es lo que hace que el riesgo de enfermedad cardíaca se vuelva real, y que actúen.

Quizá sea usted una mujer de 52 años que atraviesa por la menopausia, y los resultados normales de los análisis de sangre que siempre recibió se alteraron de pronto. Tal vez sea un hombre de 40 años a quien le midieron el colesterol por primera vez y recibió una mala noticia. Es probable que esté sorprendido o incluso resentido, pero recuerde: las cifras del colesterol no salen de la nada. Es muy probable que tenga sobrepeso, que no haga suficiente ejercicio, que fume o viva la vida como si estuviera siempre tratando de alcanzar un tren que sale de la estación. En general, el concentrarse sólo en su colesterol no será suficiente para disminuir el riesgo de enfermedad cardíaca coronaria (ECC); para evitar un ataque cardíaco o de aplopejía, querrá iniciar un ataque en todos estos frentes. Y el *Plan de Control Total* le indicará cómo.

El Plan no es sólo para personas con colesterol alto, sino que nos indica a *todos* cómo debemos vivir para reducir el riesgo de problemas graves de salud, incluidos cáncer y diabetes. Si va a seguir el Plan porque tiene LBD altas, LAD bajas o síndrome metabólico, no lo haga solo: incluya a su familia y sus amigos, pues también se beneficiarán. Si usted eligió este libro porque su esposa o su padre o su amigo tiene colesterol alto y en secreto agradece que *su* colesterol sea normal, recuerde que los niveles de colesterol no permanecen fijos, sino que cambian a medida que envejecemos y, en general, aumentan. El *Plan de Control Total* lo ayudará a controlarlos.

Antes de emprender esta tarea, es importante saber cómo se encuentra ahora, para que sepa el nivel de colesterol que espera alcanzar con el Plan, y si va a necesitar o no la ayuda extra de los medicamentos.

Factores de riesgo que no puede cambiar

Hay algunos factores con los que *se nace*. Los investigadores han descubierto varias anormalidades genéticas que pueden causar colesterol alto, y que imposibilitan o dificultan que se disminuya sólo con cambios en el estilo de vida. Si éste es su caso, quizá necesite medicamentos para disminuir el colesterol, lo cual no significa que deje de hacer cambios en su estilo de vida, pues juntos dan mejores resultados. Los siguientes factores de riesgo caen en la categoría de las cosas que no puede cambiar.

Genes

Alrededor de 1 de cada 100 personas puede atribuir el colesterol alto a una base genética llamada hiperlipidemia familiar combinada (HLFC). Aunque la HLFC se ha estudiado durante unos 30 años, muchos aspectos aún son un misterio. La enfermedad es causada por defectos en la forma en que el cuerpo metaboliza las lipoproteínas; esto causa colesterol total o triglicéridos altos, o ambos. Las personas con HLFC tienen también niveles más altos de partículas pequeñas de LBD, las que es más probable que se acumulen en las arterias y causen placa. Si tiene HLFC, es más factible que tenga resistencia a la insulina, lo que es un factor de riesgo de ataques cardíacos.

Si ha seguido el *Plan de Control Total* durante 12 semanas y no nota mejoría en su colesterol, hable con su médico sobre una prueba genética y la posibilidad de que le dé medicamento. Los cambios en el estilo de vida quizá no sean suficientes.

Otros riesgos genéticos incluyen:

HPA-2 Met. La variación de este gen hace la sangre más viscosa, con mayor riesgo de formar coágulos. Puede predisponer a los hombres a un coágulo de sangre en el corazón. Si lo tiene, no puede hacer nada al respecto, y con mayor razón deberá atacar los factores de riesgo que *puede* modificar al seguir el *Plan de Control Total*.

Apo-E4. Este gen está vinculado con un mayor riesgo de ECC. Si lo tiene y sigue una dieta saludable para el corazón, su riesgo de ECC no aumenta (a no ser que beba demasiado o fume). Si tiene el gen y come una dieta con mucha grasa, sus niveles de colesterol aumentan mucho. El alcohol tiende a aumentar los niveles de colesterol en personas con este gen, y si las personas con este gen fuman, el riesgo de ECC es mayor.

Apo-E2 o apo-E3. Al igual que el apo-E4, estos genes lo predisponen a la enfermedad cardíaca. Y los niveles de colesterol en personas con estos genes no

Hormonas y enfermedad cardíaca

Sabemos que el estrógeno ayuda a las mujeres a mantener niveles saludables de colesterol antes de la menopausia. Después de ésta, al bajar los niveles de estrógenos, la LBD tiende a aumentar, la LAD disminuye y los triglicéridos aumentan. En teoría, la terapia de reemplazo de hormonas (TRH) soluciona estos problemas. Y cuando los investigadores observaron el gran número de mujeres que seguían la TRH, los números apoyaron esta teoría.

En 2002, el gobierno de EUA detuvo parte de una prueba, la Women's Health Initiative, al notar que Prempro, una marca de píldora que combina el estrógeno y otra hormona, la progestina, no sólo no protegía de ECC a las mujeres, sino que aumentaba un poco la incidencia, así como la incidencia de cáncer de mama, apoplejía y coágulos en la sangre en mujeres posmenopáusicas.

Los investigadores no saben si fue la forma del estrógeno que se usó, la forma de la progestina o la combinación lo que causó los problemas. Muchos sospechan que otra forma de TRH daría otros resultados. Los médicos ya no recetan TRH sólo para protección cardíaca.

¿Qué debe hacer una mujer menopáusica? El *Plan de Control Total* ayuda a controlar los niveles de LAD y LBD. Algunos estudios sugieren que un gran consumo de alimentos (como soya) con compuestos similares a estrógenos, llamados fitoestrógenos, disminuye el colesterol. El Plan recomienda la soya como una opción a la proteína animal. Aún se sigue estudiando si los fitoestrógenos protegen contra la enfermedad cardíaca, pero como la soya ofrece nutrientes valiosos sin la grasa saturada de la carne, es bueno incluirla en una dieta sana para el corazón.

responden muy bien a los cambios en el estilo de vida. Pero recuerde, el *Plan de Control Total* trata muchos factores de riesgo y, al adoptarlo, estará mejor que ahora.

Historial familiar

Aunque no tenga anormalidades genéticas (o si no sabe si las tiene), puede tener un riesgo mayor de padecer ECC si su abuelo, su padre o su hermano desarrolló enfermedad cardíaca antes de los 55 años, o su abuela, su madre o su hermana antes de los 65 años. Es probable que la genética sea la culpable de su historial familiar, o simplemente malos hábitos como fumar y una mala alimentación. De cualquier manera, usted puede disminuir su propio riesgo siguiendo el *Plan de Control Total*.

Edad y sexo

Más hombres que mujeres desarrollan ECC. En promedio, los hombres la desarrollan 10 años antes que ellas. Al llegar las mujeres a la menopausia, su riesgo de morir de ECC se iguala. Al final, 47% de todos los ataques cardíacos ocurren en mujeres. Antes de la menopausia, las mujeres tienen niveles de colesterol total más bajos que los hombres de la misma edad. Después de la menopausia, las mujeres suelen tener más LBD y menos LAD. Luego de los 50 años, suelen tener niveles más altos de colesterol total que los hombres de la misma edad.

> Al final, 47% de todos los ataques cardíacos ocurren en mujeres.

Incluso lo que se consideraría un nivel protector de LAD (más de 60 mg/dl) no es a menudo suficiente para protegerlas de la enfermedad cardíaca luego de la menopausia. Así, algunos expertos sospechan que no hay un nivel "seguro" de LAD para las mujeres, y cuanto más alto, mejor.

Raza

La raza desempeña un papel en el riesgo de ECC. Algunos afroamericanos con ECC parecen tener una característica genética que aumenta el peligro de triglicéridos altos, en particular en las mujeres. Un estudio indica que ellos producen menos óxido nítrico en respuesta al estrés; esta sustancia es crítica para abrir los vasos sanguíneos y aumentar el flujo de sangre. Los nativos americanos, en particular los de Dakota del Sur y del Norte, tienen un riesgo mayor de ECC que los caucásicos, mientras que los hispanos tienen un riesgo menor que todos estos grupos. Se ignora si los riesgos relacionados con la raza son atribuibles a la genética o al estilo de vida.

Factores de riesgo que puede cambiar

Más que cualquier otra cosa, la manera en que viva su vida determina su probabilidad de desarrollar ECC. Incluso si tiene factores de riesgo que no puede remediar, los cambios en su estilo de vida pueden ayudarlo a asegurarse de que nunca sufrirá un ataque cardíaco u otro ataque denominado "evento coronario".

Fumar

El cigarro es el responsable de aproximadamente 1 de cada 5 muertes por enfermedad cardiovascular. La probabilidad de las mujeres que fuman de sufrir un ataque cardíaco es entre dos y seis veces mayor que las que no fuman. El riesgo aumenta con el número de cigarros fumados al día. Si deja de fumar, en un año su riesgo de ECC disminuye 50%; en 15 años, el riesgo relativo de morir de ECC se aproxima al de una persona que nunca ha fumado.

Los puros

Si piensa que fumar puro es una opción segura al cigarro porque no inhala el humo del puro, piénselo de nuevo.

Un estudio publicado en EUA en 1999 en el *New England Journal of Medicine* indicó que es más probable que los fumadores de puro desarrollen ECC que los no fumadores, y que tienen el doble de probabilidades que los no fumadores de padecer cáncer en la boca, el esófago o los pulmones.

Fumar puro causa casi el doble de ataques cardíacos y de apoplejía que el cáncer pulmonar, porque la nicotina estrecha las arterias y acelera el ritmo cardíaco, ya sea que se inhale o se absorba por la boca; los puros tienen entre 10 y 400 veces más nicotina que un cigarro normal. Es una lástima que personajes como Ulysses S. Grant, Sigmund Freud y Babe Ruth no supieran esto, pues los tres murieron de enfermedades relacionadas con el puro.

Alrededor de 70% de los fumadores dicen que desean dejar de fumar. Si usted es uno de ellos, hable con su médico sobre las estrategias para dejar de fumar. Además de proporcionarle el apoyo moral y médico que necesita, él puede recetarle medicamentos que ayudan a los fumadores a dejar el hábito.

¿Cómo el fumar afecta el riesgo de enfermedad cardíaca? Disminuye las LAD y daña los vasos sanguíneos, haciéndolos menos elásticos (lo que reduce el flujo de sangre y causa presión arterial alta) y convirtiéndolos en un velcro virtual, por lo que es más probable que lo dañino (como depósitos de grasa) se adhiera. Fumar reduce los niveles de oxígeno en la sangre, lo que irrita más las paredes de los vasos.

Fumar contribuye a la resistencia a la insulina y a eventos que causan el síndrome metabólico (pág. 43). Investigadores de la Universidad Stanford dieron a beber a 20 fumadores y a 20 no fumadores una solución dulce; los niveles de glucosa de ambos grupos permanecieron casi iguales, pero los fumadores tuvieron niveles más altos de insulina, señal de resistencia a la insulina. Los niveles de colesterol total fueron los mismos en ambos, pero los fumadores tuvieron LMBD más altas y LAD más bajas.

A no ser que su colesterol esté fuera de las gráficas, dejar de fumar puede ser incluso más importante que solucionar el problema del colesterol. La investigación indica que los hombres fumadores con colesterol bajo tienen un riesgo mayor de muerte que los no fumadores con colesterol alto.

Falta de ejercicio

¿Podría ser la vida más fácil en EUA? Tienen controles para cambiar de canal, subir el volumen y encender o apagar las luces. Van en automóvil a comprar hamburguesas, donas y a la tintorería. Contratan a alguien para que limpie la casa, corte el pasto y pasee al perro. ¿Es de sorprender que 1 de cada 4 norteamericanos no esté físicamente activo, o que más de 6 en 10 no hagan ejercicio para mejorar su salud?

Aunque la falta de ejercicio es mala para todo el cuerpo (y para la mente), es en particular mala para el corazón. Si es sedentario, tiene el doble de probabilidades de sufrir un ataque cardíaco que quien hace ejercicio regularmente. El ejercicio aumenta las LAD, reduce las LBD y la presión arterial, y mejora la sensibilidad a la insulina. Ayuda a controlar el peso y mantiene sano el corazón. Y si tiene colesterol alto y otros factores de riesgo de ECC, ayuda a nulificar algunos de estos riesgos al crear vasos sanguíneos más sanos y resistentes, e incluso vasos sanguíneos nuevos para que fluya la sangre.

> Si es sedentario, tiene el doble de probabilidades de sufrir un ataque cardíaco que quien hace ejercicio.

Si su vida es sedentaria, su cuerpo almacena calorías como grasa en lugar de quemarlas, lo que aumenta los triglicéridos y las LBD. En realidad, la falta de ejercicio es tan peligrosa para el corazón que algunos expertos creen que el no hacer una actividad física con regularidad es un factor de riesgo para la enfermedad cardíaca tan peligroso como las LBD altas.

No es necesario que haga mucho ejercicio; una caminata rápida de 20 minutos al día ayuda a su cuerpo a quemar calorías, en lugar de almacenarlas como grasa.

Su dieta

No hay que darle vueltas al asunto: usted es lo que come. Si come una dieta con mucha grasa saturada y ácidos grasos trans (lo que McDonald's eliminó en 2002), es más probable que tenga colesterol alto.

Cuantas menos frutas, verduras, cereales integrales y fibra coma, mayor es su probabilidad de tener colesterol alto y mayor el riesgo general de enfermedad cardíaca, incluso sin colesterol alto. El Cap. 4 explica las estrategias de comida del *Plan de Control Total*. No sólo disminuyen el colesterol y el riesgo de enfermedad cardíaca, sino que también ayudan a destapar las arterias.

Sin tiempo que perder

Una cintura delgada es más que una figura elegante; también puede evitar el riesgo de enfermedad cardíaca, ya que el peso que lleva alrededor de la sección media aumenta el riesgo. Use una cinta métrica para medir la parte más pequeña de su cintura natural, arriba del ombligo. Un contorno de más de 1 metro en hombres o 90 cm en mujeres indica riesgo de ECC.

Su peso

En Estados Unidos tienen un problema de peso. Tuvieron un problema con los asientos: para acomodar a la gente, tuvieron que ensanchar los asientos en estadios, auditorios y carros del metro. Algunas líneas aéreas han puesto en vigor políticas en las que quien ocupe más espacio que el asiento que compró debe comprar otro. Según las últimas cifras, 65% de los estadounidenses adultos tienen sobrepeso o son obesos.

¿Tiene usted sobrepeso?

Conocer su peso no es suficiente para determinar si tiene sobrepeso o es obeso. Para eso necesita conocer su Índice de Masa Corporal (IMC), una medida que toma en cuenta la estatura y el peso.*

IMC	19	20	21	22	23	24	25	26	27	28	29	30	31	32	33	34	35	36
ESTATURA	PESO EN KILOS																	
1.45	40	42	44	46	48.5	50.5	52.5	55	57	59	61	63	65	67.5	69.5	71.5	74	76
1.48	41.5	44	46	48	50.5	52.5	55	57	59	61.5	63.5	65.5	68	70	72.5	74.5	76.5	79
1.50	43	45	47.5	49.5	52	54	54	56.5	58.5	61	63	67.5	70	72	74.5	76.5	79	81
1,53	45	47	49	51.5	54	56	58.5	61	63	65.5	68	70	72.5	75	77.5	79.5	82	84.5
1.55	46	48.5	50.5	52.5	55.5	57.5	60	62.5	65	67.5	70	72	74.5	77	79.5	82	84.5	86.5
1.58	47.5	50	52	55	57.5	60	62.5	65	67	70	72.5	75	77.5	80	82	85	87.5	90
1.60	49	51.5	53.5	56.5	59	61.5	64	66.5	69	72	74.5	77	79.5	82	84.5	87	89.5	92.5
1.63	51	53	56	58.5	61	63.5	66.5	69	72	74.5	77	80	82.5	85	88	90.5	93	95.5
1.65	52	54.5	57	60	62.5	65.5	68	71	73.5	76.5	79	82	84.5	87	90	93	95.5	98
1.68	54	56.5	59	62	65	68	70.5	73.5	76	79	82	85	88	90.5	93	96	99	102
1.70	55	58	60.5	63.5	66.5	69.5	72.5	75	78	81	84	87	90	93	95.5	98	101.5	104
1.73	57	60	63	66	69	72	75	78	81	84	87	90	93	96	98.5	101.5	105	108
1.75	58.5	61.5	64.5	67.5	70.5	73.5	76.5	79.5	83	86	89	92	95	98	101	104	107	110.5
1.78	60.5	63	66.5	69.5	73	76	79.5	82.5	85.5	89	92	95	98.5	101.5	104.5	107.5	111	114
1.80	62	65	68	71	74.5	77.5	81	84.5	87.5	91	94	97.5	100.5	104	107	110	113.5	117
1.83	64	67	70	74	77	80.5	84	87	90.5	94	97	100.5	103.5	107	110.5	114	117	120.5
1.85	65.5	68.5	72	75.5	79	82.5	85.5	89	92.5	96	99.5	102.5	106	109.5	113	116.5	120	123.5
1.88	67.5	70	74	77.5	81.5	85	88.5	92	95.5	99	102.5	106	109.5	113	116.5	120	123.5	127.5
1.90	69	72	75.5	79.5	83	87	90.5	94	97.5	101	105	108.5	112	115.5	119	123	126.5	130

Clave:　■ Peso bajo　　■ Sano　　■ Sobrepeso　　■ Obeso　　■ Muy obeso

*Observe que son rangos generales. La gente muy musculosa puede tener un IMC alto sin tener sobrepeso. El IMC tiende a no tomar en cuenta la grasa corporal en las personas mayores, que generalmente han perdido masa muscular.

Fuente: Centers for Disease Control and Prevention, en Estados Unidos

El sobrepeso tiene repercusiones más allá de dónde compra su ropa. Está asociado con aumento de LBD y disminución de LAD. Dónde aumenta de peso también importa. Los kilos acumulados alrededor de la cintura (la "llantita") aumentan el riesgo de ECC y de síndrome metabólico, descrito en el Cap. 2. Los kilos extra alrededor de las caderas (más típico en las mujeres) es menos peligroso.

En cualquier parte que tenga el peso extra, si es mujer puede ser todavía más importante que pierda esos kilos. Un estudio a largo plazo en 116,000 mujeres indicó que casi 40% de su riesgo de ECC estaba relacionado con el peso.

Estrés y hostilidad

La palabra "estrés" es tan común en nuestra cultura que a veces parece no significar nada. Pero para su corazón y sus vasos sanguíneos tiene gran significado. El estrés (en especial el tipo crónico que padece por problemas financieros, de salud o maritales) desempeña un papel crítico en su riesgo de ECC. Un estudio indicó que los niveles de LBD se elevaron 5% en un grupo de pilotos de aerolíneas de edad mediana, cuando experimentaron períodos de mucho estrés ocupacional. El estrés también afecta la función del endotelio (que indica la tan importante salud de las paredes de las arterias), y la rapidez con la que desecha los triglicéridos de la sangre después de comer. (Recuerde, cuanto más alto es el nivel de triglicéridos, más triglicéridos llegan al hígado, donde se transforman en LBD y LMBD, el colesterol "malo" y el "muy malo"). Además, aumenta la presión arterial y el riesgo de coágulos en la sangre.

¿Y cuál es el Plan?

En los siguientes cuatro capítulos veremos con más detalle cada aspecto del *Plan de Control Total*. Recorrerá el Plan semana a semana, empezando en la página 206. Pero a continuación le damos un resumen de lo básico.

Como podría usted esperar, lo principal en que se enfoca el Plan es en la manera en que come. Si cree que es una dieta rigurosa que lo limita a lechuga y tofu, relájese: aún podrá disfrutar bastante la comida. El *Plan de Control Total* le permite obtener una cuarta parte de todas las calorías de la grasa, siempre que sean de la clase buena para la salud del corazón. Y no le restringe el consumo de colesterol de la dieta. (Sí, así es, los huevos y los camarones aparecen de nuevo en el menú.)

Lo que es más, no se limitan las calorías, a no ser que tenga usted sobrepeso, definido como un Índice de Masa Corporal (IMC) de 26 o más alto (vea pág. 61). La mejor forma de controlar su peso es comer bien, hacer más ejercicio y no contar las calorías, aunque tenga sobrepeso. Al final, el ejercicio y una dieta saludable son más importantes que lo que indica la báscula. Los estudios señalan que incluso la gente con sobrepeso puede tener niveles de colesterol sanos y otras medidas que indiquen

Beneficios adicionales

El control de su colesterol puede hacer mucho más que protegerlo de enfermedad cardíaca y apoplejía. El aumento de pruebas sugiere que lo que es bueno para el corazón también puede serlo para la mente, y que los niveles bajos de colesterol ayudan a prevenir la enfermedad de Alzheimer.

En uno de los estudios principales que vincularon a ambos, algunos investigadores finlandeses estudiaron a unas 1,500 personas durante 21 años. Encontraron que la presión arterial y el colesterol altos parecían aumentar el riesgo de Alzheimer más que el llamado gen de Alzheimer (apo E-4), el factor de riesgo genético más importante de esa enfermedad.

Al comparar los investigadores de la Case Western Reserve University las dietas de 96 pacientes con Alzheimer con las de pacientes sanos, vieron que los que comían una dieta baja en grasa y alta en pescado, verduras, cereales integrales y antioxidantes como vitaminas C y E (el *Plan de Control Total*) redujeron el riesgo de enfermedad de Alzheimer. Otros estudios indican que la gente que tomó medicamentos con estatina que bajan el colesterol también disminuyó el riesgo de Alzheimer hasta en 79%.

Los investigadores creen que los niveles altos de colesterol causan placas cerebrales, proteínas que se acumulan en las células nerviosas.

---

un riesgo bajo de ECC si están llevando un estilo de vida como el que presenta el *Plan de Control Total.*

El resto de la estrategia para comer es: 20% de proteína (que incluye carne, aves, huevos, soya, pescado y frijoles, con mayor énfasis en los dos últimos) y 55% de carbohidratos, procedentes de carbohidratos complejos como verduras, frutas y cereales integrales. Lo ayudaremos a seguir la estrategia tanto si come en casa o fuera de ella.

Lo siguiente es que queremos que se mueva. El tipo de ejercicio (caminar, nadar, artes marciales, trabajar en el jardín) no importa, siempre que acelere los latidos del corazón, estire los músculos y queme calorías para que no se almacenen como grasa que aumenta el colesterol. El Plan incluye un programa de caminata que le da todo el ejercicio que necesita de manera fácil, segura y conveniente. Encontrará una serie de estiramientos matutinos simples, junto con dos rutinas de entrenamiento en fuerza muscular (una rutina de 10 minutos y otra de 30 minutos) que lo mantendrán tonificado y activarán su metabolismo para ayudarlo a quemar más calorías.

Algunos complementos disminuyen el riesgo de enfermedad cardíaca, y usted los tomará en el Plan. Las recomendaciones varían según su situación. Todos tomarán complementos diarios de aceite de pescado (ricos en ácidos omega-3) y uno de multivitaminas y multiminerales. La mayoría, una aspirina infantil al día (en caso de riesgo alto de enfermedad coronaria y por prescripcion medica). Algunos añadirán un complemento natural que baje el colesterol, como gugulípido, policosanol o extracto de levadura roja; el oligoelemento cromo para la sensibilidad a la insulina, o la coenzima antioxidante Q10 si están tomando medicamento con estatina para el colesterol.

Por último, le enseñaremos a hacer algo que suele ser más difícil que evitar una comida excesiva: relajarse. Desde una nueva forma de respirar hasta una nueva manera de ver el mundo, le explicaremos cómo puede llevar una isla de paz y calma a cada uno de sus días.

Nunca demasiado tarde

Incluso si ya padece de enfermedad cardíaca, no es demasiado tarde para ayudar a su corazón. Si tiene ECC, su riesgo de ataque cardíaco u otro "evento coronario" es mayor que el de alguien que no la padece, así que su necesidad del *Plan de Control Total* es más urgente, y su beneficio potencial es mucho mayor.

¿Por qué *Control Total?*

¿Por qué tratar de disminuir el colesterol mediante el estilo de vida si una píldora puede lograrlo? Por varios motivos. Aunque los medicamentos que bajan el colesterol son benéficos para la mayoría de la gente que en realidad los necesita (luego de contestar las preguntas en este capítulo, descubrirá si es una de ellas), incluso los mejores medicamentos tienen efectos secundarios. A pesar de su efectividad, ningún medicamento que baje el colesterol da el resultado debido si sigue usted una dieta alta en grasa saturada, no hace ejercicio o gasta su dinero en cigarros.

Otro beneficio del *Plan de Control Total*: ayuda a defender contra otros factores de riesgo de ECC a los que los medicamentos que disminuyen el colesterol no afectan. Hablamos de todo, desde presión arterial alta hasta diabetes, resistencia a la insulina y síndrome metabólico. El Plan ataca la inflamación (recuerde que la proteína C-reactiva, un indicador de la inflamación, puede ser más peligrosa que el colesterol alto), y componentes de la sangre como los triglicéridos y la homocisteína.

Fije sus metas de colesterol

El *Plan de Control Total* lo ayudará a reducir el colesterol. Cuánto necesita reducirlo depende de sus factores de riesgo de ECC. En resumen, cuanto mayor sea el riesgo de un ataque cardíaco o de aplopejía (cuantos más factores de riesgo tenga), más bajo será su nivel ideal de colesterol.

Si tiene colesterol alto, el objetivo principal es reducir sus LBD. Se preguntará por qué si lo que más cuenta es la relación de LAD y LBD con el colesterol total. Primero, porque es mucho más fácil reducir las LBD que aumentar las LAD. Pocos medicamentos o complementos confiables aumentan las LAD (la niacina es quizá el mejor). La actividad física intensa es efectiva, pero pocos desean trabajar tanto. El alcohol mueve la aguja, pero la "dosis" se ve limitada por los peligros del alcohol. Disminuir las LBD es también la forma más directa de disminuir la formación de placa, pues las LBD tienen el papel más directo en su formación. Tal vez la mejor forma de enfocar su meta de colesterol sea en términos de mejorar su porcentaje LAD/LBD. Esto puede lograrlo al elevar las LAD, disminuir las LBD o ambas. Como es más fácil reducir las LBD, ahí es donde nos concentramos. Para saber lo baja que debe ser su meta de LBD ideal, responda el siguiente cuestionario. Lo ayudará a valorar los riesgos actuales de ECC o de ataque cardíaco. Cuanto mayor sea el riesgo, más bajo debe ser su colesterol ideal.

¿Cuál es su riesgo de enfermedad cardíaca?

Responda el cuestionario y determine su riesgo de ECC o ataque cardíaco. Las respuestas ayudan a fijar metas de LBD, e indican si debe tomar medicamento para disminuir el colesterol.

Paso 1

Cuente sus factores de riesgo

Si no tiene enfermedad cardíaca o diabetes, responda las preguntas. Si las padece, vaya directo al paso 2 en la siguiente página. (¿No sabe si tiene enfermedad cardíaca? Si tuvo ataque cardíaco, operación de bypass, angioplastía o angiograma que indicó bloqueo en arteria coronaria, o si tiene angina de pecho, quizá la padezca.)

Marque todo lo que proceda:

☐ Fumo cigarros.

☐ Tengo presión arterial alta (140/90 mm/Hg o más alta, o toma medicamento para la presión arterial).

☐ Tengo colesterol con LAD bajas (menos de 40 mg/dl).

☐ Tengo historial familiar de enfermedad cardíaca temprana (enfermedad cardíaca en su padre o hermano antes de los 55, o en su madre o hermana antes de los 65).

☐ Soy hombre de 45 años o mayor, o mujer de 55 años o mayor.

Si marcó un solo factor de riesgo o ninguno: ¡Felicidades! Está en la categoría de tratamiento III, la categoría de menor riesgo (vaya a la pág. 67 para ver qué significa). Puede saltarse los pasos 2 y 3. Si marcó dos o más: vaya al paso 2, en la pág. 66.

¿Cuál es su riesgo de enfermedad cardíaca? (continúa)

Paso 2

Calcule su riesgo de ataque cardíaco

Elija el cuestionario apropiado abajo (uno para hombres y otro para mujeres) y sume los puntos (los números en azul) para determinar su riesgo de ataque cardíaco en 10 años.

Hombres

1. Edad

Años	20–34	35–39	40–44	45–49	50–54	55–59	60–64	65–69	70–74	75–79
Puntos	–9	–4	0	3	6	8	10	11	12	13

Resultado

Total puntos	Riesgo a 10 años (%)
<0	<1%
0–4	1
5–6	2
7	3
8	4
9	5
10	6
11	8
12	10
13	12
14	16
15	20
16	25
>17	>30

Su riesgo a 10 años = ____ %

2. Colesterol total

mg/dl	Edad 20–39	40–49	50–59	60–69	70–79
<160	0	0	0	0	0
160–199	4	3	2	1	0
200–239	7	5	3	1	0
240–279	9	6	4	2	1
>280	11	8	5	3	1

4. Presión arterial

Sistólica BP	Si no tratada	Si tratada
<120	0	0
120–129	0	1
130–139	1	2
140–159	1	2
>160	2	3

3. Nivel dar

Edad	20–39	40–49	50–59	60–69	70–79
No fumador	0	0	0	0	0
Fumador	8	5	3	1	1

5. Nivel LAD

mg/dl	Puntos
>60	–1
50–59	0
40–49	1
<40	2

Mujeres

1. Edad

Años	20–34	35–39	40–44	45–49	50–54	55–59	60–64	65–69	70–74	75–79
Puntos	–7	–3	0	3	6	8	10	12	14	16

Resultado

Total puntos	Riesgo a 10 años (%)
<9	<1%
9–12	1
13–14	2
15	3
16	4
17	5
18	6
19	8
20	11
21	14
22	17
23	22
24	27
>25	>30

Su riesgo a 10 años = ____ %

2. Colesterol total

mg/dl	Edad 20–39	40–49	50–59	60–69	70–79
<160	0	0	0	0	0
160–199	4	3	2	1	1
200–239	8	6	4	2	2
240–279	11	8	5	3	2
>280	13	10	7	4	2

4. Presión arterial

Sistólica BP	Si no tratada	Si tratada
<120	0	0
120–129	1	3
130–139	2	4
140–159	3	5
>160	4	6

3. Nivel de fumar

Edad	20–39	40–49	50–59	60–69	70–79
No fumadora	0	0	0	0	0
Fumadora	9	7	4	2	1

5. Nivel LAD

mg/dl	Puntos
>60	–1
50–59	0
40–49	1
<40	2

Paso **3**

Identifique su categoría de riesgo

Ahora, utilizando la tabla de abajo, identifique la categoría en la que encaja. Su categoría ayuda a determinar el enfoque de su tratamiento (si necesita medicamento para disminuir el colesterol y con qué exactitud necesita seguir el *Plan de Control Total*). Por lo general, si no alcanza su meta de colesterol después de tres meses de hacer cambios en su estilo de vida, quizá su médico le recete medicamento. En algunos casos, dependiendo de sus factores de riesgo y de lo elevado de su nivel de LBD, quizá necesite empezar a tomar medicamento incluso al iniciar el *Plan de Control Total.*

Su categoría de riesgo

Riesgo a 10 años	Categoría	Su meta de LBD	¿Medicamento?
Más de 20%	I Mayor riesgo	Menos de 100 mg/dl	Si su LBD actual es 100-129, quizá necesite iniciar tratamiento con medicamento incluso al iniciar el *Plan de Control Total,* con la meta de dejar el medicamento después. Si su LBD es 130 o más alto, es casi seguro que necesitará medicamento.
10% a 20%	II Riesgo moderado	Menos de 130 mg/dl	Si su LBD es 130 o más luego de tres meses con el Plan, quizá también necesite tratamiento con medicamento.
Menos de 10%	III Riesgo menor	Menos de 160 mg/dl	Si su LBD es 160 o más luego de tres meses con el Plan, quizá también necesite tratamiento con medicamento.

Personalización del Plan

El *Plan de Control Total* es ideal para cualquiera, sin importar su nivel de colesterol. Algunos aspectos del Plan diferirán un poco si tiene síndrome metabólico o triglicéridos altos. Por ejemplo, tal vez necesite hacer más ejercicio, limitar las calorías y tomar algunos complementos.

Si tiene síndrome metabólico

Leyó sobre el síndrome metabólico en el Cap. 2 (vea pág. 43). La gente con síndrome metabólico tiende a tener sobrepeso, con gran parte de la grasa acumulada alrededor del abdomen. También tiende a ser resistente a la insulina (en otras palabras, está en camino de desarrollar diabetes) y es relativamente inactiva.

Si tiene usted síndrome metabólico, tendrá que perder peso. No hay forma de evitarlo. En el Cap. 4 lo ayudaremos a determinar una meta calórica diaria basada en su sexo, edad, nivel de actividad física y peso actual.

También necesitará seguir el Plan muy de cerca, sin trampas ni haciendo las cosas a medias. Algunos elementos, en particular los complementos de aceite de pescado, la fibra soluble (de frijoles, avena, nopales, etc.) y el ejercicio serán particularmente importantes para ayudarlo a aumentar su LAD y a disminuir los triglicéridos. Su médico quizá le recete un medicamento, como la metformina, la cual mejora la resistencia a la insulina y ayuda a prevenir el desarrollo de la diabetes. Nos gustaría también que:

Considere complementos de cromo. Una investigación sugiere que los complementos de cromo pueden mejorar la sensibilidad a la insulina. (Más sobre el cromo en el Cap. 5.)

¿Usted "no responde"?

A veces, la cantidad de cambios en la dieta y el estilo de vida no es suficiente para disminuir el colesterol a un nivel seguro. Hay personas que sólo hacen algunos cambios (sustituir mantequilla por aceite de oliva o comer pescado en lugar de carne dos veces a la semana) y su colesterol baja 15 puntos en dos semanas, pero otras siguen el Plan al pie de la letra y sus cifras apenas cambian.

Estas personas "no responden", y 20% de los adultos caen en esta categoría, en general debido a su constitución genética. Por otra parte, las personas que ven bajar sus niveles con rapidez "responden al máximo" y, otra vez, 20% de los adultos caen en esta categoría. Si usted no responde, es probable que necesite medicamento, además de los cambios en su estilo de vida, para disminuir el colesterol. Si ha seguido el *Plan de Control Total* por tres meses (¡sin hacer trampa!) y sus niveles no bajaron o bajaron sólo un poco, hable con su médico sobre el medicamento necesario.

Controle su consumo de alcohol. El alcohol aumenta su LAD, pero demasiado puede aumentar los triglicéridos. El consejo es el que daríamos a todos: si bebe, beba con moderación. Eso significa no más de una copa al día para mujeres y para cualquiera de más de 65 años, y no más de dos copas al día para hombres de menos de 65 años.

¿Cuál es su riesgo de padecer diabetes ?

Como dijimos antes, si tiene diabetes, es probable que tenga o llegue a tener ECC, a no ser que cambie bastante su estilo de vida. Sin embargo, una tercera parte de las personas con diabetes ni siquiera saben que la padecen.

Para saber si está en riesgo de padecer diabetes, vea cuántas de las siguientes afirmaciones se aplican a usted:

1. Soy una mujer que dio a luz un bebé que pesó más de 4 kilos al nacer.
   Si sí, añada 1 punto.

2. Mi padre o mi madre tiene diabetes.
   Si sí, añada 1 punto.

3. Mi hermano o mi hermana tiene diabetes.
   Si sí, añada 1 punto.

4. Mi peso es igual o superior al anotado en la "Gráfica de peso de riesgo" (a la derecha).
   Si sí, añada 5 puntos.

5. Tengo menos de 65 años y hago poco o ningún ejercicio.
   Si sí, añada 5 puntos.

6. Tengo entre 45 y 64 años.
   Si sí, añada 5 puntos.

7. Tengo 65 años o más.
   Si sí, añada 9 puntos.

Gráfica de peso de riesgo	
Estatura	Peso de riesgo
1.45	58
1.48	60
1.50	63
1.53	65
1.55	67
1.58	69
1.60	71
1.63	73
1.65	76
1.68	78
1.70	80
1.73	83
1.75	85
1.78	88
1.80	90
1.83	93
1.85	95
1.88	98
1.90	100

Fuente: American Diabetes Association

Si anotó 10 puntos o más:
Tiene mucho riesgo de padecer diabetes. Sólo su médico puede diagnosticar si tiene diabetes. Visite a su médico para los análisis.

Si anotó 9 puntos o menos:
Quizá tenga poco riesgo de padecer diabetes ahora. Mantenga su bajo riesgo perdiendo peso si tiene sobrepeso, estando activo la mayoría de los días, y comiendo alimentos con poca grasa, como frutas, verduras y cereales integrales.

Controle su presión arterial. El Plan lo ayuda a disminuir su presión arterial, pero el médico quizá también decida recetarle medicamento, como un bloqueador del canal de calcio o inhibidor ACE. Los bloqueadores beta, otro tipo de medicamento para la presión arterial, pueden aumentar los triglicéridos y reducir las LAD. Aunque pueden ser la mejor opción para algunos, no siempre son la primera elección para la mayoría.

Si tiene triglicéridos altos

Si su nivel de triglicéridos es alto, usted generalmente tiene también un aumento de remanentes de LMBD (vea pág. 22) y, por lo tanto, un conteo alto de LMBD. El tratamiento depende de lo alto que sea su nivel de triglicéridos.

Límite de triglicéridos altos (150–199)

Siga el _Plan de Control Total._ Si su IMC es de 26 o más alto, necesita perder peso (una de las mejores maneras para disminuir los triglicéridos). El Plan utiliza también complementos de aceite de pescado que pueden reducir los triglicéridos.

Añada dos días de actividad física. Aunque el Plan requiere al menos cuatro días de actividad física entre moderada e intensa, si tiene usted un nivel alto de triglicéridos, aumente la actividad a seis días. Si no está acostumbrado al ejercicio, pida primero autorización a su médico y empiece con lentitud.

Hable con su médico sobre el medicamento. Si tiene ECC u otros factores de riesgo (como diabetes), su médico quizá lo trate con medicamentos con ácido nicotínico o fibratos, que disminuyen el colesterol. (Más sobre éstos en el Cap. 8.)

Triglicéridos altos (200–499)

Las recomendaciones anteriores también se aplican a usted. Además, es probable que su médico le recete medicamento. Y debe tratar de evitar el alcohol y las calorías en exceso, así como los almidones simples y los carbohidratos procesados.

Triglicéridos muy altos (más de 500)

Es muy importante que baje el nivel de triglicéridos lo más pronto posible, para prevenir pancreatitis aguda, una inflamación o infección del páncreas. Así que lo más seguro es que su médico le recete medicamento (muy probablemente fibratos y ácido nicotínico), en especial si su nivel de triglicéridos es mayor de 1,000.

En sus marcas...

¿Está listo? ¿Está usted realmente listo? Cambiar sus hábitos de salud es una tarea desafiante, aunque en las portadas de las revistas la presenten como algo muy simple con la promesa de "Pierda 5 kilos en dos semanas". Se necesita compromiso para hacer la clase de cambios que el *Plan de Control Total* requiere, junto con el apoyo de la familia y los amigos. Una gran ayuda es que entienda sus propios riesgos, cosa que ya ha hecho en este capítulo, porque los estudios indican que es más probable que la gente haga un cambio saludable si cree que es relevante para su situación.

Otras formas de empezar y mantenerse ahí:

Dé la noticia. Diga a todos con quienes convive que hizo un nuevo compromiso con su salud, desde comer bien y hacer ejercicio, hasta reducir el estrés. Las preguntas y el apoyo de los demás lo ayudarán a permanecer fuerte.

Vigile su progreso. La mejor forma de triunfar es ver su éxito. Las metas semanales que son parte del Plan de 12 semanas que inicia en la pág. 206 lo ayudarán.

Haga una lista. Anote los motivos por los que piensa que esto no resultará, y luego demuestre que estaba equivocado. Si piensa que no puede hacer ejercicio porque no tiene tiempo, anote cinco formas en las que puede encontrar 30 minutos al día. No vea un programa de TV (o haga ejercicio ante el televisor), deje un compromiso que puede evitar, o camine durante el almuerzo y coma un emparedado en la oficina.

Empiece paso a paso. Como verá en el Plan de semana a semana, no esperamos que vaya de 0 a 60 de inmediato. Al hacer sólo algunos cambios a la vez, es menos probable que se abrume y más probable que tenga éxito.

Fije metas realistas. Su meta no debe empezar con "Evitar toda la carne roja". Fije una meta más razonable, como "No comer más de una hamburguesa por semana, las primeras tres semanas, luego cambiar a hamburguesas de pollo o vegetarianas". Haga sus metas muy específicas, y una lista de los pasos que debe dar para alcanzarlas. Por ejemplo, en la meta de la hamburguesa para evitar almuerzos de comida rápida:

1. Haga una lista de tres comidas diferentes que pueda empacar para llevarse.
2. Compre los ingredientes en la tienda.
3. Compre bolsas herméticas para guardar su comida.
4. Prepare y guarde la comida la noche anterior.

Planee para obviar los obstáculos. Los días festivos, las vacaciones o una crisis por una fecha límite en el trabajo pueden detener su progreso; planee por adelantado. Para enfrentar una crisis en el trabajo, lleve a la oficina una bolsa con refrigerios saludables y haga ejercicio subiendo las escaleras, en lugar de usar el ascensor.

Sea flexible. No tenga una actitud de todo o nada. Si un día no hizo su caminata habitual, eso no significa que fracasó o que no tiene objeto caminar al día siguiente. Si no pudo resistir las papas a la francesa, jure volver al Plan cuando termine de lamerse la grasa de los dedos. Recuerde, se trata de un cambio permanente en su estilo de vida, no de una solución a corto plazo.

Fije recompensas. Cada vez que su colesterol baje, agasájese con algo especial, como el nuevo disco de su cantante favorito o una crema para los ojos.

Sea paciente. Los estudios indican que se necesitan al menos tres semanas de repetición diaria para que un cambio se empiece a sentir natural, y más tiempo para que sea automático.

Comprenda que así como la gente pasa por varias etapas cuando tiene una pena, igual pasa por etapas cuando trata de cambiar hábitos. El hecho de que lea este libro significa que pasó la etapa uno (precontemplación) y llegó a la etapa dos (contemplación). La etapa tres, preparación, significa que se está preparando para poner en acción los consejos de este libro, como comprar una botella de aceite de oliva, margarina que baja el colesterol, o un nuevo par de zapatos para caminar (leerá sobre qué hacer "Antes de empezar" en la pág. 203). En la etapa cuatro, acción, empezará a seguir el Plan de 12 semanas que comienza en la pág. 206.

No siempre será un camino fácil. Puede reincidir (quizá las salchichas del desayuno eran muy tentadoras y no pudo resistirlas) o frustrarse si no ve resultados rápidos. Está bien. Sólo no se dé por vencido. Como dijimos antes, este Plan es para toda la vida.

Esto nos lleva a la etapa cinco: mantenimiento. Sabrá que llegó a esta etapa cuando automáticamente ordene una ensalada en el restaurante en lugar de una hamburguesa (o deje de ir al restaurante y lleve su propia comida al trabajo), o cuando camine hasta la oficina de correos en lugar de ir en auto. Para ese momento habrá encontrado energía renovada, observado cómo disminuyeron de manera importante sus factores de riesgo cardíaco (incluido el colesterol), y quizá hasta su médico le dijo después de revisarlo: "¡Bien hecho!"

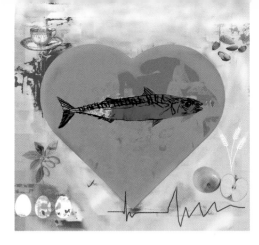

Cuatro

Control Total | Comida

Cada aspecto del *Plan de Control Total* es importante. Habrá psicólogos que digan que la buena salud mental y un grupo de amigos que apoyen importa más. Si está entrenando para un triatlón, bien por usted, pues bastante ejercicio borra muchos de los pecados del estilo de vida. Pero para la mayoría de la gente, el "corazón" del Plan será la dieta. Después de todo, comer es algo que todos hacemos diariamente, a menudo con cierto abandono, por lo que es razonable pensar que ahí yace la mayor oportunidad para mejorar.

Cuando los investigadores buscan una relación de causa y efecto entre nuestra vida y nuestros niveles de colesterol, la alimentación siempre ocupa el primer lugar. Varios estudios indican una disminución de 25% o más en el colesterol total, debido a los cambios simples en la dieta que integra el *Plan de Control Total*.

Al disminuir el consumo de grasa saturada (presente en la grasa de la carne y lácteos con grasa) a menos de 7% de su total de calorías, aumentar el consumo de fibra de 5 a 10 g (una ración de cereal de salvado con pasitas) al día, y añadir un par de cucharadas de una margarina especial diseñada para ayudar a disminuir el colesterol en la dieta con regularidad, podría disminuir su LBD entre 17 y 30%. Eso es antes de que añada más salvado, manzanas, avena, frutos secos y otros alimentos que por sí solos pueden disminuir su LBD en varios puntos porcentuales o aumentar su LAD.

Los alimentos adecuados reducen la inflamación (pescado graso como el salmón), regulan la coagulación de la sangre (ajo y té negro o verde), disminuyen la presión arterial y más. Mientras que los niveles de colesterol saludables son vitales para evitar la ECC, no es exagerado decir que los beneficios de comer bien son incontables.

Los orígenes de la estrategia de comida del *Control Total*

Hay muchas formas de disminuir el colesterol mediante la dieta. Por ejemplo, están la dieta mediterránea (alta en grasa, pero del tipo saludable para el corazón), la dieta Ornish (muy baja en todo tipo de grasa), la dieta con enfoques dietéticos para detener la hipertensión, conocida como DASH (dieta rica en granos, frutas, verduras y productos lácteos descremados), y las dietas de la American Heart Association's Step I y Step II (relativamente bajas en grasa y proteína). El éxito de estas dietas y los descubrimientos y opiniones de los expertos que las apoyan delinean una forma común de hábitos saludables en el comer. Aunque muchos expertos defienden su punto de vista o territorio particulares, creemos que los mayores beneficios están donde los territorios se empalman: un consumo bajo de grasa total, un equilibrio saludable de grasas "buenas" y "malas", muchas frutas y verduras, y una cantidad moderada de proteína. Esta área de empalme también concuerda casi perfectamente con lo que sabemos que comían nuestros antepasados, lo que leerá en un momento.

La estrategia de comida del *Control Total* no es una "dieta" especial que deba seguir por un par de meses, hasta que los niveles de colesterol mejoren. Cualquier dieta que necesite "empezar" implica que finalmente la "terminará", y ¿entonces qué?

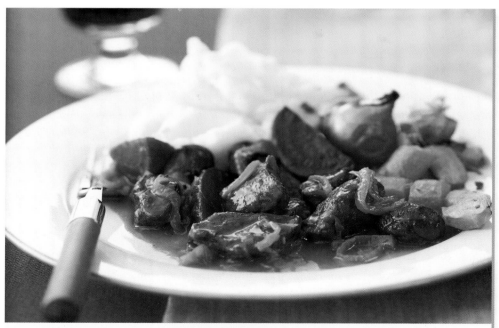

Guisado de venado y castañas

La carne de animales de caza tiene muy poca grasa. Este platillo de carne de venado contiene sólo 2 g de grasa saturada. Puede sustituir el venado por codorniz. **Receta en pág. 240.**

Se trata de una forma de comer para toda la vida, y creemos que la disfrutará lo suficiente como para seguirla de manera permanente una vez que la conozca.

Mezcla de pruebas y evolución

Si captura un animal salvaje para un zoológico, ¿con qué lo alimenta? Con una dieta algo similar a lo que comía en libertad. La estrategia de comida del *Control Total* es única, porque se basa en la forma en que deben comer los humanos, la forma en que *comíamos* antes de que hubiera autoservicios, granjas de cerdos o comida congelada; cuando cenar significaba cazar la cena, ya fuera un venado, un mamut o una ardilla; cuando la mayor parte de la dieta provenía de alimentos vegetales, y los alimentos procesados o refinados eran tan extraños como las computadoras; cuando se comían los granos casi intactos, sin quitarles los nutrientes. Irónicamente, el abastecimiento de comida de los humanos ha cambiado en tan sólo unas décadas más de lo que había cambiado en los milenios anteriores.

La dieta de los cazadores y recolectores es la que genéticamente estamos programados para consumir, la que comieron los seres humanos 99.6% de su tiempo en la Tierra. Aunque variaba dependiendo del área geográfica, el análisis básico era éste:

> *El Plan de Control Total*
> ### ♥ Comida
>
> - Una cantidad moderada de grasa (25% de calorías), principalmente en forma de grasas saludables de pescado, nueces y aceite de oliva.
> - Una cantidad moderada de proteína magra (hasta 20% de calorías), de pescado, frijoles, carnes magras, soya ¡y huevos!
> - Un cambio a carbohidratos no complejos: cereales integrales, no arroz, harina ni pan blancos.
> - Nueve raciones al día de frutas y verduras.
> - Alimentos ricos como crema de cacahuate, chocolate, camarones.
> - Hasta una copa de alcohol al día para mujeres y dos para hombres.

- Hasta 30% de calorías de la proteína.
- Entre 45 y 60% de calorías de carbohidratos (todos los carbohidratos complejos con mucha fibra).
- Entre 20 y 30% de calorías de la grasa (principalmente insaturada).

Nuestros antepasados comían carne cuando podían conseguirla, lo que sugiere que la carne en sí no es mala. La carne que ellos comían era de animales de caza, no de vacas confinadas a espacios pequeños, pollos criados en minúsculos gallineros o cerdos amontonados en corrales. Como esos animales de caza pastoreaban en libertad, su carne tenía más ácidos grasos no saturados y benéficos, llamados ácidos grasos omega-3 (leerá sobre éstos más adelante). Hoy, debido a que la mayoría de los animales criados por su carne son alimentados con dietas de forrajes procesados (en lugar de pacer o alimentarse de granos, nueces, semillas y algas, esenciales para la formación de ácidos grasos omega-3), contienen muy pocos de estos nutrientes esenciales. Los animales salvajes tienen un contenido de grasa total bajo: 5% de calorías, comparado con 30% que tiene el ganado actual alimentado con maíz.

Como nuestros antepasados comían íntegros los animales que mataban, incluidos médula ósea, hígado y otros órganos, consumían bastante colesterol, más del que hay en la dieta típica norteamericana. Comían muchos huevos (asaltaban nidos de aves), y los que vivían cerca del mar consumían muchos mariscos, que tienen bastante colesterol. Pero puede estar seguro de que no tenían niveles de colesterol arriba de lo normal. (¿Cómo lo sabemos? Porque los cazadores y recolectores modernos y los pueblos indígenas de las sociedades preindustriales no tienen colesterol alto.) Por eso, el *Plan de Control Total* no se enfoca en limitar el consumo de colesterol. Aunque las prueban indican que no es claro si debemos ignorar el colesterol en la dieta, sobre todo en personas con riesgo de enfermedad cardíaca, aumenta cada vez más la evidencia de que si la alimentación general es buena, el colesterol en su comida tiene poco impacto en el colesterol en su sangre.

Control total de comida: lo esencial

Aquí está, entonces, lo fundamental de la dieta del *Plan de Control Total*.

Calorías. Las calorías importan, porque si come demasiado de cualquier alimento, sube de peso. Y el sobrepeso está asociado con el aumento de LBD y la disminución de LAD. No contará calorías en el *Plan de Control Total*. Comerá más frutas y verduras (que tienen pocas calorías), y reducirá muchos de los alimentos nutricionalmente vacíos con alto contenido de calorías y grasa que quizá ha estado comiendo, por lo que es probable que pierda peso en el proceso.

Si su Índice de Masa Corporal es de 26 o más alto (vea la pág. 61 en el Cap. 3), necesitará hacer un esfuerzo especial para perder peso, en particular si tiene síndrome metabólico, diabetes o un nivel alto de triglicéridos. Un estudio indicó que perder 10% del peso general resultó

Continúa en pág. 81

Cuando la grasa es muy baja

Comerá menos grasa con el *Plan de Control Total*, pero no es necesario evitarla toda, lo que es contraproducente. En un estudio de la Universidad de Washington, los investigadores dieron a 444 hombres con LBD altas varias dietas con diferentes niveles de grasa. El resultado: reducir la grasa total de 35% a 30% y mantener las grasas saturadas entre 7 y 8% fue tan eficaz para disminuir el colesterol como las dietas con menos grasa total. Es más, cuando el consumo de grasa disminuyó a 20% de calorías (como algunos recomiendan), las LAD bajaron y los triglicéridos subieron.

La verdad sobre las dietas con mucha proteína

Quizá ninguna otra dieta ha generado tanta discusión y controversia como la creada por el Dr. Robert C. Atkins, hace más de 30 años. Limita de modo estricto los carbohidratos (incluidas frutas y verduras) y propone proteínas y grasas en alimentos con mucha grasa y calorías, como tocino, hamburguesas y salchichas. (La fase 1 de la dieta pide 64% de calorías de la grasa y 42 g de grasa saturada.) Se basa en que al restringir los carbohidratos, el cuerpo entra en un estado llamado cetosis, que lo obliga a quemar grasa como combustible.

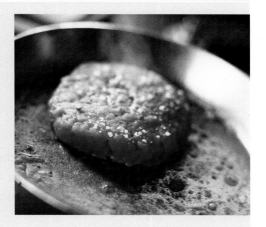

Pero la dieta Atkins, que no se ha estudiado a fondo, ignora un hecho nutricional básico con el que están de acuerdo casi todos los investigadores del ramo: si come grasa saturada, aumenta el riesgo de ECC y el colesterol. Al menos 14 estudios diferentes apoyan esto, y un análisis de seis estudios clínicos en 6,356 personas indica que al disminuir la grasa saturada, bajan los niveles de colesterol y la ECC se reduce 24%.

Casi todos los estudios que se han hecho sobre esta dieta mostraron algunos resultados preocupantes. En un estudio se asignó a 100 personas ya sea un plan de comida con grasa moderada (30% de calorías) sin restricción de calorías, una dieta con calorías reducidas con 15 a 30% de calorías de la grasa, o la dieta Atkins. Sólo los que siguieron la dieta Atkins tuvieron aumento en colesterol de LBD (6%), aumento en triglicé-

ridos (5.5%), una ligera disminución de LAD, y aumentos en homocisteína (que daña las paredes de las arterias) y fibrógeno (que contribuye a formar coágulos en la sangre).

No todas las noticias sobre la dieta Atkins son negativas. Un estudio a corto plazo (seis meses) reportó, en 2002, en la reunión de la American Heart Association, que los que siguieron la dieta perdieron peso, redujeron sus LBD y aumentaron sus LAD. ¿Por qué? La reducción de LBD fue quizá resultado de la pérdida de peso por la restricción de calorías, y el aumento de LAD pudo deberse a los complementos de aceite de pescado.

Lo más importante es que ninguna medida sintetiza la salud. El cáncer, el cólera y el sida disminuyen el peso y el colesterol, y eso no significa que sean buenos para usted. La estrategia alimentaria del *Control Total* es buena para usted, ya que proporciona un patrón de comida asociado con vida saludable, control de peso, menor riesgo de cáncer y otros beneficios.

Estrategias para perder peso

La fórmula para perder peso es de las más simples en matemáticas: consumir menos calorías de las que quema o quemar más de las que consume. Se trata realmente de un juego de números. Si necesita 2,000 calorías al día para mantener su peso actual pero ingiere 2,100, cada día su cuerpo almacenará esas 100 calorías adicionales. En un año, aumentará usted 5 kilos. Por el contrario, si consume 1,900 calorías al día, perderá más de 5 kilos en un año.

¿Cuál es su número?

Si desea perder kilos, tenga una idea de cuántas calorías necesita para mantener su peso actual, a fin de conocer las calorías que requiere cada día para vivir y aun así perder peso. De acuerdo con el Calorie Control Council (de EUA), no lucrativo, la mayoría de la gente que lleva una vida moderadamente activa (hace ejercicio al menos tres veces por semana, entre 30 y 60 minutos cada vez) necesita al día 30 calorías por cada kilo de peso corporal para mantenerlo. Para una mujer de 59 kg, esto es 1,770 calorías (59 x 30). Si está inactivo, necesita menos calorías. De acuerdo con los centros para la prevención y el control de enfermedades de EUA, casi todas las mujeres inactivas necesitan 1,600 calorías al día, y casi todos los hombres inactivos, 2,200.

Para perder medio kilo a la semana, necesitará disminuir de su dieta 500 calorías diarias o, mejor aún, disminuir 300 calorías y quemar las otras 200 con ejercicio.

Tácticas para disminuir calorías

No tiene que ser doloroso eliminar esas calorías (ni quemar más mediante el ejercicio). El pasar hambre y las privaciones no dan resultado. Las cosas pequeñas son las que importan. Éstas son siete ideas para que usted empiece:

1. Desayune.
Un estudio publicado en la revista *Obesity Research,* de febrero de 2002, indicó que el desayuno era un comportamiento clave entre la gente que perdía 30 kg y se mantenía así en promedio seis años. Los participantes dijeron a los investigadores que no desayunar los hacía sentirse tan hambrientos que comían en exceso durante las otras comidas, y tomaban refrigerios no saludables y con muchas calorías.

2. Mida el cereal, la pasta y el arroz.
La ración promedio es 1 taza. Pero la mayoría de adultos se sirve el doble.

3. Vacíe y ahorre.
Hay un utensilio de cocina que debe apresurarse a conseguir y se parece a una cuchara para servir helado. Su función: vaciar el interior de un bollo sacando el migajón y dejando la corteza (y, por supuesto, menos grasa y pocas calorías).

Rellene el interior del bollo con queso cottage descremado, rociado con semillas de linaza molidas, para un desayuno fácil de hacer y bajo en grasa y calorías.

4. Compre el tamaño más chico.

Cuanto más grande sea la porción que tiene enfrente, más comerá. Comprobado. Cuando ciertos investigadores enviaron a 79 padres a casa con un video y bolsas de $1/2$ kg o 1 kg de M&M's junto con una bolsa de palomitas de tamaño mediano o jumbo para cada miembro de la familia, se vio que comieron más M&M's de la bolsa de 1 kg que de la de $1/2$ kg, y la mitad de la bolsa de palomitas, sin importar el tamaño.

5. Haga cambios inteligentes.

Vea cuánto puede ahorrar al cambiar de "antojos" con mucha grasa y calorías a opciones con menos grasa y calorías. Al hacer las siguientes sustituciones, podría perder 11 kg al año:

En vez de comer esto una vez a la semana	Pruebe esto una vez por semana	Ahorro de calorías
Papas fritas grandes	1 bolsa de 25 g de papas fritas	383 calorías por semana o 2.5 kg al año
Pechuga y alita de pollo fritas	Pechuga de pollo asada y muslo sin piel	243 calorías por semana o 1.6 kg al año
Hamburguesa	Hamburguesa vegetariana	216 calorías por semana o 1.5 kg al año
Tres rebanadas de tocino y dos huevos	Dos rebanadas de jamón y sustituto de huevo	199 calorías por semana o 1.4 kg al año
Helado de chocolate (1 taza)	Paleta helada de chocolate sin grasa	240 calorías por semana o 1.6 kg al año
Pasta a la carbonara (1 taza)	Pasta con salsa de tomate	246 calorías por semana o 1.7 kg al año
Una rebanada de pastel de queso	Una rebanada de pastel esponjoso con cubierta de fresa	130 calorías por semana o 0.86 kg al año

6. Deje el refresco.

Si bebe refresco no dietético, puede eliminar 160 calorías (por cada 400 ml) al día con sólo beber refresco de dieta. Mejor aún, beba té verde o agua a la que haya añadido sabor con un limón o una lima exprimidos.

7. Empiece con sopa.

Los estudios indican que las personas que inician una comida con sopa (en especial con caldo desgrasado) comen menos calorías al final del día y sin sentir hambre.

(Continúa en pág. 80)

Trucos comprobados para perder peso

1. Lleve un diario.

Los estudios indican que las personas que llevan un diario de comida es más probable que pierdan peso y se mantengan así. Para aprovechar al máximo su diario:

- **Escriba los porqués.** Haga una lista de todos los motivos por los que intenta perder peso. No sólo para bajar el colesterol, sino para vivir y ver crecer a sus hijos y nietos. Para que usted y su esposo puedan hacer ese viaje a campo traviesa cuando se jubilen. Para que celebre que ya pagaron la hipoteca de la casa.
- **Anote las preocupaciones.** ¿Qué le preocupa en términos de su habilidad para perder peso? ¿Cree que no podrá olvidarse del pollo frito o resistir los pastelillos de chocolate de su mamá? ¿Está seguro de que los días festivos sacarán del buen camino sus esfuerzos? Al anotar sus preocupaciones y desarrollar un plan de acción para tratar cada una, mantendrá el control de su meta.
- **Registre sus disparadores.** Cada vez que coma algo que piense que no debería comer, anote lo que sintió cuando lo comió. Pronto verá patrones, como el hecho de que tiende a comer helado cuando riñe con su hija, se propasa debido al estrés del trabajo, o come pan en la mesa del restaurante porque todos lo hacen. Quizá no pueda eliminar esos disparadores, pero puede cambiar su reacción ante ellos.

2. No coma como él.

Si es mujer y trata de perder peso, uno de sus más grandes bloqueadores puede ser su esposo. Los estudios indican que las mujeres suelen aumentar de peso poco después de casarse. Los motivos son variados. Él come porciones más grandes y usted trata de imitarlo (sólo necesita dos terceras partes de lo que él come). Ahora cocina una cena completa cada noche, mientras que en sus días de soltera una ensalada era suficiente (una ensalada grande con un poco de atún para proteína y aderezo de aceite de oliva es buena para ambos). O come más fuera de casa (es más fácil comer de manera saludable en casa).

3. Use un plato más pequeño.

Use un plato para ensalada en vez de uno grande, para comer porciones más chicas.

4. Use el truco de la pasta dental.

Cepíllese los dientes al terminar de cenar, para ya no comer tarde por la noche. (Al sentir la boca limpia y con sabor a menta, es menos probable que piense en comer.)

5. Sienta la diferencia.

Cargue una bolsa de azúcar de 2 kg durante todo un día. Luego note lo ligero que se siente cuando deja de cargarla. Así se sentirá cuando pierda 2 kg.

Continúa de pág. 76

en una baja de 7.6% en LBD. La forma de perder peso es consumir menos calorías, quemar más calorías a través del ejercicio, o ambos. (Vea "Estrategias para perder peso", en la pág. 78, para consejos sobre cómo hacerlo.)

Grasa. Sólo necesita recorrer cualquier pasillo de supermercado para notar que estamos obsesionados con la grasa. Es sorprendente que la pasta de dientes no esté etiquetada como descremada, pues todo lo demás parece estarlo. Como verá más adelante en este capítulo, aunque importa la cantidad de grasa que come, la clase de grasa que consume es mucho más importante. El Plan le dice que obtenga 25% de sus calorías de la grasa, en especial de la grasa insaturada. Debe mantener las grasas saturadas en menos de 7% de sus calorías totales, y los ácidos grasos trans (explicados en pág. 86) idealmente en cero. En contraste, los estadounidenses promedio obtienen 34% de sus calorías de la grasa (13% de esa grasa es saturada y otro 2 o 3% es de los ácidos grasos trans).

¿Qué cantidad de grasa es el 25% de su consumo de calorías? Si ingiere 2,000 calorías al día, 25% de grasa representa 56 g de grasa. Para conocer su objetivo, tome el número de calorías que desea consumir cada día, multiplíquelo por 0.25 y divídalo entre 9 (hay 9 calorías en 1 gramo de grasa).

Proteína. Creemos que las dietas Atkins, Zone y otras con mucha proteína no son la forma de comer para una vida sana. El *Plan de Control Total* incluye una cantidad suficiente de proteína, hasta 20% de calorías. Pero la fuente de esta proteína es tan importante como la cantidad. La mayor parte proviene de alimentos vegetales y pescado, con un poco de carne magra como variante. Nos gustaría que comiera pescado tres o cuatro veces por semana, y

> Creemos que las dietas Atkins, Zone y otras con mucha proteína no son la forma de comer para una vida sana.

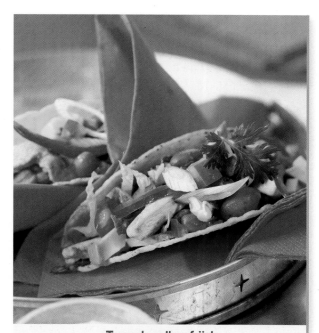

Tacos de pollo y frijol
¿Desea comer así esta noche? ¡Puede! Las pechugas de pollo y los frijoles le dan proteína magra, y los aguacates son una fuente de grasa insaturada. **Receta en pág. 238.**

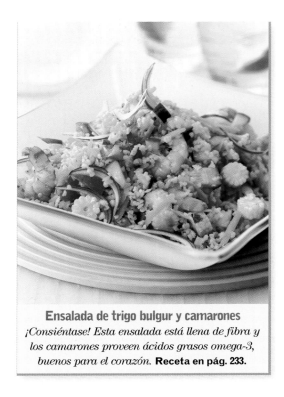

Ensalada de trigo bulgur y camarones

¡Consiéntase! Esta ensalada está llena de fibra y los camarones proveen ácidos grasos omega-3, buenos para el corazón. **Receta en pág. 233.**

pollo una o dos veces por semana. Le diremos cómo incluir más frijoles en sus comidas (son una gran fuente de fibra y proteína). Con el *Plan de Control Total* tomará tres o cuatro raciones de frijoles y leguminosas, incluyendo soya, a la semana. No olvide los huevos. La clara de huevo es una fuente perfecta de proteína y el colesterol de la yema es quizá menos dañino para el corazón de lo que los expertos pensaban. Si sustituye la carne con mucha grasa en su dieta por huevos, es casi seguro que disminuirá su riesgo cardíaco. Disfrútelos revueltos, estrellados, tibios o escalfados (pero sin salsa holandesa), una pieza, dos o tres veces a la semana.

Carbohidratos. Los carbohidratos deberían tener dos nombres. Uno sería para los azúcares simples y almidones, como pan blanco, pan dulce, pasta, papas, pasteles y galletas, que contribuyen a la resistencia a la insulina, le aumentan kilos, y lo dejan hambriento un par de horas después de comer. Otro nombre sería para los carbohidratos complejos, llenos de fibra, vitaminas y minerales, que el cuerpo absorbe lentamente, minimizando el aumento y disminución de glucosa en sangre e insulina, y satisfaciéndolo con menos. Hablamos de panes y cereales integrales, arroz integral, pasta de trigo integral, avena, frutas, verduras, y leguminosas. Obtendrá 55% de sus calorías diarias de estos alimentos.

Fibra. Para disminuir el colesterol, la fibra es el rey. La mayoría de los estadounidenses consumen sólo 15 g de fibra al día; con el Plan consumirá al menos 25 g al día, de alimentos como verduras, frijoles y cereales integrales. Para ayudar a que esa fibra pase por su sistema, necesita beber al día por lo menos ocho vasos de agua u otro líquido no gaseoso ni endulzado (el té de hierbas funciona).

Comida: la suma de las partes

Quizá piense: "¿Cómo sé si estoy obteniendo 25% de mis calorías de la grasa y qué porcentaje proviene de los diferentes tipos de grasa?" Es como si el emparedado de pavo que se prepara para la comida tuviera una etiqueta de nutrición. Y aunque la tuviera, podría enloquecer contando cada gramo de comida que pasa por su boca.

Por fortuna, no tiene que hacerlo. Si sigue los consejos de este capítulo y del Plan de 12 semanas (pág. 206), automáticamente obtendrá porcentajes más o menos correctos de grasa, carbohidratos y proteína. Coma porciones pequeñas de los alimentos con mucha grasa que recomendamos, como frutos secos, semillas, aceitunas, aguacate y aceite de oliva. Las frutas y las verduras, que representan una porción grande de sus calorías, no tienen grasa y puede comerlas sin límite alguno.

Es importante recordar que el porcentaje total de calorías de la grasa (o de la proteína o de los carbohidratos) en su dieta es el promedio del porcentaje de cada alimento en lo individual. Si la mayoría de los alimentos que elige tienen mucha grasa, su dieta tendrá mucha grasa. Si la mayoría tiene poca grasa, su dieta tendrá poca grasa.

La mejor forma de saber lo que en realidad come es escribir un diario de comida. Le dará un buen panorama de dónde provienen sus calorías y evitará que se acuerde "de lo que quisiera" haber comido. ¿De veras jura que comió seis raciones de verduras el viernes pasado? Si es hombre, es muy posible que exagere su consumo de verduras. ¿Jura que no pasó un bocado de chocolate por sus labios ayer? Si es mujer, es posible que no reporte haber comido alimentos con muchas calorías, como chocolate

Muestre a los niños el camino

Como leyó en el Cap. 1, existe un impresionante número de niños con sobrepeso y obesos; los médicos encuentran niveles cada vez más altos de colesterol en niños, incluso en los que no tienen historial familiar. Ayude a sus hijos a mantener una dieta y niveles de colesterol saludables:

Prepáreles usted mismo el lunch. Se asegurará de que coman algo saludable, y no alimentos fritos y con almidón que abundan en la tiendita de la escuela (como papitas, pastelillos y galletas empaquetados.)

Limite la comida rápida. Establezca el tope de no más de una o dos comidas rápidas al mes: elija ensaladas, y pollo a la parrilla. Si los niños quieren hamburguesas, ordénelas sin queso.

Olvide lo blanco. Esto es pan blanco, arroz blanco y pasta blanca. Póngale mermelada y al pan de trigo integral, y sírvales las albóndigas sobre pasta de trigo integral.

Hágalo fácil. Coloque un tazón con fruta cortada frente a los niños mientras están viendo la TV. La comerán como si fueran palomitas. Mejor aún, apague el televisor y sirva la fruta cuando hayan terminado de andar en bicicleta.

Ponga el ejemplo. La mejor manera de asegurarse de que sus hijos tengan un estilo de vida saludable para el corazón es viviéndolo usted y sirviéndoles de modelo. Siga el *Plan de Control Total* y verá beneficios no sólo para el colesterol de usted, sino también para el de sus hijos.

y helado. Una encuesta del Departamento de Agricultura de Estados Unidos del año 2000 reveló lo siguiente:

- Todos los adultos creen que comieron menos raciones de cereales (2 a 3 al día) de lo que en realidad consumieron (4 a 6 por día). Aun así, casi todos comieron menos de las 6 a 11 raciones recomendadas.
- Hombres y mujeres dicen que comieron más fruta de la que en verdad comieron.
- Las mujeres pensaron que comieron 2.5 raciones de verduras al día, pero en realidad comieron menos de 2. Ni hombres ni mujeres se acercaron a las 3 a 5 raciones de verduras que recomienda el gobierno de EUA, mucho menos a las 9 raciones de frutas y verduras que sugiere el *Plan de Control Total*.
- Aunque los encuestados pensaron que sólo comieron 2 raciones de grasa, aceites y dulces al día, el número real se acercó a 4.5 raciones.

El *Plan de Control Total* lo ayuda a estar seguro de que consume lo suficiente de la clase de alimentos que disminuyen el colesterol. Para el "qué", el "por qué" y el "cómo", siga leyendo. También tendrá una guía semanal, que empieza en la pág. 206.

Ponga el Plan en su plato

1. Tenga sentido común sobre la grasa

Para toda la retórica sobre la poca cantidad de grasa, sepa esto: sin grasa en nuestra comida, sería como si comiéramos cartón. Nuestro cuerpo no sólo necesita la grasa para funcionar, sino que la grasa sabe bien. También desencadena receptores químicos en el cuerpo que crean una sensación de satisfacción y bienestar. La grasa no es mala. Algunos tipos de grasa son buenos para las arterias. Consuma suficiente de estas grasas "buenas", elimine bastantes grasas "malas", y note cómo mejoran sus niveles de colesterol y disminuye el riesgo de enfermedad cardíaca. Esto no significa que dé rienda suelta a la grasa; aún deseamos que limite el consumo general de grasa a 25% de calorías. El punto es que la calidad y la cantidad cuentan.

Peligros de la grasa

Mantequilla, leche, carne, chorizo, crema y queso. Saborea su riqueza, ¿no es así? Gran parte de esa riqueza proviene del alto nivel de grasas saturadas de estos alimentos. La grasa saturada es sólida a temperatura ambiente (recuerde la grasa cuajada en la sartén luego de freír tocino). Este tipo de grasa aumenta las LBD, igual que una discusión con su cónyuge eleva su presión arterial. Incluso una comida con mucha grasa saturada (hamburguesa con queso y doble ración de tocino, y papas fritas grandes) aumenta temporalmente su riesgo de un ataque cardíaco si tiene enfermedad

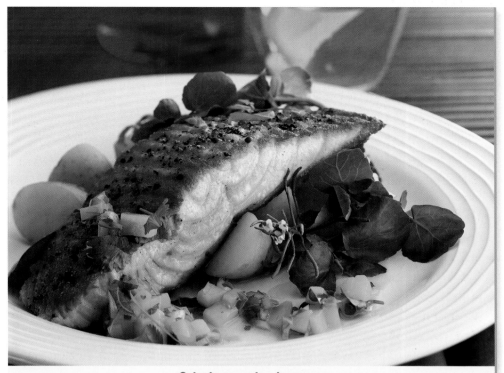

Salmón con salsa de mango

Una forma segura de disminuir el colesterol, y el riesgo de enfermedad cardíaca, es comer más pescado. Este platillo tiene todo: fruta, verduras y ácidos grasos omega-3. **Receta en pág. 237.**

cardíaca, porque aumenta los triglicéridos y reduce la producción de óxido nítrico, cuyo papel es vital en la salud de las arterias (Cap. 2).

No puede evitar toda la grasa saturada; incluso las grasas "saludables", como los aceites de oliva y canola, la contienen, pero en menor cantidad que otras grasas, como la mantequilla. La mayoría de los norteamericanos obtienen 12% de sus calorías de la grasa saturada; con el *Plan de Control Total* bajará ese número a 7% o menos, con sólo eliminar el equivalente de tres trocitos de mantequilla al día.

Lo que saben los esquimales

Otro tipo de grasa es la poliinsaturada. Se encuentra en la mayoría de los aceites vegetales, de pescado y de pescado graso; reduce el colesterol total en la sangre y su viscosidad, previniendo los coágulos. La forman los ácidos grasos esenciales, que ayudan a sus células a comunicarse, protegen del cáncer y regulan la glucosa en sangre.

Hay dos tipos principales de ácidos grasos esenciales: ácido linoleico (omega-6) y ácido alfa-linolénico (omega-3). Ninguno de éstos lo produce nuestro cuerpo, así que tenemos que obtenerlos de la comida.

Los ácidos grasos omega-6 se encuentran en casi todos los aceites vegetales, como los de cártamo, girasol, maíz y frijol de soya. Los omega-3, en casi todos los pescados y en las semillas de linaza. La mayoría consumimos más grasas omega-6 que omega-3 y eso no es bueno. Aunque los omega-6 no contribuyen a elevar las LBD como las grasas saturadas, disminuyen las LAD y aumentan la oxidación de LBD, lo que contribuye a la producción de los radicales libres que dañan las células. Los omega-3 disminuyen las LMBD (que se convierten en LBD) y los triglicéridos. De ahí que los esquimales de Groenlandia tengan un índice tan bajo de enfermedad cardíaca, a pesar de tener una de las dietas con más grasa, comer poca verdura, fruta y fibra, y fumar.

A diferencia de los esquimales, los estadounidenses no obtienen suficiente de estas valiosas grasas. Nuestros antepasados tenían un casi perfecto equilibrio 1:1 entre los omega-6 y los omega-3; hoy, el nuestro se acerca a 25:1. El Plan aumenta el pescado en su dieta, añade un complemento de aceite de pescado y lo anima a rociar semillas de linaza sobre todo, desde el yogur hasta el cereal. También hace que deje el aceite de maíz por grasas más saludables, como los aceites de canola y oliva. La sustitución de grasas saturadas por estas grasas disminuye las LBD y aumenta las LAD.

Un nuevo enemigo público

Al acecho en las papas a la francesa y en alimentos empaquetados con las palabras "hidrogenado" o "parcialmente hidrogenado" en la etiqueta, las grasas trans (o ácidos grasos trans) suelen llamarse grasas ocultas, porque se disfrazan como aceite vegetal "saludable". Pero su composición química cambió, lo que da como resultado un punto de fusión más alto y más tiempo de conservación. Lo que es bueno para la industria alimentaria es malo para las arterias. Las grasas trans son tan dañinas como las grasas saturadas. En septiembre de 2002, la National Academy of Sciences de EUA concluyó que estas grasas eran tan malas o peores que la grasa saturada al aumentar el riesgo de ECC, y que la única cantidad segura para comer es cero.

Las grasas trans no sólo aumentan las LBD más que las grasas saturadas, sino que disminuyen las LAD. Los investigadores de Harvard calculan que estas grasas son culpables de cerca de 30,000 muertes prematuras anuales en Estados Unidos.

Las principales fuentes de grasas trans incluyen:

- Cualquier cosa hecha con aceites parcialmente hidrogenados, como galletas, donas, panes, y wafles congelados.
- Pastelitos de maíz, palomitas, papas fritas.
- Papas a la francesa o pollo fritos en manteca vegetal hidrogenada.
- Margarinas en barra y aceite vegetales para untar; algunas margarinas en envase tipo tina puede contener grasas trans.

En el otoño de 2002, la FDA requirió que los productores de alimentos anotaran la cantidad de grasas trans en la etiqueta del producto, con otros datos de nutrición.

Un gigante de la comida rápida ya dio un paso contra las grasas trans: en septiembre de 2002, McDonald's anunció que reduciría la cantidad de grasas trans en sus papas a la francesa y en otros alimentos fritos. Para hacer esto, cambió a una variedad de aceites de maíz y de frijol de soya con gran contenido de grasas poliinsaturadas, pero con menos grasas saturadas y trans. No se engañe al pensar que las papas a la francesa pasaron a la categoría de "saludables" en la gráfica nutricional y piénselo de nuevo. El cambio no afecta las calorías, que en una orden gigante de papas equivalen a 610, y de ellas una gran cantidad, 43%, proceden de la grasa. Si se come usted solo toda la orden, ingerirá 29 g de grasa, cerca de la mitad de su ración de todo el día.

2. Deseche la grasa mala

Reducir las grasas "malas" y su consumo general de grasa no es algo que sucederá de un día para otro, pero el *Plan de Control Total* de 12 semanas, que empieza en la pág. 206, lo ayudará a lograrlo. Además, lo ayudará a hacer el cambio obvio a las versiones descremadas o semidescremadas de leche, mayonesa, crema y helado (al hacerlo evita entre 1 y 22 g de grasa por ración):

Coma pollo sin piel. Quite la piel al pollo (antes o después de cocinarlo) y retire la grasa visible (antes de cocinarlo) de todo tipo de carne. Si coloca el pollo o la carne en el congelador 20 minutos, la grasa se endurece y es más fácil retirarla.

Hornee las papas. En lugar de sumergir las papas en aceite hirviendo o comprar papas fritas congeladas con mucha grasa saturada, prepárelas en forma saludable. Precaliente el horno a 215°C. Rebane (no necesita pelarlas) las papas en tiras de

Matemáticas de la grasa

Las etiquetas de nutrición indican el contenido de grasa total, pero ese número no le dice todo lo que desea saber sobre el alimento. Debe tomar en cuenta:

Porcentaje de calorías de la grasa. Las etiquetas suelen no indicar este número. Para obtenerlo, divida las calorías de grasa por ración entre el total de calorías por ración y multiplique por 100. Una comida con 90 calorías por ración y 30 calorías de la grasa, obtiene de la grasa el 33% de calorías. Una comida que obtiene de la grasa menos de 30% de calorías se considera con relativamente poca grasa; la comida que obtiene de la grasa menos de 20% de calorías se considera con poca grasa.

Grasa que añade. La combinación de alimentos y mezclas, como algunas para preparar hamburguesas, suelen tener dos grupos de números en la etiqueta: uno "al empacarse" y otro "al prepararse". Si los números "al empacarse" son buenos y puede hacerlo con poca o sin grasa, el producto es bueno.

Raciones por empaque. Lea esto con atención; a menudo se cree que el paquete contiene sólo una porción, cuando en realidad contiene dos, y el doble de grasa que indica la etiqueta.

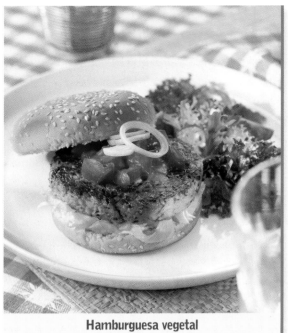

Hamburguesa vegetal
¿Desea comer menos grasa y más verduras? ¡Coma una hamburguesa vegetariana! **Receta en pág. 244.**

1 cm de grueso, rocíe una bandeja para horno con aceite en aerosol para cocinar, coloque las papas y rocíelas. Espolvoree sal y pimienta al gusto. Hornee 45 minutos o hasta que estén doradas y crujientes; voltee las tiras una vez.

No vierta, rocíe. Compre un atomizador y llénelo con su aceite favorito, o use un aceite en aerosol que no contenga grasa, como el Pam. Sazone, recubra sartenes y parrillas, o rocíelo sobre pan o ensaladas (lo mejor es un aceite de oliva de alta calidad).

Trampa con la crema. En vez de crema espesa o mitad y mitad en las recetas, use leche condensada descremada. Tendrá cremosidad sin grasa.

Espese la leche descremada. El cambiar de leche entera a descremada disminuye sus niveles de colesterol 7%. Para algunos, la descremada es demasiado aguada; para espesarla, añada de 2 a 4 cucharadas de leche descremada en polvo instantánea a cada taza de leche descremada.

Reemplace la mantequilla. Algunos sustitutos de mantequilla en realidad saben a mantequilla. Trate de conseguir alguno sin grasas hidrogenadas y pruébelo.

Elija la batida. ¿No desea dejar la mantequilla? Pruebe la mantequilla batida. Contiene sólo 60 calorías por ración, comparadas con las 100 calorías de la mantequilla en barra, y tiene 5 g de grasa saturada, comparados con los 7 g de la regular. Suavícela antes de usarla; se unta con más facilidad y usará menos.

Use teflón. Las sartenes antiadherentes le permiten dorar o asar carnes y verduras con menos aceite o mantequilla que los que requieren las sartenes comunes.

Sustituya con puré de manzana. El puré de manzana sustituye bien el aceite o la mantequilla usados en panecillos y pasteles.

Mezcle la carne. Añada verduras ralladas (pruebe con zanahorias o cebollas) a la carne de res o de pavo molida para reducir la grasa en las hamburguesas y añadir fibra a su alimentación. Use soya, frijoles, lentejas, champiñones y berenjena como deliciosas fuentes de proteína en lugar de carne, en platillos como estofados, espagueti y lasaña.

El problema de la pizza

Aunque no seamos franceses, nos gusta el queso. Desde las rebanadas de queso americano y mozzarella hasta la cremosidad de un Brie, es difícil ignorar el queso. Quizá ése sea el motivo de que entre 1975 y 1999 la cantidad de queso comido por persona por año en EUA se duplicó de 7.5 kg a más de 15 kg. Debe de ser por todas esas hamburguesas con doble queso y esas pizzas con queso extra.

Esto puede ser un factor que contribuye a la epidemia de obesidad. Tan solo 25 g de queso cheddar contienen 9 g de grasa, 5 de ellos saturada. Y los quesos descremados. . . bueno, digamos sólo que saben igual que su envoltura. Sin embargo, no tiene que desecharlos. Siga estos consejos.

Busque el sabor. Los quesos duros y sabrosos, como el parmesano y el romano (recién rallados), tienen mucho sabor y puede usar menos. Dos cucharadas de queso rallado contienen menos de 4 g de grasa, 2 de ellos saturada. Una pequeña cantidad de queso fuerte, como azul, Stilton o feta, es exquisita desmoronada sobre ensaladas.

Ponga a dieta su pizza

Los estadounidenses ordenan 3,000 millones de pizzas al año. ¡Eso es mucho queso! De acuerdo con el Center for Science in the Public Interest:

- Tres rebanadas de pizza de queso de Pizza Hut tienen 12 g de grasa saturada, lo mismo que tres rebanadas de su pizza de pepperoni. Dos rebanadas de la que tiene la orilla rellena tienen de 26 g de grasa (12 g saturada) a la enorme cantidad de 44 g (18 g saturada), dependiendo de la cubierta.
- La pizza vegetariana de Domino's viene con queso extra. En total, dos rebanadas de una pizza mediana contienen cerca de 16 g de grasa (7 g saturada) y 439 calorías. Dos rebanadas de una pizza mediana America's Favorite tienen 22 g de grasa, 9 de ellos saturada.

Para evitar rebasar su consumo de grasa al día:

- Ordene con medio queso o sin él.
- Pida cubiertas de verduras, con verduras extra.
- Evite las pizzas de orilla rellena.
- Si elige carne en la pizza, que sea pollo o jamón, no pepperoni. O pruebe almejas, camarones o anchoas.

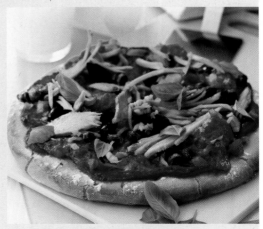

Pizza de atún y tomate
Prepare su pizza con nuestra versión especial de Control Total. **Receta en pág. 235.**

Rállelo. Usará menos queso si espolvorea queso rallado con poca grasa, en lugar de colocarlo en rebanadas.

Elija uno suave. Algunos quesos suaves, como el ricotta y el queso de cabra, suelen tener menos grasa que otros quesos.

Elija el americano. El queso americano tiene sólo 4 g de grasa por rebanada y 60 calorías, lo que lo convierte en mejor opción que queso Cheddar, manchego o Chihuahua.

3. Añada la grasa buena

Al reducir las grasas "malas", deseará añadir más grasas "buenas". *El Plan de Control Total* lo guiará hacia el pescado (rico en ácidos grasos omega-3), el aceite de oliva y la margarina hecha a base de esterol, la clase de grasa que realmente ayuda a mejorar sus niveles de colesterol.

Enamórese del aceite de oliva

Chris Ortiz Temnitzer, presidente de Oliveoil.com, pasa la mayor parte del año en Europa recorriendo las huertas de olivos de las campiñas de Francia, Italia, España y Grecia, en busca de los aceites de oliva ideales para importar a EUA. Conduce unas 200 pruebas al año: agita el aromático aceite en un pequeño frasco azul, lo huele, lo traga y lo evalúa. Y usted puede apostar que sus niveles de colesterol son bajos.

La generosa cantidad de aceite de oliva consumido por la gente de los países mediterráneos es la base de la dieta mediterránea, con muchas verduras, frutas y cereales, pero también grasa (40% del total de calorías). Quien sigue esta dieta tiene niveles mucho más bajos de ECC que quienes siguen la típica dieta occidental. Un estudio indicó que los adultos que consumieron 2 cucharadas de aceite de oliva virgen al día, por una semana, tuvieron niveles más bajos de LBD y más altos de antioxidantes en la sangre. Numerosos estudios de los últimos 40 años confirman los beneficios

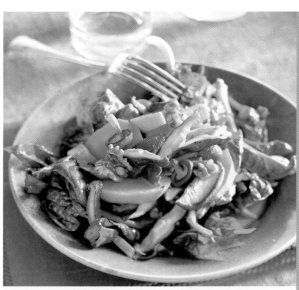

Ensalada de espinaca, camote y hongos
Los aderezos con aceite de oliva virgen son una manera fácil de disminuir su colesterol. **Receta en pág. 232.**

del aceite de oliva para el corazón, incluidos los que indican que no sólo disminuye las LBD, sino que aumenta las LAD. Otros estudios indican que este aceite disminuye las contracciones del estómago, lo que ayuda a sentirse satisfecho más tiempo. Y cuando se ofreció aceite de oliva para mojar el pan en lugar de untarle mantequilla, quien usó el aceite consumió 52 calorías menos que quienes untaron mantequilla.

No permita que este aceite clásico lo intimide. Sólo necesita saber esto.

Compre el mejor. No todos los aceites de oliva se producen igual. Un aceite mejor da más sabor a su comida. Los principales tipos son:

Aceite de oliva virgen extra. A veces descrito como "prensado en frío" o "primer prensado", este aceite tiene la menor acidez de todos los aceites de oliva y satisface las más altas normas de sabor y aroma. Tiene los mayores beneficios para disminuir el colesterol y muchos antioxidantes. (Elija aceite virgen extra prensado en frío para mejores resultados.)

Aceite de oliva. Descrito como "puro", es una mezcla de aceite de oliva refinado y aceite de oliva virgen extra. La refinación quita color, sabor y nutrientes.

Aceite de oliva ligero. No, no tiene menos calorías. Es sólo aceite refinado mezclado con suficiente aceite virgen extra para darle un ligero sabor y color.

Manténgalo fresco. Busque la fecha de extracción o de caducidad en la etiqueta. A diferencia del vino, es mejor usar el aceite de oliva luego que es prensado. Todos los aceites se oxidan con el tiempo y se vuelven rancios. Deje una botella de aceite viejo abierta al sol una semana y luego huélalo. Nunca olvidará el olor del aceite rancio. Guarde el aceite de oliva en una alacena oscura y fresca, en vidrio oscuro o lata, pues el calor y la luz son sus enemigos. Guardado en forma adecuada, dura años. Si se pone viscoso, sus propiedades nutricionales quizá cambiaron y es hora de desecharlo.

Aceitunas: fuente de energía

Cargadas de grasa monoinsaturada y fitonutrientes saludables para el corazón, estas frutas con un solo hueso son deliciosas. Para estirar su ración de aceitunas (8 negras grandes o 10 verdes rellenas tienen 45 calorías y 5 g de grasa), haga pasta para untar, inclúyalas en salsas (puttanesca), o añádalas a ensaladas o atún. Enjuague las enlatadas para reducir sodio.

Para agasajarse, ase las aceitunas. Esta receta es de la California Olive Industry: ponga una capa de aceitunas en un platón para horno, cúbralas con aceite de oliva, espolvoree ralladura de limón y hornee 45 minutos a 175°C. Sirva como guarnición o sobre pasta. Ideas deliciosas (en inglés) para integrar aceitunas en su dieta diaria en www.calolive.org.

Úselo en todo. No deje el aceite de oliva en el fondo de la alacena. Desde el desayuno hasta el postre, puede usarlo con casi todo.

- Rocíelo en su pan tostado o bollo de la mañana, o moje trozos de pan en él en lugar de untarles mantequilla o margarina.
- Úselo para preparar pan de ajo. Unte aceite de oliva virgen extra en las dos mitades de un pan italiano o francés, rocíe el pan con ajo picado y áselo hasta que se dore un poco.
- Bañe el pavo y el pollo con aceite de oliva virgen extra para mayor sabor.
- Use aceite de oliva virgen extra para reemplazar las carnes ahumadas y salchichas que usa para sazonar frijoles y sopas de chícharos.
- Saltee frutos secos en un poco de aceite de oliva virgen extra para más sabor.
- Para un postre sabroso, saltee plátanos, manzanas, peras u otras frutas en aceite de oliva ligero. Rocíe con canela y azúcar, y sirva.
- Use la tabla de conversión de abajo para cambiar la mantequilla y la margarina.

Al reemplazar otras grasas por el aceite de oliva, tenga cuidado de no sobrepasar sus límites de grasa total y calorías. Con frecuencia añadimos en lugar de sustituir.

Si la receta requiere esta cant. de mantequilla/margarina	Use esta cant. de aceite oliva
1 cdita.	3/4 de cdita.
1 cda.	2 1/4 cditas.
2 cdas.	1 1/2 cdas.
1/4 de taza	3 cdas.
1/3 de taza	1/4 de taza
1/2 taza	1/4 de taza + 2 cdas.
2/3 de taza	1/2 taza
3/4 de taza	1/2 taza + 1 cda.
1 taza	3/4 de taza

Haga una degustación. Como el vino, las degustaciones de aceite de oliva son una forma de hallar la marca preferida, pues hay muchas variedades. Las catas que conduce Temnitzer son un ritual con vasos azules tapados (para que no influya en él el color y pueda agitar el aceite para liberar su aroma y calentarlo), telas de lana (para respirar y limpiar el "paladar" nasal) y manzanas (para limpiar el otro paladar). Hay equipos en línea para catar (www.oliveoilsource.com/ taster_case.htm, www.italiancooking andliving.com/store/olive_oils, o www.oakvillegrocery. com/html/ giftsultimate_olive_oil_tasting_box.html), pero puede hacerlo con un vaso común y botellas de aceite de oliva de calidad, así:

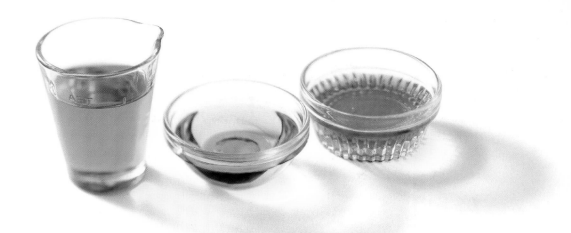

¿Listo? ¡Pruebe! En el *Plan de Control Total* consumirá mucho aceite de oliva. Pruebe distintas marcas para encontrar su preferida.

- Empiece con tres o cuatro aceites y decántelos en recipientes chicos. Vierta 2 cucharadas en un vaso pequeño. Numere los aceites o colóquelos en manteles de papel con círculos numerados para identificarlos con facilidad.
- Caliente el vaso sosteniéndolo con la mano y girándolo ligeramente. Huélalo brevemente y obtenga una primera impresión, luego aspire más profundo.
- Tome una cucharadita del aceite, páselo por toda la boca y aspire aire a través de los dientes apretados.
- Tráguelo y espere. En unos segundos sentirá el regusto del aceite.
- Tome notas durante la degustación.
- Busque un aroma a fruta, a "hierba verde" o a "hoja", y cierto amargor. En el aceite de oliva, lo amargo es bueno. Lo ideal es tener una sensación balanceada de olor a fruta, amargor y acritud, que indican que es un buen aceite.
- Palabras positivas que describen el aceite de oliva: manzana, almendra, alcachofa, astringente (sensación de fruncimiento), plátano, amargo, fresco, mantecoso, afrutado, hierba, verde, hoja verde, armonioso, heno, melón, acre, perfumado, almizcle, nuez, madera, pimienta y rotundo. Evite los aceites con sabor salobre, quemado, áspero, a moho, a tierra, a vino o insípido.
- Al final, dice Temnitzer, lo que más importa es que le guste el aceite.

El "otro" aceite de oliva

Aunque hemos hablado mucho del aceite de oliva en este capítulo, no piense que es el único que tiene que usar. Hay ocasiones (por ejemplo, al hornear) en que el aceite de oliva no funciona. En esos casos la mejor opción es el aceite de canola, pues es el que tiene menos grasa saturada, con una proporción favorable de ácidos grasos omega-3 y omega-6, y aunque no tiene tanta publicidad, es tan bueno como el aceite de oliva para bajar el colesterol. Es más económico y tiene poco sabor, lo que lo hace más versátil. Tenga una botella para cualquier receta que necesite aceite vegetal.

Use una margarina "mágica"

La margarina no es buena para las arterias, a no ser que sea una clase especial de margarina que disminuya el colesterol. En 1999, la FDA aprobó en EUA la adición a la margarina de sustancias químicas vegetales naturales llamadas esteroles. Como los esteroles tienen una estructura química similar a la del colesterol, compiten con éste por receptores que facilitan la absorción por el cuerpo, y en general ganan. Estudios indican que de 2 a 3 g al día de una margarina de este tipo reducen los niveles de colesterol total y LBD entre 9 y 20%. Si estas margarinas se incorporaran más a nuestras dietas, los expertos dicen que la incidencia de enfermedad cardíaca disminuiría una tercera parte.

Tipo de pescado	Contenido total omega-3 por cada 100 g
Macarela	2.6 g
Trucha de lago	2.0
Arenque	1.7
Atún de aleta azul	1.6
Salmón	1.5
Sardinas enlatadas	1.5
Esturión del Atlántico	1.5
Atún, albacora	1.5
Pescado blanco de lago	1.5
Anchoas	1.4
Anjora	1.2
Lubina rayada	0.8
Trucha de arroyo	0.6
Trucha arco iris	0.6
Halibut del Pacífico	0.5
Gado	0.5
Tiburón	0.5
Esturión	0.4
Lubina de agua dulce	0.3
Bagre	0.3
Perca de océano	0.3
Platija	0.2
Abadejo	0.2
Huachinango	0.2
Pez espada	0.2
Lenguado	0.1

Fuente: *The Health Effects of Polyunsaturated Fatty Acids in Seafoods*

Un efecto secundario potencialmente negativo es que los esteroles pueden reducir la capacidad del cuerpo para absorber ciertos nutrientes de la comida, específicamente betacaroteno y vitamina E. Un multivitamínico diario, como recomienda el *Plan de Control Total,* resuelve este problema. Los esteroles, incluso en la margarina, son medicina. No use más de la cantidad recomendada, tres raciones (empaquetada en raciones individuales) al día.

Aproveche los omega-3

Ya leyó sobre los ácidos grasos omega-3, que reducen el riesgo de ataque cardíaco al disminuir los triglicéridos y combatir la inflamación. Puede encontrarlos en una variedad de fuentes, incluidas espinacas, hojas de mostaza, germen de trigo, nueces, semillas y aceite de linaza, frijol de soya, aceite de canola y semillas de calabaza, pero la mejor fuente es el pescado de agua fría.

No todo el pescado es igual. A la izquierda está una gráfica útil para ayudarlo a elegir el pescado con mayor contenido de omega-3.

Coma frutos secos

Antes (hace cinco años), ningún nutriólogo que valorara su conteo de calorías recomendaría añadir frutos secos a la dieta. Las nueces, con gran contenido de grasa y calorías, estaban definitivamente prohibidas. Ya no. Parece que no hay un fruto seco cuyos beneficios a la salud no se hayan ya informado. Esto es porque aunque los frutos secos contienen relativamente mucha grasa, tienen muchas grasas insaturadas, las omega-3 incluidas, y mucha fibra. En años recientes, numerosos estudios vincularon los frutos secos con una mejor salud cardíaca y mejores niveles de colesterol.

En agosto de 2002, un estudio publicado en *Circulation,* la revista de la American Heart Association, indicó que cuando 27 personas con colesterol alto comieron uno o dos puñados de almendras al día, durante un mes, redujeron 10% sus niveles de LBD. Respecto a las nueces, los investigadores descubrieron que al comer 45 g al día por seis semanas, se redujeron las LAD y el colesterol total, y también el peligroso 27% de las LBD de baja densidad.

Algunos frutos secos son mejores que otros para disminuir el colesterol. La mejor evidencia de propiedades que promueven la salud cardíaca la generaron las nueces, seguidas por las almendras.

¿Qué hay acerca de las calorías? Sí, los frutos secos contienen muchas calorías. (Vea la gráfica en la página siguiente para saber cuántas calorías contienen los diferentes tipos de frutos secos.) Pero los estudios indican que la gente que come frutos secos tiende a estar más delgada que la que no los come, quizá porque los frutos secos son tan llenadores que lo ayudan a comer menos de otros alimentos. Pero no se exceda. Coma de 25 a 50 g de frutos secos (25 g equivalen a unas 7 nueces sin cáscara) como ración diaria y trate de comerlos en lugar de otras fuentes de calorías, y no como algo adicional.

Sea creativo respecto a los frutos secos. Por ejemplo:

● Rocíelos en ensaladas.

● Tuéstelos para acentuar su sabor.

● Píquelos y rocíelos en el cereal o mézclelos con la pasta para panecillos.

● Muélalos y úselos para capear salmón o pollo.

● Añádalos al helado (helado con poca grasa, por supuesto).

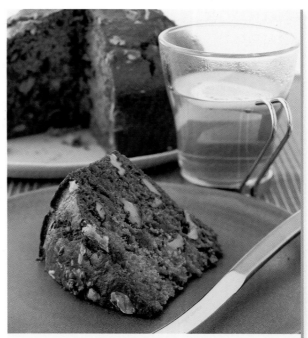

Pastel de dátil y nuez

Dátiles ricos en fibra y saludables para el corazón: ¿que más podrían pedir sus arterias? **Receta en pág. 249.**

Guía de frutos secos					
Fruto seco	**Cont. grasa por ración de 100 g**			**Calorías**	**Tenga en mente**
	Grasa (g)	Mono (%)	Poli (%) Sat. (%)		
Castañas	2.2	31.0	36.0 16.0	245	Menos calorías y grasa.
Nuez de la India	44.3	61.7	17.7 20.6	573	
Pistaches	46.1	15.9	70.9 13.2	577	
Cacahuates (tostados)	46.8	52.2	33.3 14.5	567	En realidad una leguminosa, no un fruto seco. Contienen mucha proteína. Ricos en resveratrol, el mismo antioxidante que se encuentra en el vino tinto.
Almendras	49.8	68.1	22.0 9.9	589	Más calcio y fibra que cualquier otro fruto seco.
Nueces	53.9	23.6	69.7 6.7	642	Ricas en vitamina B_6, que controla la homocisteína.
Avellanas	59.7	82.2	10.1 7.7	632	
Nueces de Brasil	63.3	36.4	38.1 25.5	656	Ricas en el mineral selenio.
Pacanas	64.3	65.6	26.0 8.4	667	Vigile las calorías.
Macadamias	70.5	82.5	1.9 15.6	702	Mucha grasa y calorías.

Pruebe la solución de la mantequilla de cacahuate

Tiene más grasa un emparedado de mantequilla de cacahuate que una hamburguesa con queso de McDonald's; hay de 21 a 27 g en 3 cucharadas de mantequilla de cacahuate. Pero no es mala para la dieta. La mayoría de su grasa es monoinsaturada y es una buena fuente de proteína, vitamina E y fibra. Así que no prescinda de ella. (Y no crea que ahorra calorías si elige la versión con poca grasa; la grasa está reemplazada con azúcar.) Sólo asegúrese de que la mantequilla de cacahuate *reemplace* otras formas de grasa y calorías, y no las aumente. Pruebe otras mantequillas de frutos secos como la de almendras, que generalmente tiene menos grasa saturada.

Para disfrutar sabiamente la mantequilla de cacahuate, siga estos consejos:

Lámala. Tome una cucharadita de mantequillla de cacahuate y lámala en la cuchara como si fuera una paleta, mientras ve la TV o se relaja.

Úntela. Úsela en lugar de queso crema en bollos, o de mantequilla en pan tostado.

Elija la natural. Evite la sal y el azúcar de las mantequilla de cacahuate comerciales, así como los aceites hidrogenados que la mayoría contiene; visite una tienda naturista y prepare su propia mantequilla, o compre una marca "natural". Al no contener aceites hidrogenados, estas grasas se separan, así que necesita removerlas antes de comer.

Como dip. La mantequilla de cacahuate es un buen dip para manzanas, apio, zanahorias y otras frutas y verduras. Nuevamente, limite la porción, porque si no, podría estar comiendo las calorías de grasa de toda la semana en una sola sentada.

4. Aumente el consumo de fibra

Una de las principales diferencias entre la dieta del hombre de las cavernas y la nuestra es la cantidad de fibra que ellos comían: 100 g al día, la cantidad que algunas personas en áreas rurales del tercer mundo aún ingieren. El estadounidense promedio consume sólo 15 g de fibra al día, muy por debajo de los 25 g recomendados. El hombre de las cavernas no lo sabía, pero toda esa fibra tenía innumerables beneficios, desde disminuir el colesterol, hasta ayudar a controlar (o quizá prevenir) la diabetes.

Hay dos tipos de fibra. La fibra insoluble, como el salvado de trigo, ayuda a prevenir el estreñimiento y protege contra el cáncer de colon. Llena el estómago y ayuda a calmar el hambre sin aportar calorías. La fibra soluble, que está en alimentos como frutas, avena y leguminosas, ayuda a disminuir el colesterol. La fibra soluble forma una especie de gel en el intestino, que ayuda al cuerpo a reducir la absorción de la grasa que come. Si esa grasa no llega a la corriente sanguínea, no daña, pues no eleva los niveles de colesterol en sangre.

Los estudios indican que al comer de 10 a 30 g de fibra soluble al día (más de lo que comen los estadounidenses), se reducen 10% las LBD. (Recuerde, los estadounidenses promedian 15 g de fibra, incluidas las solubles e insolubles).

Un análisis de 67 estudios diferentes llegó a la conclusión de que por cada gramo de fibra soluble que añade a la dieta, puede esperar una disminución de LBD de 2.2 mg/dl. Así que al añadir 10 g al día de fibra soluble, su nivel puede bajar 20 puntos.

Aumente poco a poco la fibra

Quizá no desee pasar de inmediato de 10 g de fibra al día a 25 g, pues si lo hace, podría experimentar distensión y flatulencia. Mejor aumente gradualmente 4 g de fibra cada día, y disminuya la cantidad si experimenta problemas digestivos, hasta que pueda manejar cantidades mayores. Cuatro gramos es la cantidad aproximada de fibra que hay en una manzana con su cáscara.

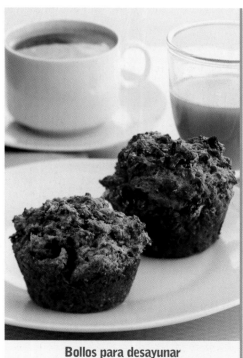

Bollos para desayunar
Despierte y saboree estos muffins que disminuyen el colesterol, diseñados pensando en su corazón. **Receta en pág. 231.**

¿Los mejores alimentos ricos en fibra? Éstos son nuestros 10 principales:

1. **Frijoles y otras leguminosas.** Incluyen garbanzos, lentejas, habas, alubias y chícharos secos.
2. **Cereales de avena y salvado.**
3. **Verduras.** Las que más fibra contienen son: nopales, ejotes, elote, brócoli, chícharos, zanahorias, coles de Bruselas y flor de calabaza.
4. **Frutas secas.** Ciruela pasa, pasitas, chabacanos y dátiles encabezan la lista.
5. **Frutas frescas (con su piel).** En especial naranja, mandarina, papaya, zarzamoras, fresas, ciruelas, peras, manzana y cerezas.
6. **Trigo integral y otros productos de granos integrales.** Incluyen centeno, avena, trigo sarraceno, harina de maíz de nixtamal y amaranto, así como pan, pastas, hot cakes y panquecitos preparados con harinas integrales.
7. **Papa al horno con piel.**
8. **Hortalizas.** Algunas de las mejores incluyen espinacas, betabel, col rizada, acelgas y nabo.
9. **Frutos secos.** En especial almendras, nueces de Brasil, cacahuates y nueces.
10. **Plátanos.**

Desayune cereal

Se preguntará, "¿Comer 25 g de fibra? ¿Cómo esperan que haga eso?" Muy sencillo: desayune. El ceral es quizá la forma más simple de obtener fibra de la dieta. Puede ser una forma para disminuir la grasa en la dieta. Un estudio indicó que la gente que comió dos tazones al día de cereal con mucha fibra disminuyó 10% la cantidad de grasa que comió, sin pretenderlo.

La única forma de saber si su cereal contiene mucha fibra es leyendo la etiqueta. Busque los que tengan 5 g o más de fibra por ración. Ignore las palabras "fortificado con 11 vitaminas y minerales". (Las vitaminas suelen estar rociadas y no pro-

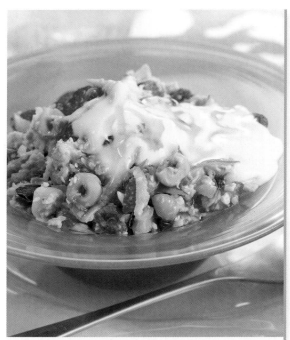

Granola con fruta

Esta granola es un cereal muy nutritivo preparado con avena, frutos secos, semillas y fruta. Disfrútelo en el desayuno o como refrigerio. **Receta en pág. 230.**

porcionan más beneficio que el tomar un multivitamínico diario.) Algunos cereales parecen ser ricos en fibra, pero puede ser no tanto. Los siguientes tienen mucha fibra.

Cereal	Contenido de fibra por ración (40g)
Fibra-max Nestlé	16 g
Total-bran Quaker	12 g
All-Bran Kellogg's	11 g
Fibra-Uno Maizoro	9.5 g
All-Bran Flakes Kellogg's	5.5 g
Hojuelas de avena natural	4 g

Otros consejos para el desayuno:

Mézclelos. Si considera que los cereales con mucha fibra saben a cartón, mézclelos con su cereal habitual, y añada en forma gradual más cereal con mucha fibra y menos de su cereal regular.

Coma avena. Los investigadores de la Colorado State University dieron a 36 hombres con sobrepeso cereal de avena o de trigo, con 14 g de fibra al día, durante 12 semanas. Los que comieron el cereal de avena disminuyeron los niveles de colesterol de LBD muy denso, y tuvieron menos LBD en general.

Déles una rociada. Sólo 2 cucharadas de semillas de linaza molidas sobre la avena mejoran su capacidad para disminuir el colesterol. Un estudio indicó que 2 cucharadas de linaza molida al día disminuyen el colesterol total 9% y las LBD 18%. Las semillas de linaza son un laxante poderoso; asegúrese de usarlas con moderación.

No renuncie al tazón. Las barras de cereal, dice *Consumer Reports*, en general no son más nutritivas que las galletas muy grandes. "Casi todas las barras para desayuno contienen mucha azúcar y muy poca fibra, lo que le da, básicamente, el equivalente a un cereal con azúcar, sin la leche", explicó la revista en un artículo de enero de 1998.

Sin embargo, puede optar por barras de granola, de fibra o de amaranto.

No todos los carbohidratos se crean igual

Por desgracia, las etiquetas de los alimentos no distinguen entre los carbohidratos complejos y los simples (como azúcar). Puede tener una noción del tipo de carbohidrato al observar los gramos de fibra. Cuanta más fibra contenga, más complejo es el carbohidrato. Si no ve una mención de la fibra, es porque no la contiene. Busque al menos 3 g de fibra por ración. Para asegurarse de que el producto no obtenga la mayoría de sus carbohidratos del azúcar, busque en los ingredientes sinónimos del azúcar, como jarabe de maíz, sorbitol, dextrosa, glucosa, fructosa, maltosa, miel y melaza.

No permita que la etiqueta lo engañe

Los panes que dicen *multigrano, siete granos, nutrigrano, trigo quebrado,* o *trigo enriquecido* llenan los requisitos, ¿no es así? Pues no. A no ser que aparezcan las palabras *integral o entero* en el ingrediente principal, el pan carece de algunas de las vitaminas, minerales y fibra de granos enteros. Incluso el pan de color café oscuro no es garantía de grano entero; el color puede ser resultado de melazas o color de caramelo. Lo esencial: asegúrese de que el primer ingrediente sea *trigo integral o grano entero.* Si se trata de avena, la simple o en copos sirve.

Aléjese de lo blanco

Aumente la fibra y los carbohidratos complejos, como recomienda el *Plan de Control Total,* renunciando al pan, el arroz y la pasta blancos en favor de granos integrales. Más de 25 estudios indicaron que la gente que come con regularidad granos integrales reduce el riesgo de enfermedad cardíaca. En el Harvard Nurses' Health Study, que estudió a 80,000 mujeres por más de 20 años, las que comían al menos una ración al día de alimentos con granos integrales tuvieron un riesgo de enfermedad cardíaca una tercera parte menor que las que rara vez los comían. No es sólo la fibra soluble en los granos integrales lo que beneficia. Intervienen otros nutrientes vegetales, como los tocotrienoles (forma de vitamina E no presente en la mayoría de los complementos). El estadounidense suele consumir sólo una ración de alimentos con granos integrales al día. Usted no será como ellos al seguir el *Plan de Control Total,* que pide de 7 a 8 raciones al día. Aquí está cómo obtenerlas:

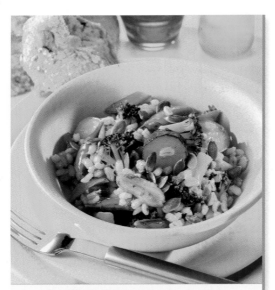

Ensalada de brócoli y cebada perla
La cebada es fuente excelente de fibra soluble que baja el colesterol. Sirva, como almuerzo ligero o guarnición, esta ensalada. **Receta en pág. 245.**

Elija lo integral. En un estudio, un grupo de hombres cambiaron 220 calorías de arroz blanco por 220 calorías de granos integrales. Luego de 16 semanas, sus niveles de homocisteína y LBD oxidadas habían bajado casi una tercera parte, disminuyendo su riesgo de enfermedad cardíaca. Opte por pan de trigo integral en lugar de blanco, arroz integral en lugar de blanco, y pasta de trigo integral en lugar de la regular. Con la pasta regular obtiene la misma cantidad de fibra que con el chocolate o la cerveza; con la de trigo integral, triplica la cantidad.

Sea exótico. Para un aumento real de fibra, explore los anaqueles del supermercado que en general ignora, los que tienen granos "exóticos" como trigo triturado, amaranto, alcuzcuz de trigo integral, salvado y germen de trigo. La mayoría es tan fácil de preparar como el arroz, pero contienen mucha fibra y otros nutrientes. Mézclelos con zanahorias y brócoli al vapor, añada aceite de oliva y un poco de queso parmesano o feta, y quizá una lata de atún o 50 g de pollo en cubos, y tendrá la cena.

Coma cebada. Una taza de cebada perla cocida (no requiere remojo) contiene 10 g de fibra. Mézclela con estofado de cordero y verduras para la comida, endúlcela con pasitas, cómala con manzanas rebanadas y canela para el desayuno, o sírvala con verduras picadas y aderezo de aceite de oliva para la ensalada a la hora de la comida.

Opte por la avena. Hay un motivo para que se permita a los fabricantes de avena anunciar los beneficios de este cereal para disminuir el colesterol. La avena es para el colesterol como una sequía para un estanque. Contiene una fibra soluble llamada beta glucano, que numerosos estudios indican que disminuye los niveles de colesterol. En 1997, la FDA concluyó que al obtener al menos 3 g al día de beta glucanos de la avena (1½ tazas de avena cocida), se reducía el colesterol total. Muchas personas verán disminuciones en LBD de 12 a 24%, según la cifra inicial. Elija avena de cocción rápida o avena común, en lugar de instantánea. Necesita tres sobres de esta avena para obtener los 3 g obligatorios, y suele tener mucha azúcar. Use avena cruda en vez de pan molido en el albondigón de pavo, haga con ella el empanizado del pollo al horno, y mézclela con platillos horneados (¿recuerda las galletas de avena?).

5. Sea oportunista

Piense rápido: ¿cuántas raciones de verduras ha comido hoy? ¿Una? ¿Ninguna? ¿Y fruta? Probablemente, pierda muchas oportunidades de comerlas, como ordenar una cubierta de verduras para la pizza o añadir pasitas a la avena. Con el *Plan de Control Total* se convertirá en un oportunista de frutas y verduras. Estos alimentos no sólo contienen fibra soluble que disminuye el colesterol, sino otros compuestos buenos para las arterias, como esteroles que reducen el colesterol, y antioxidantes. Comerá nueve raciones al día; la mayoría de los estadounidenses comen menos de cuatro.

Mejor para el colesterol

Todas las frutas y verduras ofrecen beneficios para la salud, pero algunas son especialmente buenas para las arterias. Entre las mejores:

Aguacate. Aunque es una de las pocas frutas con mucha grasa, es principalmente monoinsaturada. Varios estudios indican que al comer un aguacate al día puede dis-

Cuente hasta nueve

Escuchar que debe comer nueve o más raciones de frutas y verduras puede ser intimidante, pero considere las definiciones de una ración (abajo) del National Cancer Institute. Todas las variedades de frutas y verduras cuentan (frescas, congeladas, enlatadas, secas y jugo 100%).

- Una fruta mediana (manzana, naranja, plátano, pera).
- 1/2 taza fruta o verdura cruda, cocida, enlatada, congelada.
- 3/4 taza (175 g) de jugo 100% de fruta o verduras.
- 1/2 taza fruta picada.
- 1/2 taza de leguminosas cocidas o enlatadas (frijol, chícharo).
- 1 taza de verduras de hoja crudas (lechuga, espinaca).
- 1/4 taza de fruta seca (pasitas, chabacanos, ciruelas).

minuir las LBD tanto como 17% y aumentar las LAD. Cómalos en ensaladas, emparedados o machacados con jugo de limón, cebolla y tomate picados, como cubierta para papas al horno. No se exceda, pues un aguacate tiene 340 calorías.

Ajo. El ajo disminuye el colesterol y evita que la sangre se torne viscosa y forme coágulos peligrosos. El compuesto en el que se enfocan la mayoría de los estudios, la alicina, es el mismo que da al ajo su olor distintivo. En un análisis de cinco pruebas en las que los participantes recibieron complementos de ajo o un placebo, los investigadores concluyeron que puede disminuir 9% el colesterol total con el equivalente de 1 1/2 a 3 dientes de ajo al día, durante dos a seis meses.

Necesita machacar, picar o golpear los dientes de ajo para liberar la alicina. Para una forma dulce de comer ajo, pele una cabeza de ajo, corte los extremos, rocíela con aceite de oliva, envuélvala en papel de aluminio y hornee a 175°C hasta que esté suave, como una hora. Exprima las cabezas de ajo cocinado sobre pan tostado y unte.

¿Y si no le gusta el ajo, conocido también como la "rosa apestosa"? ¿Podrá obtener los mismos beneficios de una píldora de ajo? Quizá, si elige la adecuada. Un estudio de ConsumerLab.com indicó que 7 de 14 complementos de ajo analizados contenían menor cantidad del ingrediente activo (alicina) de la que los investigadores consideran necesaria para un efecto terapéutico. Esas dosis incluyen de 3,600 a 5,400 mg de alicina, mientras que las dosis en los productos analizados variaban de 400 a 6,500 mg. Los productos que alcanzaron o excedieron la dosis recomendada fueron Garlinase 4000, Nutrilite Garlic Heart Care Formula Dietary Supplement, Spring Valley Enteric Coated Odor-Free Garlic equivalente a 1,200 mg por tableta, y Kyolic Aged Garlic Extract.

Naranjas. Considere el jugo de naranja de la mañana como un medicamento envasado contra el colesterol. Luego de beber tres vasos de jugo de naranja al día por cuatro semanas, 25 participantes en una prueba canadiense aumentaron sus niveles de LAD 21%, y disminuyeron 16% su proporción entre LBD y LAD. Si vigila su consumo de calorías, tres vasos de jugo es demasiado; quizá desee tomar uno o dos al día.

Ciruelas. Las ciruelas secas (o ciruelas pasas) contienen un fibra soluble especial, la pectina, que forma en el intestino un gel que absorbe el colesterol antes de que llegue a la corriente sanguínea. Con ciruelas secas cocidas en agua haga un puré que reemplace los aceites y las grasas al hornear, añádalas a los estofados para un sabor dulce delicioso, o píquelas y rocíelas sobre ensaladas, yogur, queso cottage o cereal.

10 ideas rápidas para frutas y verduras

¿Se le dificulta comer su ración de frutas y verduras? Pruebe estos 10 trucos:

1. **Empiece con verduras.** Antes de poner cualquier otra cosa en su plato, empiece con una ensalada, un montoncito de ejotes o una flor de brócoli. Luego de comer las verduras, añada los otros componentes de la comida. Como comió primero las verduras, al estar hambriento, es probable que coma más.

2. **Haga una súper ensalada.** Una bolsa de 200 g de lechuga lavada equivale a un poco más de una ración. Añada un tomate rebanado, una manzana en cubos y un cuarto de taza de pasitas, y su ración aumenta a cuatro raciones.

3. **Esté preparado.** Rebane las verduras y manténgalas en el refrigerador en agua helada, o compre verduras ya cortadas. No evite la fruta enlatada. Si está empacada en almíbar no endulzado, proporciona una forma rápida y conveniente de servirse una ración o más. Pruebe duraznos enlatados sobre helado, fresas congeladas como postre o gajos de mandarina en ensaladas. Las verduras congeladas ahorran tiempo. Añádalas a sopas y estofados, sin descongelar.

4. **Bébalas.** Aunque no obtiene la misma cantidad de fibra en la fruta enlatada o en el jugo de verdu-

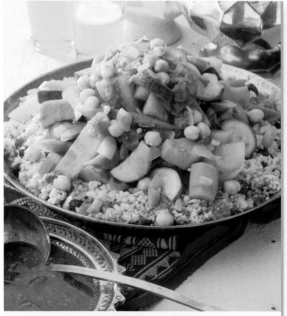

Alcuzcuz Casablanca
¡Déle a esta receta un "10" por contener más de 10 verduras! Es tan nutritiva y sabrosa que no extrañará la carne. **Receta en pág. 242.**

ras que en la fruta entera, es una buena forma de consumir una o dos raciones al día. Añada una lata chica de jugo V-8 o jugo de tomate a su refrigerio de la tarde, o ponga en la licuadora un plátano, una taza de fresas y un envase de yogur descremado para un licuado de frutas. Espolvoree semillas de linaza para disminuir más el colesterol.

5. **En la pizza.** Olvídese del pepperoni. Ordene una pizza vegetariana. Comerá verduras dulces y asadas en cada rebanada.

6. **Ocúltelas.** Añada zanahorias ralladas a la salsa de la lasaña o del espagueti. Use puré de papa para espesar las sopas, en lugar de crema.

7. **Úselas como condimentos.** Las salsas están de moda. No prepare sólo salsas de tomate. Las salsas de fruta (piña, cebolla, menta, melón, vinagre balsámico y azúcar morena) son un exquisito acompañamiento para el cerdo, el pescado y el pollo. Pruebe los chutneys en frasco para una opción fácil.

8. **Áselas.** Asar verduras como cebollas, zanahorias, nabos, pimientos, berenjena y espárragos, es una forma exquisita para saborear su dulzura natural. Rocíe las verduras y la cacerola con aceite en aerosol para cocinar, o rocíe un poco de aceite de oliva y áselas en horno caliente (230°C). (Diferentes verduras requieren diferentes tiempos de cocción.) Revise con frecuencia y voltéelas. Asarlas a la parrilla es otra forma de extraer el sabor de las verduras; pruebe hacerlo con tiras de calabacita la próxima vez que use el asador.

9. **Cómalas en hamburguesas.** Por supuesto, hamburguesas vegetarianas.

10. **Planee una aventura.** Compre una fruta o verdura exótica la próxima vez que visite el supermercado. He aquí algunas que puede probar y cómo prepararlas:

Carambolas (fruta estrella). Madúrelas a temperatura ambiente (las nervaduras de la piel se tornan color café), luego refrigérelas. Para servir, córtelas en forma de estrella, con la piel. Son un gran complemento para carne sofrita.

Plátanos machos. Disponibles todo el año. Pruébelos verdes, pelados y en trozos en los estofados.

Tomatillos (tomates verdes). Disponibles todo el año, estas frutas chicas se parecen a los jitomates y tienen un ligero sabor dulce a ciruela o manzana. Son la base de la salsa verde y contienen muchas vitaminas A y C.

Achicoria. Este tipo de lechuga tiene un sabor ligeramente amargo. Contiene mucha fibra, hierro y potasio. Úsela en ensaladas y en lugar de galletas para untar en los dips de verduras.

Jícama. Conocida como la papa mexicana, la jícama es una raíz tuberosa, como las papas. Cómprela lisa y firme, con raíces no dañadas. Sírvala fría y cruda o en sopas, estofados o ensaladas. Es un gran sustituto de las castañas de agua.

Bok choy. Una col asiática. El bok choy es excelente picado y sofrito en un poco de aceite de cacahuate y salsa de soya, o en la sopa antes de servirla.

6. Elija la proteína adecuada

En el *Plan de Control Total* no le pediremos que evite la carne roja (o blanca), sino que lo ayudaremos a encontrar opciones bajas en grasas. El Center for Science in the Public Interest (CSPI), de EUA, dice: "La carne de res molida añade más grasa (y más grasa saturada que forma coágulos en las arterias) a la dieta promedio norteamericana que cualquier otro alimento. Además, la grasa de la carne molida no se puede cortar como en la carne entera de res o cerdo." Tampoco está a salvo si usa carne molida "magra" o "extra magra". La USDA permite que la carne molida de res con 22.5% de grasa se llame "magra", a pesar de que la mayoría de los otros alimentos etiquetados "magros" no deben contener más de 10% de grasa. Una ración de 100 g de carne de res molida contiene 16 g de grasa, 7 de ellos saturada.

Elija bien sus cortes

La carne de res y de cerdo en sí no es mala. En EUA, el cerdo actual es mucho más magro que antes; contiene en promedio 31% menos grasa, 14% menos calorías y 10%

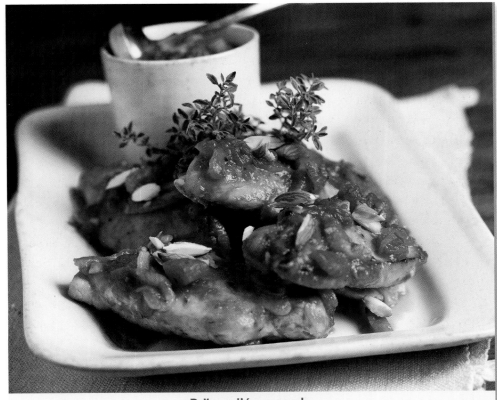

Pollo capitán campestre
¿Piensa que el pollo no es sabroso sin piel? Piénselo de nuevo. Rebosante de sabor a curry, ajo, tomate y chabacano, este platillo se convertirá en uno de sus favoritos. **Receta en pág. 238.**

menos colesterol que hace 20 años. La res actual es 27% más magra que hace 20 años, y más de 40% de los cortes de res no tienen nada de grasa externa. Y aunque las carnes de res, cerdo y cordero tienen mucha grasa saturada, 30% de esa grasa proviene del ácido esteárico, un tipo de grasa saturada que parece no tener los mismos efectos dañinos para el corazón que la mayoría de la grasa saturada; algunos estudios incluso sugieren que puede disminuir el colesterol.

Un estudio comparó los efectos del National Cholesterol Education Program's Step Diet, que eliminó toda la carne de res y cerdo a favor del pollo y el pescado, con una dieta que incluía 179 g de carne roja magra, de cinco a siete días a la semana. ¿El resultado? En ambos grupos el colesterol total disminuyó 1% y las LBD 2%, mientras que las LAD aumentaron de 3 a 4%.

Aunque la carne magra no es mala, no deseará que la carne sea parte de la mayoría de sus comidas. ¿Por qué no? Porque eso significaría que no obtendría las suficientes proteínas de pescado, o vegetales provenientes de alimentos como frijoles, que claramente lo benefician disminuyendo el colesterol. En el *Plan de Control Total* no tiene que borrar la carne de su lista de compras, sino sólo limitar su consumo para dejar espacio en su dieta a otros alimentos saludables para el corazón.

Ésta es una tabla para ayudarlo a elegir los cortes más magros. Recuerde vigilar el tamaño de su porción: 85 g de carne tienen el tamaño de un naipe o de un ratón de computadora.

Corte de carne (75 g)	Grasa total (gramos)	Grasa saturada (gramos)
Pechuga de pollo	3.0	0.9
Lomo de cerdo	4.1	1.4
Tapa de bola extra magra	4.2	1.4
Cuete extra magro	4.2	1.5
Bistec de diezmillo	4.7	1.6
Espaldilla para estofar, sin hueso	5.7	1.8
Chuleta de cerdo sin hueso	5.7	1.9
Tapa de bola	5.9	2.0
Bistec de espaldilla, sin hueso	6.0	1.9
Lomo de cerdo para asar, sin hueso	6.1	2.2
Sirloin	6.1	2.4
Bistec de lomo	6.3	2.1
Chuleta de lomo de cerdo, sin hueso	6.6	2.3

Pruebe la carne de animales de caza

Si es amante de la carne, pruebe las carnes de animales de caza que se vende en algunos lugares o puede comer en unos pocos restaurantes. La carne de res alimentada con granos (incluye cualquier carne de res que compre en el mercado o en el supermercado) tiene 36% de grasa, mientras que las carnes de animales de caza, como venado y aves de caza, tienen de 3 a 4%, como la mayoría del pescado. Una ración de 85 g de venado contiene 2.7 g de grasa, ninguna saturada. Las carnes de los animales de caza contienen más ácidos grasos omega-3.

Para aprovechar al máximo los animales de caza:

- Marine las carnes en escabeches y salsas con poca grasa, para que estén más tiernas.

- Al saltear, añada aceite de oliva o de canola, para suavidad y sabor.

- Algunas carnes de animales de caza tienen un sabor "fuerte". Si eso no le agrada, pruebe cantidades pequeñas como parte de platillos sofritos, guisados y con arroz. Elija la que agrade a sus papilas gustativas, antes de llenar el congelador.

Enamórese del pescado

El pescado y los mariscos son sustitutos exquisitos y con poca grasa de las carnes muy grasosas, y la mejor fuente de ácidos grasos omega-3. En el *Plan de Control Total* comerá pescado y mariscos tres o cuatro veces por semana. (Si no soporta el pescado o si es alérgico a los mariscos, sustitúyalos con otras formas magras de proteína.)

No tiene que complicarse; el atún, incluso enlatado, es buena opción. En un estudio publicado en el *New England Journal of Medicine*, la gente que comió 225 g o más de pescado a la semana (principalmente atún enlatado) disminuyó su riesgo de ataque cardíaco fatal en 40% sobre la que no comió pescado con regularidad. Pero compre atún en agua; cuando escurre el atún en aceite, también escurre una cuarta parte de los ácidos grasos omega-3; al escurrir el atún en agua, sólo se pierde 3%.

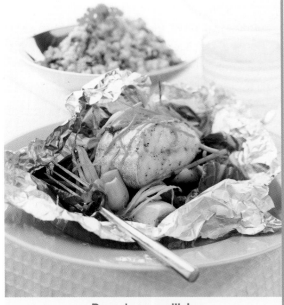

Pescado en papillote
Para una cena rápida y fácil, sirva pescado cocinado en papel de aluminio. **Receta en pág. 236.**

No se preocupe por el colesterol de los mariscos. Cuando 18 hombres con niveles normales de colesterol reemplazaron la proteína animal con proteína de mariscos (ostiones, almejas, cangrejos y mejillones), su relación de niveles LBD/LAD bajó o permaneció igual, y sus LMBD, triglicéridos y colesterol total disminuyeron.

Si le parece imposible comer tres o cuatro porciones de pescado a la semana, observe estas formas simples de "ir de pesca":

Enlatado. El atún enlatado es exquisito, pero hay también salmón y sardinas enlatados. Las sardinas proporcionan calcio por sus huesos fácilmente digeribles. Mezcle las sardinas con mayonesa con poca grasa y úntelas en galletas de trigo integral para un gran refrigerio o comida ligera.

Fresco. La carne del pescado fresco debe rebotar cuando se oprime, la superficie debe brillar y no debe oler a pescado. El pescado congelado es una buena opción, porque suelen congelarlo pronto en los muelles o en los barcos de pesca.

Coma el "otro" filete. Puede asar, saltear o asar a la parrilla el salmón, como si fuera una carne, pero más rápido. Si asa a la parrilla filetes de salmón, colóquelos en papel de aluminio y áselos con el lado de la piel hacia arriba; la grasa bajo la piel baña el pescado hacia abajo, lo que añade sabor y humedad.

Escalfado. Para escalfar pescado, caliente medio centímetro de líquido (caldo, vino o agua con un sazonador de cangrejo) en una cacerola, añada el pescado y cocine a fuego lento 10 minutos más o menos.

Anchoas. Ordénelas en la pizza (y pida menos queso). Las anchoas machacadas son una base sabrosa para numerosas salsas mediterráneas, como puttanesca, salsa de almejas e incluso el aderezo para la ensalada César.

Coma almejas. Las almejas contienen muchos esteroles, sustancias químicas que evitan que el cuerpo absorba colesterol. Disfrútelas en sopas, enlatadas para una botana rápida, o mézclelas con crema agria descremada para un dip de verduras con poca grasa. No olvide la salsa de almejas sobre los tallarines de trigo integral.

Camarones. No necesita apartarse de este crustáceo. Aunque los camarones contienen relativamente mucho colesterol, tienen muy poca grasa saturada y son una fuente excelente de ácidos grasos omega-3. Disfrútelos en platillos sofritos, picados sobre una ensalada o en la sopa de mariscos. Evite el estilo capeado, que en general contiene mucha mantequilla.

Comidas sin carne

Digamos que usted ya está comiendo pescado dos veces a la semana. (¡Felicidades!) Y quizá elige cortes magros de carne para cocinarlos tres veces. ¿Qué es lo que come los otros dos días de la semana? Pruebe a ser vegetariano. Antes de que las imágenes de comida para conejo o ensaladas insípidas pasen por su mente, tenga la seguridad de que puede preparar una comida nutritiva con sustitutos de carne como los

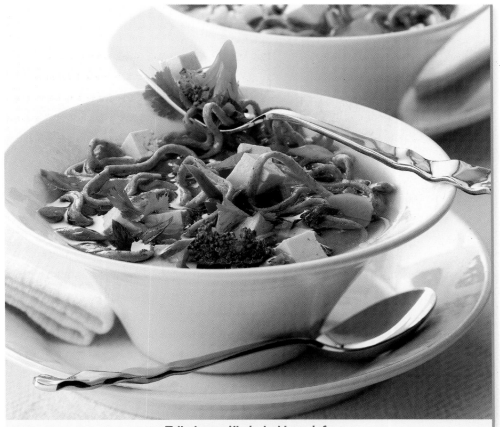

Tallarines estilo teriyaki con tofu

Esta noche haga un viaje gastronómico a Japón. Con cero grasa saturada y mucha proteína, este platillo es un alto en el camino para tener arterias más limpias. **Receta en pág. 243.**

siguientes. Además de añadir diversidad a sus menús, disminuyen el colesterol. Éstas son algunas ideas:

Soya. Quizá el tofu no ocupe el primer lugar en su lista de alimentos favoritos, tal vez porque piensa que no tiene sabor o no le gusta la textura. Podemos solucionar ambos problemas. Si piensa que no le gusta el tofu, vale la pena un nuevo intento; es un sustituto excelente de la carne y ayuda a disminuir el colesterol si come suficiente. Un consejo: no compre tofu del que venden suelto en recipientes abiertos, pues puede estar contaminado con bacterias. Cómprelo empaquetado, en la sección de productos refrigerados del supermercado.

Éstas son algunas formas sabrosas de preparar la soya:

- Añada tofu espeso a los platillos sofritos; absorbe los sabores y sabe delicioso.
- Añada soya texturizada preparada a la salsa del espagueti o a guisados de verduras. Da la textura de la carne y no altera el sabor.
- Pruebe frijol de soya fresco rociado con un poco de sal. O busque nueces de soya asadas, que son un refrigerio saludable y proporcionan el toque perfecto a las ensaladas.

Huevos: una aclaración

¿Recuerda cuando no debía comer huevos debido a su contenido de colesterol (un huevo entero grande contiene 213 g)? Bueno, los huevos no sólo están de vuelta en el menú (los estudios indican que incluso dos al día no afectan el colesterol), sino que ciertos huevos son benéficos.

Eso es porque algunos granjeros producen los llamados huevos de "diseñador", con gran contenido de ácidos grasos omega-3, al añadir semillas de lino al alimento de las aves. La etiqueta lo indica con "gran contenido de ácidos grasos omega-3" o "enriquecidos con omega-3". Los encuentra en algunos supermercados. Los huevos son una fuente ideal de proteína. Un huevo tiene 4.5 g de grasa, pero la mitad es insaturada.

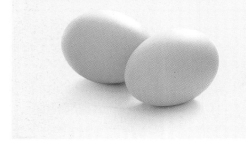

- Añada tofu y espinacas frescas al caldo de pollo, y un poco de miso (pasta de frijol de soya fermentada, disponible en algunas tiendas naturistas) para una sopa rápida y ligera.
- Pruebe una hamburguesa de soya. Algunas tienen sabor a carne.

Frijoles. Con gran contenido de fibra soluble, los frijoles son una forma poderosa para disminuir el colesterol. ¿Cuán poderosa? Un investigador pidió a 20 hombres con colesterol alto que comieran 1½ tazas de frijol pinto y alubias al día: su colesterol total bajó un promedio de 56 puntos, y sus LBD un promedio de 51 puntos. Incluya frijoles en sus comidas. Puede hacer sopa de frijol o lentejas, o añadir garbanzos a la ensalada; preparar fabada con chorizo vegetariano, o añadir una lata de alubias enjuagadas a la pasta.

Berenjena. Pocas verduras pueden engañar el paladar y el ojo como la berenjena. Esta fibrosa verdura de color púrpura absorbe el sabor como una esponja. (Por desgracia, absorbe también el aceite; evite freírla.) La berenjena es muy llenadora y no contiene grasa. Prepárela estilo parmesano horneando rebanadas de berenjena empanizadas (en lugar de freírlas) y cubriéndolas con queso mozzarella descremado; use la berenjena en lugar de carne en la lasaña; saltéela con tomates, cebollas, calabacita y ajo, y sírvala sobre arroz integral, para un delicioso pisto.

Setas y Champiñones. Tienen una textura carnosa y pueden sustituir a la carne de res en tacos. Áselos untados con aceite de oliva y vinagre balsámico, en sopas o en quesadillas. Varios estudios indican que los hongos, con gran contenido de fibra y esteroles vegetales, ayudan a disminuir el colesterol.

7. Coma más antioxidantes

La dieta descrita hasta ahora en este capítulo lo ayudará a disminuir las LBD. Pero algunos alimentos también pueden hacer menos peligrosas las LBD que ya tiene.

Como dijimos en el Cap. 1, la LBD es una amenaza mayor si se oxida. Esto sucede por la exposición a radicales libres, moléculas muy reactivas que son productos secundarios de funciones corporales que incluyen oxígeno (casi todas). Cuando una LBD se oxida, es más viscosa y es más probable que forme placa. Si puede evitar que las LBD se oxiden, es menos probable que se formen coágulos en sus arterias.

¿Cómo evitar que las LBD se oxiden? Con antioxidantes, que hay en muchos de los alimentos con mejor sabor de la naturaleza. Por eso comerá menos carne con el *Plan de Control Total:* para que tenga más espacio para frutas y verduras.

Antioxidantes en una taza

Las frutas y las verduras no son la única forma de obtener antioxidantes. El té, negro o verde, cafeinado o descafeinado (los de hierbas no cuentan), tiene capacidades antioxidantes espectaculares debido a grandes cantidades de sustancias llamadas flavonoides. Además de prevenir la oxidación, los flavonoides tienen un efecto anticoagulante.

Un estudio indicó que entre las personas que habían sufrido ataques cardíacos, las que bebían 14 o más tazas de té a la semana tenían 44% menos de probabilidad de morir en los $3^1/_2$ años siguientes a sus ataques que las que no bebían nada de té. En otro estudio, las personas que bebían $1^1/_2$ tazas de té diarias tuvieron la mitad de riesgo de tener ataque cardíaco que las que no bebían té. Otro beneficio: una taza de té negro tiene menos de la mitad de cafeína que el café; el té verde tiene aún menos. Aquí tiene algunos consejos sobre el té:

En bolsa. Cuando el *Consumer Reports* analizó el poder

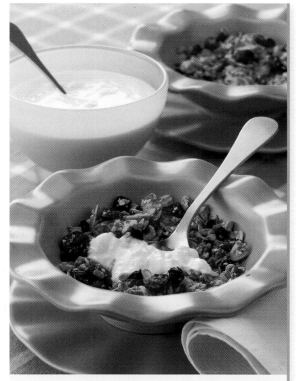

Cereal con arándano y arándano rojo agrio
Las bayas añaden poder antioxidante a este crujiente y dulce cereal para la mañana. **Receta en pág. 230.**

Poder antioxidante

¿Qué frutas y verduras tienen más poder antioxidante? Algunos investigadores del Human Nutrition Research Center on Aging, de la Universidad Tufts, lo investigaron al medir en varias frutas y verduras su "capacidad de absorbencia radical de oxígeno", una forma elegante de referirse a su poder antioxidante. Éstas son las 10 mejores en cada categoría:

Frutas

- Ciruelas secas (ciruela pasa)
- Pasitas
- Arándanos
- Zarzamoras
- Fresas
- Frambuesas
- Ciruelas
- Naranjas
- Uvas rojas
- Cerezas

Verduras

- Col rizada
- Espinacas
- Coles de Bruselas
- Germinado de alfalfa
- Ramitos de brócoli
- Betabel
- Pimientos rojos
- Cebollas
- Elote
- Berenjena

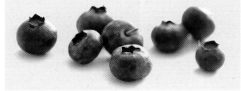

antioxidante de 15 tés preparados, embotellados e instantáneos, se vio que la mayoría de los tés preparados con bolsas de té tenían un mayor contenido antioxidante. La revista dijo: "Parece que el té preparado tiene más acción antioxidante que casi cualquier fruta o verdura, y también más que los jugos comerciales de frutas o verduras." El té helado de mezclas y el embotellado son una segunda opción; según la revista, contienen "bastantes" antioxidantes. Sólo vigile el contenido de azúcar.

Mueva la bolsa. Al mover continuamente la bolsa de té mientras se forma la infusión, se liberan más compuestos antioxidantes que si sólo se coloca en el agua y se deja ahí.

Añada limón. Un estudio indicó que al añadir limón al té simple aumentan sus beneficios antioxidantes. Tiene sentido, ya que el limón contiene antioxidantes.

Prepare suficiente. Para preparar el té helado del día, ponga a hervir 2 tazas de agua, retírela del fuego. Sumerja tres bolsas de té, tape y deje reposar 10 minutos. Saque las bolsas de té y refrigere.

Pruebe el té verde. Como no está fermentado, el té verde tiene más poder antioxidante que el té negro y menos cafeína. Protege contra algunos tipos de cáncer. Experimente con varias marcas, hasta que encuentre el que le agrade. No ponga en infusión el té verde más de un par de minutos, pues se amarga.

Beneficios secretos del chocolate para la salud

¿Recuerda esa escena de la película *El dormilón,* de Woody Allen, en la que Woody, que estuvo congelado 200 años, despierta y descubre que el pastel de chocolate y el de plátano son ahora alimentos saludables? Bueno, no es tan improbable. El chocolate contiene muchos antioxidantes potentes llamados fenoles, los mismos del vino. Una barra de chocolate de 43 g tiene tanto poder antioxidante como una copa de vino tinto de 148 ml. (El chocolate blanco no contiene sólidos de cacao, por eso no cuenta.) Contrario a la creencia popular, el chocolate tiene muy poca cafeína.

Más buenas noticias: una tercera parte de la grasa en el chocolate es una grasa buena para el colesterol, llamada ácido esteárico, y otra tercera parte es una grasa insaturada llamada ácido oleico. Al pedir investigadores de Pennsylvania (incluidos algunos de la compañía de dulces Mars) a 23 personas que siguieran la dieta común estadounidense o la misma dieta complementada con 22 g de cocoa en polvo y 16 g de chocolate amargo, vieron que la dieta con chocolate redujo la oxidación de LBD. Si se va a consentir:

Elija el amargo. El amargo contiene más fenoles que otras formas de chocolate. El chocolate con leche contiene la grasa de la leche (ácido palmítico) que es muy saturada. El semiamargo tiene menos grasa que el de leche.

Dos a la vez. Sumerja las fresas (secas) en chocolate derretido para obtener un refrigerio con antioxidantes equivalente a una o dos raciones de frutas. Para derretir el chocolate: en el horno de microondas hornee chocolate semiamargo en pedacitos, durante 30 segundos.

Busque calidad. Compre el chocolate más rico y cremoso que pueda pagar. Estará más satisfecho con una pieza del mejor, que con cinco del corriente.

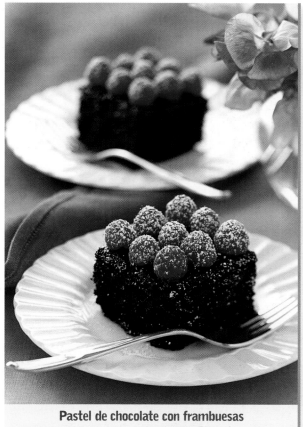

Pastel de chocolate con frambuesas

¡Adelante! El chocolate y las frambuesas se unen para proporcionar poder antioxidante doble en este agasajo libre de culpa. **Receta en pág. 248.**

¿Y qué hay sobre el alcohol?

Hoy la "Paradoja Francesa" es noticia vieja. La frase se refiere al hecho de que a pesar de comer mucha grasa saturada y colesterol (queso, mantequilla y crema), los franceses tienen una incidencia relativamente baja de enfermedad cardíaca. Los investigadores creen que un motivo principal es la generosa cantidad de vino que beben. Aunque la existencia de la paradoja se sigue cuestionando en la actualidad (algunos investigadores creen que los franceses no reportan toda la enfermedad cardíaca), la evidencia que apoya al vino y otras formas de alcohol, no.

Docenas de estudios sobre el vino blanco, el vino tinto, la cerveza y el licor apoyan los efectos del alcohol que protegen el corazón. Entre 60 y 80% de la población podría beneficiarse al beber con moderación, opinó un investigador de Harvard, el Dr. Eric Rimm, en una reunión patrocinada por la National Beer Wholesalers Association, en 2002. En un estudio a más de 80,000 mujeres estadounidenses, las que bebían con moderación tuvieron la mitad de riesgo de ataque cardíaco que las que no bebían, a pesar de que eran delgadas, no fumaban y se ejercitaban diario.

¿Cómo ayuda el alcohol? Aumenta las LAD, sin importar el tipo de alcohol que se beba. Un estudio indicó que el beber media botella de vino blanco al día, por seis semanas, aumentó 7 mg/dl (un aumento significativo) las LAD en 12 mujeres y hombres sanos, con niveles de colesterol normales. Otros estudios dicen que incluso con mucho menos alcohol, las LAD aumentaron hasta 2 mg/dl. Una investigación reciente sugiere que el beneficio del alcohol para la salud cardíaca aumenta si el consumo moderado es consistente (de tres a siete veces por semana), y no esporádico.

El vino tinto tiene beneficios adicionales y algunos pueden atribuirse a los poderosos antioxidantes. Como la piel de las uvas usadas para fabricar el vino tinto permanece en contacto con el jugo mientras el vino se fermenta, más antioxidantes se filtran al vino en forma de flavonoides. (Para fabricar el vino blanco pelan las uvas, por eso contiene menos flavonoides.) El jugo de uva roja también tiene flavonoides, pero no tantos: sólo entre un cuarto y un tercio de los que contiene el vino tinto.

¿Cuánto es suficiente para proteger el corazón? En un estudio a 353 hombres de 40 a 60 años que habían tenido un ataque cardíaco, dos o más copas de vino al día redujeron más de la mitad su riesgo de otro ataque, comparado con los no bebedores.

Todo con moderación

Claro, si se excede con el alcohol, pronto los riesgos son mayores que los beneficios, en particular en las mujeres, que no lo metabolizan tan bien como los hombres. Dos copas al día podrían causar enfermedad del hígado en ellas. Los estudios indican que beber diariamente aumenta 30% el riesgo de cáncer de mama en una mujer. (Aunque más mujeres mueren al año por enfermedad cardíaca que de cáncer de mama. Un

Continúa en pág. 116

Aprenda la jerga

El vino atemoriza a muchas personas. Se imaginan a dependientes de vinaterías esnob, botellas de alto precio y la necesidad de saber si en el "bouquet" hay rastros de chocolate, frambuesa o calcetines viejos. La verdad es que no necesita saber mucho sobre el vino para disfrutarlo; sólo encuentre los tipos de vino que le gusten y cómprelos. Al visitar la vinatería, es útil saber cómo describir sus preferencias. Algunas palabras pueden ayudar:

Afrutado: Es perceptible el sabor de la fruta con la que se fabricó el vino (uvas) u otra fruta.

Avinagrado: Mucha acidez de la fruta (en forma positiva).

Cuerpo: Viscosidad del vino (un vino puede ser tan ligero como el agua o tan espeso como la crema).

Duro: Demasiado tánico (amargo y astringente debido a gran contenido de compuestos llamados taninos).

Fuerte: Con mucho alcohol.

Grueso: Con mucho cuerpo.

Ligero: De cuerpo ligero

Regusto: Dejo del vino.

Roblizo: Puede tener el sabor del roble de la barrica en que se añejó.

Sabor a mantequilla: Aroma a mantequilla o caramelo de mantequilla.

Soso: No lo suficientemente ácido.

¿Qué vino beber con qué comida?

Olvide las viejas "reglas" sobre el vino blanco con el pescado y el tinto con la carne. Si funciona, funciona. Éstas son algunas guías, cortesía de wineanswers.com:

- Tome vinos ligeros con comidas ligeras (puede ser un vino ligero blanco o tinto).
- Tome los vinos muy ácidos con comidas ácidas o aciduladas.
- Tome un vino que sólo tenga un toque de dulzura (llamado vino semiseco) con comidas fuertes que tengan un dejo dulce o comidas picantes, a manera de equilibrio.
- Elija vinos menos tánicos con las comidas amargas y más tánicos con las comidas astringentes.

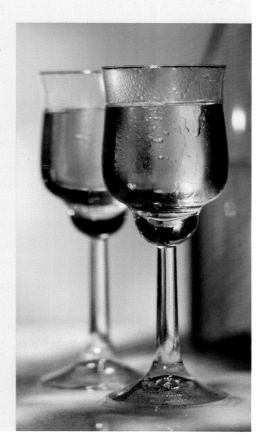

115

Continúa de la pág. 114

Considere vinos de Israel

¿Quién dice que lo blanco no puede ser tinto? Científicos del Technion-Israel Institute of Technology fabricaron un vino blanco kosher con todos los efectos benéficos para la salud del vino tinto, al añadir la piel de uvas chardonnay o moscatel (que son blancas o amarillas) al alcohol, para los flavonoides. El vino lleva la etiqueta Binyamina Winery. Los vinos de Israel tienen mayor contenido de flavonoides que los vinos franceses. Un motivo puede ser la intensa luz solar que ilumina las uvas y produce más flavonoides. ¿El resultado? Los estudios indican que el vino tinto de Israel reduce la oxidación de colesterol el doble que el vino francés.

aumento de 30% en una mujer con poco riesgo de cáncer de mama equivale a un cambio en riesgo de 10 en 100,000 a 13 en 100,000.) Mucho alcohol también aumenta el riesgo de un tipo raro de ataque, el hemorrágico (se revienta un vaso sanguíneo) y, al final, beber demasiado daña el corazón.

Las mujeres deben limitarse a no más de una copa al día; los hombres a no más de dos. Una copa equivale a 118 ml de vino, 354 ml de cerveza (una botella o una lata), o a 25 ml de licor.

Coma fuera: *Plan de Control Total*

Un empleado típico come fuera de casa unas cuatro veces por semana. ¿Piensa que es demasiado? Si incluye todo, desde el muffin y el café que toma camino al trabajo, hasta la comida en la cafetería de la compañía y las paradas en los autoservicios, verá que así es. El problema de comer fuera es que, con la irónica excepción de los restaurantes de comida rápida, casi no hay información nutricional sobre los menús. Y casi toda la comida de restaurante no es tan saludable como la que prepara en casa. Los investigadores de nutrición de la Universidad de Memphis encontraron que las mujeres que comían fuera de 6 a 13 veces a la semana consumían 300 calorías más, 19 g más de grasa y 400 mg más de sodio, que las que comían fuera 5 veces a la semana en promedio. Otra encuesta indicó que quienes cenaban fuera comían hasta 25% menos de frutas y verduras que las que comían en casa.

Eso no tiene que sucederle a usted. La estrategia de comida del *Control Total* facilita comer fuera. Necesitará examinar con detenimiento el menú.

Conquista de las cadenas

Desde Applebee's hasta Red Lobster, las cadenas de restaurantes de Estados Unidos se han extendido por todo ese país. La ventaja: se puede planear con anticipación en términos de lo que se ordenará. Eso es bueno, porque muchos de esos restaurantes se especializan en alimentos fritos. Incluso una ensalada de pollo china, que parece inocua, suele tener trozos de pollo frito. ¿Y el pastel de carne? Si suponemos que tiene una guarnición de papas fritas, podría obtener 2,000 calorías, más de 50 g de grasa y más de 25 g de ellos saturada. ¿Y las cebollas que ahora sirven en muchos restaurantes de carnes? La CSPI indicó que contienen tanto como 2,100 calorías y 18 g de grasas trans.

Otro punto importante es el tamaño de la porción. Una encuesta de CSPI indicó que los restaurantes sirven dos o tres veces más de lo que las etiquetas de alimentos marcan como una porción.

> **Una encuesta indicó que la gente que cenaba fuera comía 25% menos de frutas y verduras.**

Éstos son cinco puntos generales que debe tener en mente si desea comer fuera y tener sus arterias intactas:

1. **Pida un envase junto con su orden.** Ponga la mitad en el envase, ciérrelo y coma feliz sabiendo que tiene la comida o cena de mañana. O comparta una entrada.

2. **Lea entre líneas.** Cualquier descripción de menú que usa las palabras *frito, cremoso, empanizado, crujiente o relleno* es probable que tenga mucha grasa oculta, la mayoría saturada o hidrogenada. Evite los platillos salteados en mantequilla o servidos con una salsa de crema o queso (*al gratín*). Evite todo lo frito; quizá está frito en aceite vegetal parcialmente hidrogenado, que se traduce en grasas trans. Elija platillos horneados o asados.

3. **Coma ensaladas saludables.** Las ensaladas son una gran forma de comer verduras en un restaurante, pero muchas contienen peligros ocultos: aderezos cremosos, trozos de tocino, pasta frita, etc. La típica ensalada César de casi todos los restaurantes (aderezada con pollo o camarones, cubitos de pan fritos, mucho queso y mayonesa en el aderezo) contiene 36 g de grasa. ¿La solución? Pida una ensalada con vinagreta aparte, y usted sírvasela. Mejor aún, moje el tenedor en el aderezo y luego pinche un trozo de lechuga.

4. **Cambie el menú.** No tema pedir al mesero un cambio en la preparación de la comida. Solicite el salmón asado untado con aceite de oliva en lugar de mantequilla, o pida la pasta con verduras al vapor y un poco de aceite de oliva en lugar de la salsa cremosa. Si su platillo tiene como guarnición papas fritas, mejor pida verduras al vapor o arroz silvestre.

5. **Localice las verduras.** Es muy fácil terminar de comer en un restaurante y notar que no comió verduras ni fruta (las papas a la francesa y los aros de cebolla fritos no cuentan). Asegúrese de ordenar una ensalada (algunas son tan grandes que pueden contar como cuatro o cinco porciones de verduras), un platillo sofrito u otra entrada que incluya verduras o frutas.

Cene comida de otros países

En los restaurantes se nota cada vez más la difusión que tiene la comida de otros lugares, y las opciones de otras comidas son innumerables: griega, india, china, aparte de la mexicana, por supuesto. La mayoría de los restaurantes que las sirven tienen tanto platillos no saludables como buenos para la salud del corazón. Para el *Control Total,* sin importar la comida de qué país cene, siga estas recomendaciones:

Si come al estilo chino:

- Evite los fideos fritos en la mesa.
- Ordene menos platillos que las personas que hay en la mesa.
- Empiece con una sopa que lo satisfaga.
- Evite las botanas fritas (esto significa no comer rollos de huevo).
- Opte por arroz al vapor, no frito. Si sirven arroz integral, ordénelo.
- Use la proporción 2:1, es decir, doble de arroz que de platillo principal.
- Evite los platillos descritos como *crujientes o dorados*. Están fritos.
- Elija platillos ricos en verduras y ordene al menos una entrada vegetariana.

Si come al estilo italiano:

- Divida y comparta. Una orden de pasta suele ser suficiente para dos personas, en especial si también comparte una ensalada.
- Elija salsas de tomate: marinara, boloñesa, almeja roja, puttanesca. Evite las salsas hechas con crema: Alfredo, primavera (las verduras son excelentes, pero la salsa contiene mucha mantequilla y crema).
- Evite el pan de ajo o los palitos de pan, y pida pan simple y un plato con aceite de oliva para untarlo.
- Ordene *fagioli* (frijoles, en italiano).

Si come al estilo mexicano:

- Mantenga las manos alejadas de los totopos. Pida una tortilla suave y úntela con salsa; coma dos raciones de verduras antes del platillo principal.
- Si la ensalada está servida sobre tortilla frita, no coma la tortilla.
- Elija frijoles para llenar su tortilla, en lugar de carne de res o queso.
- Pida frijoles negros de la olla, no refritos.
- Ni hablar de la crema agria.
- Coma tortillas suaves en lugar de tacos fritos.
- Evite las chimichangas (fritas) y platillos etiquetados *grande o supremo.*

Si come al estilo indio:

- Evite las botanas (la mayoría están fritas).
- Evite los panes papadum, chapati, nan, kulcha o roti, que están fritos o remojados en grasa.
- Ordene guarniciones con verduras, frijoles o chícharos, como dahl o chutney.

- Elija tandoori. Los platillos tandoori suelen estar horneados y tienen poca o ninguna grasa añadida.

Si come al estilo tailandés:

- Empiece con una sopa hecha con caldo, no con leche de coco.
- Coma poco de los platillos preparados con leche de coco. La leche de coco tiene mucha grasa saturada, 45 g en 1 taza.
- Elija platillos sofritos, asados o al vapor.
- Una buena forma para obtener soya: tofu al vapor o al horno (asegúrese de que no esté frito) y verduras.

Si come al estilo internacional:

- Elija tocino canadiense en lugar de tocino normal.
- Evite las papas fritas. Pida una ensalada o una guarnición de verduras.
- Evite las ensaladas de atún y de pollo; es probable que tengan mucha mayonesa. Mejor ordene un emparedado de pavo, carne o jamón, solo o con mostaza; retire parte de la carne si hay demasiada.
- Si ordena ensalada, no ordene crutones (trozos de pan) y pida que le sirvan el aderezo aparte.

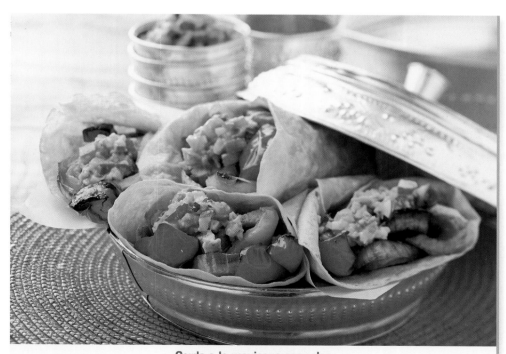

Cerdo a la mexicana con salsa
Para un platillo mexicano mejor para la salud de su corazón que la comida en el restaurante, pruebe esta delicia preparada con lomo de cerdo. **Receta en pág. 239.**

Mejores opciones en comida rápida

Es desafiante, mas no imposible, comer alimentos saludables para el corazón en los restaurantes de comida rápida. Lo de la lista de estas dos páginas, a no ser que se indique lo contrario, obtiene 25% o menos de sus calorías de la grasa.

Ésta no es una lista total; Subway, por ejemplo, tiene numerosos sándwiches y ensaladas con menos de 25% de grasa. En algunos restaurantes de comida rápida se indica, junto al nombre del platillo, información nutricional, y algunas cadenas de comida rápida tienen la información en sus sitios web. (Puede buscar en www.fatcalories.com para información nutricional detallada, en inglés, sobre varias cadenas.

En cuanto a los antojitos de comida mexicana, lo recomendable es seguir los lineamientos de la página 118.

Platillo	Calorías	Grasa total	Grasa saturada
Arby's			
Guarnición de ensalada*	25	0	0
Guarnición de ensalada César	45	2	1
Pan con tocino	420	10	2.5
Pan con jamón	390	6	1
Sándwich de pollo asado *light*	280	5	1.5
Sándwich de pollo asado *light*, de lujo	260	5	1
Sándwich de pavo asado *light*, de lujo	260	5	0.5
Ensalada de pollo asado a la parrilla	210	4.5	1.5
Ensalada de pollo asado	160	2.5	0
Ensalada Jardín	70	1	0
Burger King			
Ensalada Jardín	25	0	0
Whopper Jr. de pollo (sin mayonesa)	270	6	1.5
Hamburguesa vegetariana BK	330	10	1.5
Whopper de pollo (sin mayonesa)	420	9	2.5
KFC			
Puré de papa y salsa	120	6	1
Elote	150	1.5	0
Frijoles	70	3	1
Frijoles horneados BBQ	190	3	1
Sándwich de pollo con salsa BBQ	310	6	2

Platillo	Calorías	Grasa total	Grasa saturada
McDonald's			
Postre de fruta y yogur	380	5	2
Postre de fruta y yogur con granola	280	4	2
Pollo McGrill (sin mayonesa)	300	6	1.5
Hot cakes sencillos	320	8	1.5
Muffin de salvado y manzana, bajo en grasa	300	3	0.5
Ensalada del Chef	150	8	3.5
Muffin inglés	150	2	0.5
Ensalada César con pollo asado	100	2.5	1.5
Subway			
Pollo teriyaki con trigo (15 cm)	366	4.5	1
Todas las ensaladas	120 o menos	3	1.5 o menos
Sub de roast beef (15 cm)	264	4.5	1
Sub de jamón (15 cm)	261	4.5	1.5
Sub de pavo (15 cm)	254	3.5	1
Sub de pechuga de pollo asada (15 cm)	311	6	1.5
Club sándwich (15 cm)	294	5	1.5
Delicia de verduras (15 cm)	200	2.5	5
Ensalada Club	145	3.5	1
Ensalada de jamón	194	3.5	1
Ensalada de pechuga de pavo	200	3.5	1

* Las ensaladas no incluyen aderezos

El arte del cambio

Cambiar los hábitos arraigados es una de las cosas más difíciles de lograr. Es probable que los cambios se sientan más abrumadores en lo que respecta a la comida. Sin embargo, relájese. No esperamos que los haga todos al mismo tiempo. Hacer tan sólo uno a la vez (cambiar de leche entera a leche descremada, sustituir un filete de sirloin por uno de salmón, o cambiar la marca de cereal que come cada mañana) finalmente añadirá grandes beneficios. En unas semanas, ese cambio inicial que sentía tan extraño le será tan familiar como su propia cama.

Para ayudarlo a adoptar de una manera relativamente fácil los nuevos hábitos que le hemos recomendado, hemos desarrollado un Plan de tres meses, semana por semana, que empieza en la pág. 206, el cual introduce unos cuantos cambios que se pueden hacer al mismo tiempo. Al final de las 12 semanas, descubrirá que el *Plan de Control Total* ya forma parte de su vida.

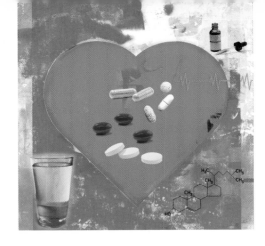

Control Total | Complementos

De acuerdo con una definición, la palabra "complemento" significa "algo añadido para completar una cosa, para ampliar o fortalecer la unidad". Eso es lo que la sección de complementos del *Plan de Control Total* intenta hacer: fortalecer sus esfuerzos para disminuir el colesterol y mejorar su salud cardíaca general.

Los complementos de este capítulo tienen distintos fines. Unos hacen menos viscosas las plaquetas sanguíneas y reducen el riesgo de coágulos que bloqueen las arterias; algunos evitan la oxidación de LDB y reducen el riesgo de placa; otros minimizan efectos secundarios de medicamentos para el colesterol; otros más son opciones a medicamentos prescritos. Algunos complementos no serán adecuados para usted. Otros sí, en especial los dos que sugerimos que tomen todos los que siguen el Plan.

Además de estos dos, mencionamos siete complementos que, como hay pruebas de que disminuyen el colesterol o protegen de la enfermedad cardíaca, debe considerar. (También mencionamos varios complementos al final del capítulo, que aunque no recomendamos como parte del Plan, vale la pena que conozca.) Indicamos para quién es apropiado cada complemento. Por ejemplo, el cromo es indicado para personas con síndrome metabólico. El extracto de levadura roja de arroz sólo es para personas con niveles de colesterol tan altos que deben tomar medicamento. Explicamos las contraindicaciones o advertencias para cada complemento. Igual que los medicamentos, los complementos tienen riesgos potenciales. Antes de tomar alguno de los mencionados en este capítulo, consulte a su médico. Dé vuelta a la página para consejos más específicos sobre el uso seguro y efectivo de los complementos.

Algunos consejos prudentes

Antes de continuar leyendo para saber qué complementos debe considerar tomar, tenga en mente un consejo importante:

"Natural" no significa "seguro". El que un complemento sea natural no significa que no exista ningún riesgo al tomarlo. Muchos (si no todos) complementos interactúan con los medicamentos y causan efectos secundarios dañinos si se toman de manera inadecuada, o empeoran el padecimiento. Por eso es muy importante que informe a su médico si toma algún complemento. En un estudio de la Universidad de Michigan, un tercio de los pacientes que tomaron complementos usaron unos que podían interactuar con su medicamento para el corazón. Debe tener especial cuidado si está tomando medicamento para adelgazar la sangre, como aspirina, Coumadin (warferina) o Plavix (clopidogrel); muchos complementos, como ginkgo biloba, ajo, ginseng, vitamina E, aceite de pescado y coenzima Q10, tienen propiedades que adelgazan la sangre, y el efecto combinado podría producir un sangrado peligroso.

Si la etiqueta dice "natural" tampoco significa que sean más seguros que los medicamentos farmacéuticos, pues incluyen sustancias químicas que tienen efecto en el cuerpo; por eso funcionan. No exceda la dosis recomendada y no tome ningún complemento más tiempo que el aconsejado. Si está embarazada o amamantando, asegúrese aún más de consultar al médico antes de tomar nada.

Sepa lo que toma. En EUA, la FDA somete todos los medicamentos a pruebas rigurosas y a normas de fabricación, pero las vitaminas, los minerales, las hierbas y las enzimas no tienen que demostrar que son seguros o efectivos antes de ser vendidos. No hay garantía de que el complemento que compre contenga lo que dice la etiqueta. Una marca de coenzima Q10 puede tener propiedades muy diferentes de las de otra marca.

Para saber, consulte ConsumerLab.com (en inglés), que en forma independiente analiza los complementos e informa sobre cientos de marcas en www.consumerlab.com, su sitio web. (Alguna información en el sitio no es gratuita.)

El Plan de Control Total
♥ Complementos

- Todos en el Plan tomarán un multivitamínico/multimineral y 2 g de aceite de pescado al día.
- Según su perfil de salud, puede considerar tomar gugulípido (en especial las personas con colesterol en la zona "gris"), extracto de levadura roja de arroz (como alternativa de medicamento para el colesterol), cromo (especial para personas con síndrome metabólico), coenzima Q10 (especial para personas que toman estatinas), *psyllium* (para fibra soluble extra), arginina (si su dieta no es ideal), y espino (para mejorar el flujo de sangre y reducir la oxidación de LBD). **No tome nada de esto sin consultar al médico.**

En las etiquetas de los productos busque "USP", las siglas de U.S. Pharmacopeia. USP es una organización no lucrativa que promueve la salud pública estableciendo normas para asegurar la calidad de los medicamentos y de otras tecnologías del cuidado de la salud. Si una etiqueta dice USP, significa que el producto satisface las normas de medidas tales como potencia y pureza de los ingredientes y el grado de absorción del cuerpo. Si la etiqueta no dice USP, no necesariamente significa que el producto sea inferior. Para algunos complementos no hay normas USP. Algunos fabricantes de marcas eligen no hacer las pruebas necesarias para obtener aprobación de USP.

Busque productos producidos bajo buenas prácticas de fabricación (GMP). Éstas son normas que describen métodos, equipo, instalaciones y controles requeridos para producir productos de calidad. Un grupo comercial, National Nutritional Foods Association (NNFA), opera un programa de certificación GMP, que incluye inspecciones de las fábricas, para determinar si los productos satisfacen las normas GMP. Una vez ya certificados, los fabricantes pueden usar el sello GMP de la NNFA en sus productos.

Dos complementos que todos deben tomar

Los siete complementos sobre los que leerá más adelante en el capítulo son indicados para personas que llenan ciertos perfiles de salud. Pero el *Plan de Control Total* incluye dos complementos que todos deben tomar cada día: un multivitamínico/multimineral (que en adelante llamaremos "multivitamínico") y aceite de pescado. Son seguros, económicos y ofrecen grandes beneficios para la salud de todos los adultos.

Un multivitamínico

Más estadounidenses toman un multivitamínico diario que cualquier otro complemento; usted también lo hará con el *Plan de Control Total*. Es una forma fácil y segura de obtener numerosos beneficios de una variedad de nutrientes, sin tener que tomar varias píldoras al día. Tomar un multivitamínico diario es en especial importante para los adultos mayores, porque al envejecer, el cuerpo absorbe menos vitaminas y minerales de la comida. Si sigue una dieta vegetariana, quizá no consuma suficiente de ciertas vitaminas y minerales.

Al elegir un multivitamínico, escoja una marca con gran control de calidad y biodisponibilidad reportada (esto significa que el cuerpo puede absorber las vitaminas) y pocos aditivos. Éstas incluyen multivitaminas de Thorne, PhytoPharmica y Vital Nutrients. No elija una multivitamina que contenga hierro, a no ser que sea usted una mujer que aún menstrua o si el médico le recomendó tomar hierro adicional.

Multitud de beneficios

Los multivitamínicos tuvieron auge en EUA en junio de 2002, cuando el *Journal of the American Medical Association* publicó dos artículos de médicos de Harvard sobre sus beneficios; recomendaron que todos, sin importar edad o salud, tomaran una. Estamos de acuerdo. Entre los beneficios para el corazón están un nivel más bajo de homocisteína y menos oxidación de LBD. Algunos de los nutrientes incluyen:

Vitaminas B. Uno de los mejores motivos para tomar un multivitamínico diario es estar seguro de obtener su dosis de vitaminas B. Esta familia de vitaminas (tiamina, B_1, rivoflavina (B_2), piridoxina (B_6), niacina (B_3), ácido pantoténico (B_5), cobalamina (B_{12}), ácido fólico, biotina, colina, inositol y ácido paraaminobenzoico) tiene un papel crítico en cada función en el interior del cuerpo. Las vitaminas son muy útiles para el corazón. En el Cap. 2 leyó que folato, B_6 y B_{12} ayudan a prevenir la peligrosa formación del aminoácido homocisteína. Si los niveles de homocisteína se elevan demasiado, dañan las células del endotelio (que recubren las arterias), bloquean la producción de óxido nítrico, y las arterias están más propensas a formación de placa. Controlar la homocisteína es motivo suficiente para tomar un multivitamínico.

Otra vitamina B, la colina, ayuda al cuerpo a procesar el colesterol. La vitamina B_5 disminuye las LBD y los triglicéridos y eleva las LAD, al menos en dosis altas. La vitamina funciona al reducir la cantidad de colesterol que produce el hígado.

En general, una multivitamina le dará todas las vitaminas B que necesita el cuerpo. Si tiene niveles elevados de homocisteína, hable con su médico acerca de tomar un complemento adicional de vitamina B. Si decide hacerlo, no exceda la dosis recomendada. Por ser solubles en grasa, muchas de estas vitaminas pueden acumularse en el cuerpo en niveles tóxicos.

Vitamina E. La vitamina E es un antioxidante poderoso. Hay controversia respecto a si ayuda o no a proteger de la enfermedad cardíaca. Cuando los investigadores estudiaron a una gran población, notaron que las personas que tomaban más vitamina E en sus dietas y complementos tuvieron niveles más bajos de enfermedad cardíaca. En tres estudios en los que los complementos de vitamina E (en dosis de 400 a 800 Unidades Internacionales, o UI) se compararon con placebos (píldoras de imitación), la vitamina desilusionó, pues no tuvo efecto en el riesgo de enfermedad cardíaca. Unos estudios indicaron que dosis altas de vitamina E causan oxidación del colesterol LBD.

Muchos investigadores aún creen en la vitamina E, en parte porque estos estudios quizá no fueron perfectos. Los problemas tal vez incluyeron el tipo de vitamina E que se usó (la forma más común es el tocoferol alfa, pero la investigación sugiere que el tocoferol gamma es más potente y debe usarse junto con el tocoferol alfa), la dosis y los participantes. Algunos participantes quizá no tomaron diariamente la vitamina y otros tal vez no la tomaron con la comida, lo que facilita mucho la absorción. (Un estudio indicó que los complementos de vitamina E tomados con la comida fueron cuatro veces más poderosos para prevenir la oxidación que la vitamina E tomada con el estómago vacío.)

Y existe evidencia de los efectos de la vitamina E en el colesterol y la placa. Un estudio de 2000, en Roma, enfocado en víctimas y pacientes de apoplejía con colesterol alto, indicó que los que tomaron dosis grandes (1,350 UI) de vitamina E al día no sólo tuvieron bloqueo menos severo en las arterias, sino que los niveles de colesterol bajaron casi a lo normal. Un

> Entre los beneficios para el corazón de un multivitamínico están un nivel más bajo de homocisteína y menos oxidación de LBD.

estudio en el *American Journal of Clinical Nutrition* en septiembre de 2002 indicó que las mujeres sanas, sin historial de enfermedad cardíaca, que comían alimentos con poca vitamina E tuvieron doble riesgo de tener señales de placa en las arterias que las que comían alimentos con más vitamina E. Los investigadores concluyeron: "El consumo bajo de vitamina E es factor de riesgo para la aterosclerosis temprana."

Basados en el estado actual de la investigación, no creemos que necesite tomar un complemento separado de vitamina E. Si su multivitamínico contiene de 100 a 200 UI, es suficiente y tiene importancia. Nuestros antepasados obtenían 100 UI de vitamina E de la comida, pero es difícil obtener incluso esa modesta cantidad sólo de la dieta. (El aceite de oliva, una de las mejores fuentes de vitamina E, sólo tiene 1.74 UI por cucharada. Para obtener 100 UI, ¡necesitaría beber 3.5 tazas al día!)

Si decide tomar un complemento separado de vitamina E, busque uno que diga tocoferoles "surtidos" o "mezclados", en general sólo disponible en tiendas naturistas o de especialidades. El cuerpo absorbe mejor los tocoferoles mezclados que el tocoferol alfa. La vitamina E tiene propiedades que adelgazan la sangre; si toma una aspirina diaria u otro medicamento para adelgazar la sangre, consulte al médico.

Vitamina C. La vitamina C es otro antioxidante poderoso, con resultados mixtos en relación con la enfermedad cardíaca y el colesterol. Los estudios no hallaron vínculo entre la vitamina C en la dieta y el riesgo de enfermedad cardíaca. Pero otros estudios hechos con complementos de vitamina C tuvieron resultados prometedores.

En un estudio, 10 mujeres que tomaron 1,000 mg de vitamina C al día, por cuatro semanas, bajaron sus niveles de LBD un promedio de 16%, y los de LAD mejoraron un poco. Un estudio más grande en 256 hombres y 221 mujeres indicó resultados similares. Parece que la vitamina C tiene efectos similares incluso en dosis más bajas.

Las vitaminas E y C trabajan mejor juntas, un motivo para tomar estas vitaminas como parte de un multivitamínico. Busque una que contenga entre 200 y 500 mg de vitamina C. (La mayoría de las vitaminas se miden en miligramos, pero las vitaminas solubles en grasa, como la E y la A, que se miden en UI, son la excepción.)

Complementos de aceite de pescado

El *Plan de Control Total* incluye comer pescado varias veces a la semana. Pero aunque no lo crea, comer pescado con regularidad no es suficiente para obtener la cantidad de ácidos 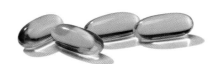 grasos omega-3 que, de acuerdo con la última investigación, reducen los triglicéridos, evitan la inflamación, disminuyen la viscosidad de la sangre y dan otros beneficios al corazón. Por eso, los que sigan el Plan tomarán también un complemento de aceite de pescado al día. (Si no le gusta el pescado y no planea incluirlo en su dieta, es importante que tome este complemento.) El aceite de pescado tiene otros beneficios, como fortalecer la función inmunitaria, eliminar la depresión, ayudar en las alergias, controlar la inflamación en personas con padecimientos como artritis reumatoide y enfermedad de Crohn, y quizá ayudar a evitar algunos cánceres.

Si lo preocupa tener que tomar un aceite con sabor desagradable todos los días (quizá recuerda el aceite de ricino que tomaba cuando era niño), le gustará saber que ya hay complementos de aceite de pescado en cápsulas.

Una idea extraordinaria

El aceite de pescado tiene un poder sorprendente para proteger el corazón, principalmente porque se obtiene con facilidad y es una fuente económica de ácidos grasos omega-3, sobre los que leyó en el Cap. 4. El aceite de pescado puede mejorar su proporción de LBD y LAD, además de disminuir mucho el nivel de triglicéridos.

En un estudio israelí de 2001, 52 pacientes que tomaban medicamento para disminuir el colesterol recibieron ya sea 7 g de de crema para untar que contenía ácidos grasos omega-3, o una crema con aceite de oliva. A los participantes se les pidió que limitaran la cantidad de ácidos grasos omega-6 (que se encuentran en casi todos los aceites vegetales) en su dieta. Los pacientes que usaron la crema con omega-3 disminuyeron sus niveles de colesterol total 12%, los niveles de LBD bajaron casi 17%, y los de triglicéridos, 36%. El grupo que utilizó la crema con aceite de oliva bajó sus niveles de LBD 15%, pero no tuvo ningún cambio significativo en los niveles de LAD y triglicéridos.

Al comprar aceite de pescado

Los complementos de aceite de pescado son una forma fácil de añadir más ácidos grasos omega-3 a su dieta. Las cápsulas translúcidas gelatinosas son inodoras, insaboras y fáciles de tragar, aunque sean grandes. Y también son relativamente económicas (puede obtener 100 cápsulas de 1,000 mg por menos de 100 pesos. (Le recordamos que 1,000 mg equivalen a 1 g.)

Sólo asegúrese de buscar una marca con la etiqueta USP (vea pág. 125), y verifique que el complemento contenga el nivel de ingredientes que indica la etiqueta. Cuando en Estados Unidos la ConsumerLab.com, una compañía independiente que evalúa complementos de la dieta, analizó los complementos de aceite de pescado, encontró que una tercera parte de las 20 marcas analizadas no contenía los niveles de EPA y DHA anunciados. Dos productos que fallaron incluso indicaban en sus etiquetas que su potencia había sido probada o verificada. Entre las marcas que pasaron la prueba: Nutrilite Omega 3 Complex Dietary Supplement y Puritan's Pride Inspired By Nature Salmon Oil.

Otros beneficios que vale la pena mencionar:
- Los estudios indican que 2,000 mg o más de aceite de pescado al día reducen niveles de triglicéridos, formación de coágulos en sangre y presión arterial.
- Combinar aceites de pescado con medicamentos con estatina ayuda a prevenir la diabetes tipo 2 en personas obesas con colesterol alto. (Las estatinas solas tienen poco efecto en los triglicéridos, importantes en el desarrollo de diabetes.)
- Los complementos de aceite de pescado ayudan a regular la actividad eléctrica del corazón, disminuyendo el riesgo de ataque cardíaco o muerte cardíaca repentina por arritmias o latidos irregulares del corazón.

Qué tomar y cuánto

Dos tipos de ácidos grasos omega-3 constituyen el aceite de pescado: EPA y DHA (no se preocupe por los nombres científicos). Busque un producto con ambos, como Max EPA. Tome 1,000 mg dos veces al día. Si tiene enfermedad cardíaca, pregunte al médico si puede tomar dosis más altas. Si es un vegetariano estricto (que no come ningún producto animal ni pescado), tome aceite de semillas de linaza en lugar del aceite de pescado. Las semillas de linaza y su aceite son fuentes excelentes de ácidos grasos omega-3. Tome una cucharada al día en cápsula o en aceite, o úselo en aderezos y para cocinar. No tome ambos aceites al mismo tiempo, porque ambos adelgazan la sangre.

Como los complementos de pescado reducen el tiempo que tarda en coagular la sangre, primero consulte a su médico si está tomando medicamentos para adelgazar la sangre, como Coumadin (warferina), o si tiene riesgo de enfermedad hemorrágica.

Otros siete complementos clave

En el *Plan de Control Total* todos tomarán un multivitamínico y un complemento de aceite de pescado (o aceite de linaza para vegetarianos estrictos) al día. Algunos pueden beneficiarse con complementos adicionales. Indicamos los principales candidatos y quién debe considerarlos. Consulte al médico antes de que se decida a tomar cualquier complemento.

Guggul

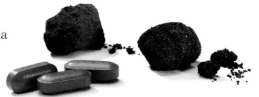

Guggul, apócope de guggulsterona (llamada también gugulípido), es un extracto derivado de la resina del árbol de mirra mukul, que crece en la India. Tiene más de 3,000 años de historia en el tratamiento de una variedad de padecimientos. Ahora hay que añadir el colesterol alto a la lista. En la India y Francia, el gugulípido es tan efectivo para tratar el colesterol alto que se le considera un medicamento de prescripción. En Estados Unidos aún se vende sin receta, a menudo combinado con otros compuestos que disminuyen el colesterol, como ajo, niacina y extracto de levadura roja de arroz. Funciona al permitir que el hígado acepte más LBD, disminuyendo así la cantidad que circula en la sangre. Puede estimular la glándula tiroides, involucrada en el metabolismo del colesterol (recuerde que en el Cap. 2 se dijo que el hipotiroidismo es una causa principal de colesterol alto).

Lo que indica la investigación: En estudios hechos en la India, 205 personas con colesterol alto tomaron 500 mg de gugulípido al día. Después de 12 semanas, entre 70 y 80% de los pacientes disminuyeron su colesterol un promedio de 24%, y sus triglicéridos, un promedio de 22.6%. Transcurrieron entre tres y cuatro semanas antes de que el colesterol empezara a disminuir. Adicionalmente, en 60% de aquellos que respondieron a la terapia con gugulípido, los niveles de LAD aumentaron.

Quién debe tomarlo: Cualquiera con colesterol alto que busque una alternativa a un medicamento prescrito, particularmente si el colesterol está aún en una zona "gris" en la que el medicamento no está específicamente recomendado.

Dosis recomendada: Una dosis efectiva es de 75 mg de guggulsteronas, el ingrediente activo en el gugulípido, tomada en dosis divididas (25 mg tres veces al día). Lea la etiqueta con detenimiento para asegurarse de que sea la dosis indicada y un producto estandarizado.

Advertencias/contraindicaciones: El gugulípido puede interferir con algunos medicamentos, como Inderal (propranolol) y Cardizem (diltiazem). No lo tome si tiene enfermedad del hígado o síndrome de colon irritable.

Extracto de levadura roja de arroz

La levadura roja, que se desarrolla en el arroz fermentado, se ha utilizado en China durante más de 1,000 años para mejorar la función del corazón (y da al pato pequinés su color rojo). Funciona al bloquear una enzima necesaria en la formación de colesterol y al acelerar el retiro de LBD de la sangre.

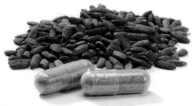

Véalo como un medicamento de estatina de la naturaleza. Es tan similar a las estatinas que la FDA de EUA retiró una marca de extracto de levadura roja de arroz, Cholestin, de la venta en el verano de 2002, diciendo que contenía lovastatina natural, el mismo compuesto sintéticamente producido y vendido como el medicamento Mevacor. El fabricante de Cholestin de inmediato reformuló el producto usando policosanoles (vea pág. 137), y aún se vende con el mismo nombre de marca.

Otras formas de extracto de levadura roja de arroz continúan disponibles en Internet y en tiendas de comida especializadas en la salud, con médicos individuales y con personas que aplican terapias alternativas. Aunque no han sido tan estudiadas como el Cholestin, estas opciones aún tienen algunos efectos que disminuyen el colesterol y pueden costar una quinta parte del precio de las estatinas de prescripción.

Lo que indica la investigación: Los investigadores de la Universidad de California, en Los Ángeles, estudiaron los beneficios del extracto de levadura roja de arroz en 83 adultos sanos con niveles altos de LBD. Durante 12 semanas, los participantes tomaron el extracto o un placebo y siguieron una dieta baja en grasa y colesterol. En el grupo del complemento, el colesterol total bajó un promedio de 46 puntos, luego de ocho semanas. No hubo disminución significativa en el grupo del placebo. En un estudio hecho en 12 centros médicos en Estados Unidos, 187 hombres y mujeres con niveles altos de colesterol tomaron Cholestin ocho semanas. Su colesterol total disminuyó 16%, de 242 mg/dl a 204 mg/dl. Cuatro semanas después de dejar de tomar el complemento, sus conteos aumentaron de nuevo a los niveles de antes del estudio.

Quién debe tomarlo: Cualquiera con niveles de colesterol tan altos como para requerir tratamiento con medicamentos, pero que no desea tomar medicamento prescrito.

Dosis recomendada: Siga las indicaciones del fabricante.

Advertencias/contraindicaciones: Como el extracto de levadura roja de arroz es una forma natural de estatina, puede tener los mismos efectos secundarios de las estatinas, incluyendo acidez, mareo, debilidad muscular y riesgo muy bajo de daño al hígado. No lo mezcle con otros medicamentos para disminuir el colesterol tipo estatina, aunque puede combinarlo con seguridad con complementos de niacina. Compleméntelo con la coenzima Q10 (más sobre esto en la página siguiente). Como el extracto es una estatina, aunque sea natural puede tener los mismos efectos de disminución en la coenzima Q10 que cualquier estatina farmacéutica.

Cromo

El cromo es un oligoelemento esencial descubierto en
1955. Aunque el cuerpo sólo contiene unos miligramos, esta cantidad es crítica para regular los niveles
de insulina y glucosa en sangre, así como para activar
enzimas esenciales para la producción de energía.

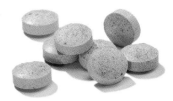

Obtenemos el cromo en la comida: de levadura, granos, frutos secos, ciruelas, papas y
mariscos. En general no obtenemos suficiente cromo y muchos estadounidenses tienen deficiencia de él debido a dietas altas en azúcar refinada que lo extraen.

Estudios recientes dicen que un complemento de cromo disminuye el colesterol,
ayuda a estabilizar los niveles de glucosa en sangre y mejora la sensibilidad a la
insulina. Puede ser benéfico para personas con síndrome metabólico o diabetes.

Lo que indica la investigación: En un estudio a 28 personas, las que tomaron 200
mcg de cromo al día por 42 días tuvieron una disminución significativa de colesterol
total y LBD, que no ocurrió cuando tomaron un placebo. Al menos otros ocho estudios indican que un complemento de cromo mejoró el colesterol. Numerosos estudios
indican que un complemento con al menos 400 mcg de cromo mejoró los niveles de
glucosa en ayunas, una señal de sensibilidad a la insulina mejorada. El cromo puede
tardar varias semanas o meses en producir resultados.

Quién debe tomarlo: Las personas con síndrome metabólico o diabetes y cualquiera
susceptible a deficiencia de cromo (incluidos atletas, ancianos y personas que siguen
dietas altas en azúcar refinada).

Dosis recomendada: De 200 a 400 mcg al día, divididos en dosis, para personas con
resistencia a la insulina; de 400 a 1,000 mcg al día, divididos en dosis, para personas
con diabetes. Use picolinato de cromo como su fuente. Para todos los demás, la cantidad que hay en un multivitamínico es suficiente.

Advertencias/contraindicaciones: Si tiene diabetes, consulte al médico. Al tomar
cromo puede alterar sus requerimientos de insulina o medicamento para la diabetes.

Coenzima Q10

Los seres humanos producen en forma natural el
compuesto similar a vitamina conocido como
coenzima Q10, o CoQ10. Se encuentra en cada
célula de su cuerpo. Y usted obtiene más de este pode-

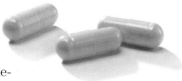

roso antioxidante en la comida, principalmente de carne roja, frutos secos, verduras
de color verde oscuro y aceites vegetales. Proporciona energía a todas las células, en
particular al corazón; sin ella, el corazón no podría latir. No es sorprendente que el
corazón tenga más concentración de CoQ10 que cualquier otro tejido, o que la gente
con enfermedad cardíaca tenga hasta 25% menos CoQ10 que las personas sanas del

corazón. Algunos médicos de muchos países la recetan a pacientes con enfermedad cardíaca.

Al trabajar junto con la vitamina E, la CoQ10 se adhiere a las partículas de LBD cuando recorren el cuerpo, y ayuda a protegerlas de la oxidación. En el Cap. 1 indicamos que la LBD es más peligrosa para las arterias cuando se oxida.

Los niveles de CoQ10 disminuyen en forma natural cuando envejecemos. Los estudios indican que los medicamentos con estatina, que disminuyen el colesterol, y los bloqueadores beta reducen la CoQ10 al interferir con la capacidad que tiene el cuerpo para producir el compuesto. Éste puede ser un motivo de la debilidad muscular asociada con las estatinas.

Lo que indica la investigación: Aunque la CoQ10 no parece tener ningún efecto sobre los niveles de colesterol, puede ayudar a prevenir la oxidación de LBD. Eso es lo que sugirió un estudio en conejos. Alimentaron a dos grupos de conejos con una dieta rica en ácidos grasos trans para elevar los niveles de colesterol y triglicéridos. Luego, un grupo recibió CoQ10 en su comida. ¿El resultado? Ese grupo tuvo menos placa arterial que el grupo de control. Más aún, la placa presente era más estable (con menos riesgo de romperse y causar un ataque cardíaco).

Quién debe tomarla: Cualquiera con un nivel alto de LBD y cualquiera que tome un medicamento con estatina podría considerar un complemento con CoQ10 si puede costearlo, pues no es barato. La CoQ10 es útil para las personas con presión arterial alta o insuficiencia cardíaca por congestión venosa.

Dosis recomendada: 100 mg divididos en dosis (50 mg dos veces al día). Tómela con la comida para mejorar la absorción.

Advertencias e interacciones: Alguna literatura sugiere que la CoQ10 puede interactuar con adelgazantes de la sangre, como Coumadin.

Psilio

Esta fuente de fibra soluble (la capa externa de la semilla de psilio) ha estado etiquetada como un laxante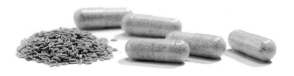
durante más de 60 años, con la marca Metamucil. Ahora sabemos que también tiene propiedades sorprendentes para disminuir el colesterol. Sólo 10 g al día pueden disminuir el colesterol total 5% y las LBD 9%. Con el *Plan de Control Total* obtendrá toda la fibra soluble que necesita a través de frutas, verduras y frijoles. Si considera que no puede comer en forma consistente alimentos ricos en fibra soluble, pruebe un complemento con psilio.

Lo que indica la investigación: En un análisis de ocho estudios diferentes en EUA, los investigadores de la Universidad de Kentucky encontraron que al tomar 10 g al día de psilio, por ocho semanas, se redujeron las LBD 7%.

Quién debe tomarlo: Cualquiera que no obtenga 25 g de fibra dietética al día.

Dosis recomendada: 10 g al día de un complemento de psilio, como Metamucil.

Advertencias/contraindicaciones: Tómelo con suficiente agua para reducir la inflamación estomacal y los gases, y prevenir el estreñimiento.

Arginina

La arginina o l-arginina se convierte en óxido nítrico en el cuerpo. En el Cap. 2 dijimos que el óxido nítrico se produce principalmente en las paredes de los vasos sanguíneos. Esto

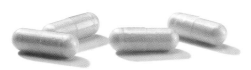

mantiene el endotelio (recubrimiento de las arterias) liso y suave, y previene la formación de placa. Fuentes de arginina en la dieta: avena, huevos y frijol de soya.

Lo que indica la investigación: El Dr. John P. Cooke, profesor asociado de medicina cardiovascular en la Universidad Stanford, dio a 43 voluntarios dosis grandes de l-arginina (de 6 a 21 g al día), y el flujo de sangre y flexibilidad de las arterias mejoró en una semana. Cooke encontró que un complemento de arginina reduce la viscosidad de las plaquetas sanguíneas, los glóbulos blancos y las paredes de las arterias en personas con colesterol alto. Menos viscosidad significa menor riesgo de placa y coágulos.

Quién debe tomarla: Cualquiera con el funcionamiento del endotelio dañado podría beneficiarse al tomar arginina extra. Como no es fácil saber si hay deficiencia en el funcionamiento del endotelio, considere tomar arginina si tiene enfermedad cardíaca o múltiples factores de riesgo de enfermedad cardíaca y su dieta no es la ideal. (Si come suficiente avena, huevos o soya, quizá no la necesite.)

Dosis recomendada: De 2 a 3 g al día, divididos en dosis.

Advertencias/contraindicaciones: Los efectos secundarios pueden incluir malestar estomacal, diarrea, dolor de cabeza o herpes zoster. No la use con Viagra, pues puede causar una disminución peligrosa de la presión arterial. No se recomienda a personas con cáncer o un historial de cáncer, infecciones graves o inflamación.

Espino

El espino es un arbusto de Europa, el noroeste de África y el oeste de Asia. Se le considera una hierba medicinal muy valiosa y se usa desde la Edad

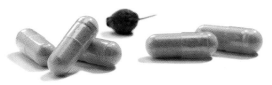

Media como remedio para muchos padecimientos. Sus propiedades medicinales quizá se deban a sus altas concentraciones de los antioxidantes llamados flavonoides.

Lo que indica la investigación: Los estudios sugieren que esta hierba ayuda a reducir los ataques de angina de pecho al mejorar el flujo de sangre y oxígeno al corazón dilatando los vasos sanguíneos. También protege contra la oxidación de LBD.

Quién debe tomarlo: No podemos sugerir complementos de espino a todos los que siguen el *Plan de Control Total,* porque la prueba de sus beneficios no es definitiva. Si tiene usted enfermedad cardíaca o presión arterial o colesterol altos y desea hacer todo lo posible para disminuir su riesgo, quizá sea una buena idea tomarlo.

Dosis recomendada: De 100 a 300 mg de extracto estandarizado al día.

Advertencias/contraindicaciones: No lo tome si está tomando un vasodilatador. El espino puede disminuir la presión arterial y evitar la coagulación de la sangre. Si toma algún medicamento que tenga estos efectos, asegúrese de consultar al médico antes de tomar espino.

Otros complementos prometedores

Acaba de leer sobre los complementos que recomendamos o pensamos que debe considerar basados en investigaciones significativas. Pero la evidencia aumenta a favor de otros complementos que pueden ser útiles para disminuir el colesterol, y aunque no es todavía lo bastante sólida para que le recomendemos tomarlos con regularidad, éstos son ocho que debe considerar. Uno –el calcio– es un mineral que todos deberían tomar para proteger los huesos. ¡Esto sí es claro!

Extracto seco de alcachofa. Las alcachofas contienen sustancias químicas vegetales que disminuyen la cantidad de colesterol que produce el hígado y ayudan a convertir el colesterol en ácidos biliares menos peligrosos. En un estudio alemán publicado en 2000, los investigadores dieron a 143 personas con colesterol alto ya sea tabletas de 450 mg de extracto seco de alcachofa o un placebo, durante seis semanas. Las que tomaron el complemento disminuyeron sus niveles de LBD 22.9%, comparado con 6.3% de disminución en el grupo de control.

Alga azul verdosa. Las algas azul verdosas o cianobacterias están entre las formas de vida más primitivas de la Tierra. Los africanos y los nativos norteamericanos almacenaban las algas secas durante todo el año para su consumo y para comercio. Contienen muchos nutrientes, aminoácidos y minerales, como cinc, selenio y magnesio. Son ricas en antioxidantes y ácidos grasos poliinsaturados. La mayor parte de la investigación para demostrar su capacidad de disminuir el colesterol se ha llevado a cabo en animales.

Calcio. Una cantidad tan pequeña como 1,000 mg de citrato de calcio al día puede disminuir el nivel de LBD y aumentar el nivel de LAD. Al menos eso encontraron los investigadores australianos en un estudio que no tenía nada que ver con el colesterol, sino que fue diseñado para valorar los efectos del calcio en la incidencia de fracturas óseas. Un grupo de 223 mujeres recibió citrato de calcio o un placebo por un año. Las que recibieron calcio mejoraron el nivel de colesterol más que las del grupo del pla-

Continúa en pág. 137

Medicamentos vs. complementos

¿Cuán buen resultado dan algunos de los complementos de este capítulo? Note cómo se comparan seis de éstos contra cuatro medicamentos. (Tenga en mente que en algunos casos quizá tome un complemento y un medicamento prescrito.)

	Reducción promedio: colesterol (%)	Reducción promedio: LBD (%)	Aumento promedio: LAD (%)	Reducción promedio: triglicéridos (%)	Mejor para	Posibles efectos secundarios
Medicamentos						
Aislantes del ácido biliar	Hasta 15	15–30	5	Variable; puede elevar niveles	Reducir LBD	Padecimientos gastrointestinales
Fibratos	Hasta 20	Variable a reducción de 10-15	5–20	20–50	Reducir triglicéridos y aumentar LAD	Padecimientos gastrointestinales, mayor riesgo de cálculos en vesícula
Ácido nicotínico (niacina)	Hasta 20	20–30	15–35	20–50	Toda anormalidad de lípidos	Rubor, daño en hígado (en forma de liberación sostenida), gota, padecimientos gastrointestinales
Estatinas	Hasta 40	20–60	5–15	10–40	Reducir LBD; Zocor (simvastatina) aprobada también para elevar LAD	Daño al hígado, debilidad muscular, pérdida de la libido
Complementos						
Cromo	No significativo	No significativo	No significativo	17	Reducir triglicéridos	Ninguno
Aceite de pescado	12	17	No significativo	36	Prevenir oxidación de LBD y mejorar funcionamiento del corazón	Adelgaza la sangre; úselo con cuidado si toma otros adelgazantes de sangre
Gugulípido	25	16	No significativo	18	Reducir LBD y triglicéridos	Malestar gastrointestinal, náusea, dolor de cabeza, diarrea
Pantetina (vitamina B5)	13.5	13.5	10	13–30	Reducir LBD y triglicéridos y elevar LAD	Ninguno
Psilio	7	7	No significativo	No significativo	Reducir LBD	Inflamación estomacal, gases, malestar abdominal
Extracto de levadura roja de arroz	16–20	21–25	Menos de 5	6–15	Reducir LBD y triglicéridos	Malestar gastrointestinal, urticaria, dolor de cabeza

Continúa de pág. 135

cebo. ¿El motivo de la mejoría? Un aumento promedio de 7% en niveles de LAD. Por supuesto, el calcio beneficia los huesos y ayuda a regular la presión arterial. Si está usted preocupado por sus huesos o su presión arterial (como la mayoría debería estarlo) y además por su colesterol, debería estar tomando un complemento de calcio. (Casi ninguno de los multivitamínicos contiene el calcio que necesita.) Las mujeres posmenopáusicas y los hombres mayores de 65 necesitan 1,500 mg; los demás necesitan de 1,000 a 1,200 mg. Es mejor tomarlo en dosis divididas, dos veces al día.

Fenegreco. Esta hierba de la India se usa para ayudar a las madres que amamantan a producir más leche (y para sazonar curries). Varios estudios indican que es efectiva para disminuir el colesterol. En un estudio a 20 personas, los participantes redujeron el colesterol de LBD un promedio de 21% al mezclar 18 g de polvo de fenegreco con su comida diaria.

Orozuz. Un ingrediente del orozuz, la glabridina, retrasa la oxidación de las LBD, un factor principal que contribuye a la formación de placa. Éste puede ser un motivo del bajo índice de aterosclerosis en países asiáticos como Mongolia y Vietnam, donde la gente mastica orozuz. Al masticarlo, se liberan las enzimas que descomponen la glabridina, lo que permite al cuerpo absorberla. En un estudio israelí, luego que 20 estudiantes de medicina tomaron 100 mg de tabletas de extracto de orozuz al día, por dos semanas, las LBD en su sangre fueron 80% más resistentes a la oxidación que las del grupo de control. No trate de obtener la glabridina de golosinas de orozuz, ya que se halla en las partes de la raíz que se desechan para hacer dulces. Busque extractos, cápsulas u obleas etiquetados como DGL, o deglicirricinados. Esto significa que eliminaron del producto un compuesto del orozuz que eleva la presión arterial.

Fitosteroles vegetales. En el Cap. 4 leyó sobre las margarinas que reducen el colesterol y que contienen esteroles vegetales (fitosteroles). Los esteroles son tan similares en estructura química al colesterol que ocupan los receptores del colesterol en el intestino y bloquean la absorción que hace el cuerpo del colesterol que come. Si no le agradan las margarinas con esterol para untar, puede pensar en tomar complementos de fitoesterol, disponibles como polvos, cápsulas o aceites. Algunas marcas de EUA incluyen Basikol, Kholesterol Blocker, Cholesterol Success, Cholestain y Phytosterol Complex. Recuerde que, como con las margarinas con esterol, debe considerarlos como medicamentos y seguir las indicaciones de las dosis. En un estudio piloto de la Dra. Mary McGowan, directora médica del Cholesterol Management Center, en el New England Heart Institute, cinco pacientes (dos también estaban tomando un medicamento con estatina) tomaron 800 mg de Basikol dos veces al día con una comida. El colesterol total disminuyó un promedio de 13.2%, con un nivel de 6 a 24%, mientras que las LBD disminuyeron un promedio de 20%, con un nivel de 10.5 a 32%.

Policosanol. La última sustancia que disminuye el colesterol y que aparece en las revistas médicas es una mezcla de alcoholes, purificados ya sea de caña de azúcar o de cera de abejas. Un grupo de investigadores cubanos publicaron un resumen de los estudios sobre el policosanol, en el que indican que una dosis de 10 a 20 mg al día disminuye el colesterol total de 17 a 21% y las LBD de 21 a 29%, y aumenta las LAD de 8 a 15%. En unos estudios, las dosis diarias de tan sólo 10 mg al día fueron tan efectivas para reducir el colesterol total o las LBD como la misma dosis de Zocor (simvastatina) o Pravachol (pravastatina). El complemento parece seguro, dada la evidencia de personas que lo han usado durante más de tres años.

Picnogenol. Esta sustancia, que se encuentra en la corteza del pino, funciona como antioxidante neutralizando los radicales libres y previniendo la oxidación de las LBD. En un estudio, 40 pacientes con insuficiencia venosa crónica (padecimiento que ocasiona hinchazón en las piernas) fueron tratados diariamente con 600 mg de extracto de castaña de Indias o 360 mg de picnogenol, por cuatro semanas. El picnogenol disminuyó bastante los niveles de colesterol total y de LBD, sin afectar los niveles de LAD.

Complementos, no curalotodo

En los próximos años oirá cada vez más sobre alternativas naturales para disminuir el colesterol y proteger el corazón. Antes de unirse a los triunfadores, tenga en mente que ningún complemento es un sustituto de los cambios en el estilo de vida que hará con el *Plan de Control Total,* en particular con los nuevos hábitos alimentarios que adoptará. El hecho es que quizá los científicos nunca puedan duplicar con una píldora los efectos complejos y la multitud de beneficios a la salud de alimentos como frutas, verduras y cereales integrales. Por supuesto, si reduce el colesterol con complementos como el guggul y come carne y helado con singular alegría, o si toma espino o CoQ10 para reducir la presión arterial y no hace nada para aliviar el estrés causado por ese trabajo que tanto le afecta los nervios, al final no beneficiará mucho ni a su corazón ni a sus arterias.

Por último, no olvide las tres reglas de oro al tomar complementos:

- **No lo mantenga en secreto.** Informe a su médico lo que toma.
- **Más no es mejor.** Siga las indicaciones sobre la dosis.
- **Sepa lo que toma.** Busque etiquetas de USP y GMP.

Ahora leerá sobre otro "complemento", algo que añadirá a su vida y que es más importante para el corazón que cualquier complemento de este capítulo. No viene en forma de píldora o como extracto, y necesitará más de unos minutos para "tragarlo". Le garantizamos que lo hará sentirse con más energía, más feliz y dormirá mejor. Y, por supuesto, disminuirá su riesgo de sufrir un ataque cardíaco.

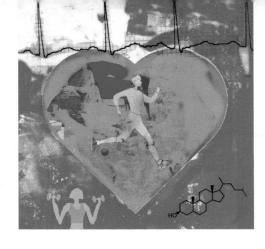

Control Total | Ejercicio

¿Cuándo fue la última vez que cambió de canal sin usar el control remoto? ¿Caminó a la tienda por leche en lugar de conducir? ¿Subió las escaleras en lugar de usar el ascensor, o dejó el auto en el extremo lejano en lugar de dar vueltas cinco minutos en busca de un espacio más cercano? Si es como gran parte de personas, eso fue hace mucho tiempo.

Los trabajos de escritorio, la adicción a la televisión y aparatos como los controles remotos, junto con la fijación por los autos, han hecho de Estados Unidos un país sedentario, con más de 6 de cada 10 adultos ya sea inactivos o poco activos. No es de extrañarse, pues, que ese país esté en medio de una epidemia de obesidad.

¿Qué tiene que ver esto con su corazón? Todo. El ejercicio moderado por sí solo no disminuirá su colesterol significativamente, pero lo ayudará a evitar un ataque cardíaco, que es quizá el motivo por el que quería disminuir su colesterol. El ejercicio es una panacea virtual para el sistema cardiovascular, pues disminuye la presión arterial, reduce el ritmo cardíaco en descanso (para que su corazón no tenga que trabajar tanto para bombear la sangre), disminuye el riesgo de que la sangre forme peligrosos coágulos, reduce LBD y aumenta LAD. Ayuda también al cuerpo a utilizar insulina y glucosa, para que sea menos probable que desarrolle síndrome metabólico o diabetes.

El vínculo entre el ejercicio y la enfermedad cardíaca ha sido claro por años, con la falta de actividad física en segundo lugar, después de fumar, como factor de riesgo de ECC. Pero un estudio del Duke University Medical Center, publicado en el *New England Journal of Medicine* en noviembre de 2002, indicó por primera vez que el ejercicio tiene efectos benéficos sobre el colesterol, incluso sin pérdida de peso. Las personas hicieron el equivalente calórico de caminar deprisa o correr 20 o 32 km a la semana, ejercitándose vigorosa o moderadamente. En beneficios sobre el colesterol, la intensidad no hizo diferencia; lo importante fue la cantidad de ejercicio. Cuanto más se movieron las personas, más grandes y esponjosas fueron sus partículas de colesterol. Las partículas más pequeñas y densas de LBD son las que tienen más probabilidad de adherirse al recubrimiento de la pared de la arteria y causar placa.

No puede seguir el *Plan de Control Total* sin hacer ejercicio, porque éste es vital para la salud general del corazón y de los vasos sanguíneos. Facilita la pérdida de peso, lo que reduce el nivel de triglicéridos. Aunque no pierda peso, la actividad física lo ayuda a vivir más tiempo. Una investigación del Cooper Institute en Dallas indicó que la buena condición física lo protege de muerte prematura, sin importar su peso. Indicó que las personas obesas con buena condición física tenían una tercera parte del riesgo de muerte prematura que las personas obesas y sin condición física, casi el mismo riesgo que las delgadas con buena condición física.

De igual importancia son los beneficios de la actividad física para su estado mental. Numerosos estudios indican que el ejercicio aeróbico (como caminar) es uno de los mejores remedios para la ansiedad y la depresión, capaz de mejorar el estado de ánimo, la autoestima y el funcionamiento mental. Ayuda a manejar el estrés (Cap. 7), lo que es importante para controlar el colesterol y evitar un ataque cardíaco. Con el *Plan de Control Total* no tendrá que entrenarse como para un maratón o asistir a un gimnasio. Todo el ejercicio que recomendamos –caminar al menos 30 minutos casi todos los días (o más si necesita perder peso) y un poco de entrenamiento en fuerza muscular para mantener su cuerpo tonificado y mejorar el metabolismo– puede hacerlo con poco o nada de equipo. La clave es moverse, sentirse mejor, tener más energía y ser menos susceptible al estrés.

Una advertencia antes de continuar. Si todo el ejercicio que ha hecho en los últimos años ha sido correr por el aeropuerto para abordar un avión luego de estar esperando dos horas, consulte a su médico. Necesita autorización médica antes de iniciar cualquier programa que aumente su nivel de actividad física, como lo hará con el Plan. Lo mismo se aplica si tiene enfermedad cardíaca u otra enfermedad crónica.

El Plan de Control Total
♥ Ejercicio

- Haga al menos 30 minutos de ejercicio moderado casi todos los días de la semana. Use un podómetro para contar sus pasos; el objetivo: 50,000 pasos a la semana, al final de 12 semanas.
- Entrenamiento en fuerza muscular para mantener masa muscular y mejorar metabolismo. Elija Tonificación de 10 minutos o Tonificación corporal total de 30 minutos.
- El estiramiento mantiene la flexibilidad. Las Series de limpieza y estiramiento son tan sencillas que puede hacerlas en la ducha.

Empiece lento. Algunos de los motivos principales por los que la gente deja de ejercitarse son el ejercicio excesivo, las lesiones o sentirse frustado al no obtener resultados rápidos. Vaya con calma, pues ésta es una propuesta para toda la vida. Escuche a su cuerpo; si le duele mucho al día siguiente, se excedió. Si se marea o siente náusea, deténgase. La idea es mejorar su salud, no dañarla.

Su plan para caminar

Para que su corazón bombee con fuerza suficiente para lograr beneficios cardíacos, lo único que necesita es un buen par de zapatos para caminar. De acuerdo con el Harvard Nurses' Health Study, que estudió a 80,000 mujeres por más de 20 años, tan sólo media hora de caminata rápida al día (30 minutos, el tiempo que tarda en ver un programa de televisión) disminuye su riesgo de ataque cardíaco de 30 a 40%.

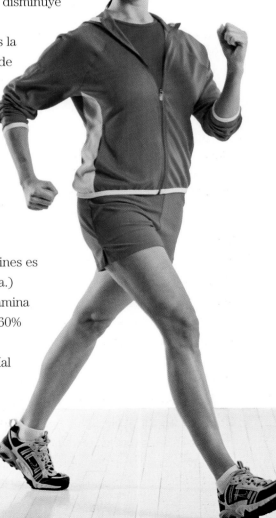

Hay muchos motivos por los que elegimos la caminata como la base del plan de ejercicio de *Control Total*. Entre éstos:

Caminar es más seguro que correr. Al caminar pone pie en tierra con una quinta parte de la fuerza del que corre; es mejor para articulaciones y ligamentos.

Cualquiera puede caminar. Es buena opción, incluso para personas embarazadas, con artritis, enfermedad cardíaca o que se recuperan de un ataque cardíaco.

Es económico. Un par de zapatos y calcetines es todo lo que necesita. (Bueno, debe usar ropa.)

No lo dejará. Sólo 25% de la gente que camina como ejercicio lo deja, comparado con 50 a 60% de los que inician otros ejercicios.

Lo hace en cualquier lugar y momento. ¿Mal clima? Camine en un centro comercial. ¿De vacaciones? Caminar es una gran forma de "turistear". ¿Saldrá con amigos? Programe una caminata por el campo.

Es fácil variar la intensidad. Para ejercitarse más, camine deprisa o suba y baje

Su ritmo cardíaco ideal

Para obtener lo máximo de los ejercicios aeróbicos, como caminar, el American College of Sports Medicine, de EUA, sugiere mantener un ritmo cardíaco de entre 60 y 80% de su ritmo cardíaco máximo, con al menos 20 minutos de ejercicio. Su ritmo cardíaco máximo es 220 menos su edad. Si no usa un monitor de ritmo cardíaco, detenga el ejercicio para tomarse el pulso. O cuente las pulsaciones en 10 segundos y multiplíquelas por 6. No necesita hacer esto cada vez que se ejercite, sólo de vez en cuando para asegurarse de que trabaja al nivel de intensidad adecuado.

Edad	Ritmo cardíaco ideal	
	60% del máx.	80% del máx.
30	114	152
35	111	148
40	108	144
45	105	140
50	102	136
55	99	132
60	96	128

escaleras o colinas. ¿Está cansado o se recupera de una enfermedad? Entonces ejercítese menos.

Con el *Plan de Control Total* deseamos que llegue a caminar al menos 30 minutos al día (60 si debe bajar de peso), casi todos los días. Además deberá buscar oportunidades para caminar el resto del día.

Antes de empezar, indague cómo está en términos de aptitud aeróbica. Camine 1.5 km. Registre cuánto tiempo tarda en hacerlo, así como su ritmo cardíaco o su pulso al terminar. Repita en cuatro semanas. Quizá hayan mejorado su tiempo y su ritmo cardíaco. (Si camina más deprisa al tener mejor condición física, su ritmo cardíaco quizá no disminuya.) Para tomarse el pulso, coloque dos dedos sobre la muñeca, cerca del pulgar, o a un lado del cuello, junto a la manzana de Adán. Ajuste los dedos hasta sentir un pulso fuerte. Cuente el número de pulsaciones en 30 segundos y multiplique por 2. (Para mayor rapidez, consulte el cuadro a la izquierda.)

Un útil aparatito

¿Quién habría pensado que algo tan pequeño como un mazo de cartas y más económico que unos zapatos tenis podría significar toda la diferencia para que camine usted más? Estamos hablando de un podómetro, un aparato que capta el movimiento de su cuerpo y cuenta los pasos; luego convierte ese número en distancia, con base en el largo de sus pasos. En el *Plan de Control Total* lo animamos para que compre un podómetro y cuente los pasos que da cada día, con una meta de 50,000 pasos a la semana, luego de 12 semanas.

"Descubrimos que los podómetros electrónicos económicos son una herramienta fabulosa para motivar a la gente a incrementar su actividad física", dice el Dr. James O. Hill, director del Center for Human Nutrition, en el Health Sciences Center de la

Universidad de Colorado, en Denver. Ese centro trabaja para que toda la población del estado de Colorado cuente sus pasos rumbo a una buena condición física.

Aunque los podómetros apenas empiezan a utilizarse en Estados Unidos, han sido populares en Japón durante más de 30 años, y la familia japonesa promedio tiene 3.2. Los podómetros hacen divertida la actividad física e impulsan nuestra competitividad

Elija el podómetro adecuado

Los podómetros se han sofisticado. Ahora pueden leer el pulso, calcular las calorías que quemó, el tiempo de su actividad y la velocidad, y tocar música para animarlo mientras camina. Es difícil elegir la marca y el estilo adecuados. Abajo se presentan sugerencias, por si puede conseguirlos. Todos requieren que usted registre el largo de su paso, lo que es fácil de hacer. Camine 10 pasos, mida la distancia en pies (31 cm = 1 pie) y divida entre 10.

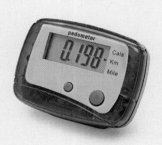

Marca	Características
BodyTrends Podómetro de función total	• Inicio/alto automático, registra tiempo sólo mientras esté en movimiento. • Calcula velocidad promedio. • Cuenta número de pasos hasta **99,999**. • Gancho para el cinturón.
Brunton's Podómetro digital con alarma	• Contador de calorías. • Alarma de pánico integrada. • Pantalla de cristal líquido iluminada.
New Lifestyles Digiwalker SW-401	• Las series SW las usan los investigadores en estudios científicos. • Medidor de distancia. • Correa de seguridad.
Oregon Scientific's PE316FM	• Radio FM. • Reloj digital 12/24 horas. • Botones de audífonos en miniatura.
Sportline's Podómetro Fitness 360	• Mide calorías quemadas. • Registro digital de siete días de caminata. • Odómetro. • Inicio automático; se detiene luego de cuatro minutos sin movimiento.
Sportbrain	• Con soporte para cargar información al sitio www.sportbrain.com (en inglés), donde puede seguir su condición física.

al permitirnos competir contra nosotros mismos y no contra los demás. En promedio, la gente sedentaria sólo da entre 2,000 y 3,000 pasos al día. Los estudios indican que al dar 6,000 pasos al día, reduce en forma significativa el riesgo de muerte. Y si añade 2,000 pasos o 1.5 km al día, ayudará a mantener su peso actual y ya no lo aumentará. Eso sólo toma de 15 a 20 minutos, que puede dividir en el transcurso del día.

Trucos de quien sabe

Caminar es un deporte suave, pero necesita prestar atención a su forma y proteger el cuerpo de distensiones o lesiones. No es difícil, sólo siga estos consejos:

Estiramientos para caminantes

Cada vez que su pie golpea el suelo, los músculos y las articulaciones reciben una carga de 1.5 veces el peso de su cuerpo. Para prevenir lesiones, camine sin avanzar unos minutos para calentar los músculos; luego haga estos cuatro estiramientos. Después de estirar un lado, cambie de lado y repita. Estírese varias veces de cada lado.

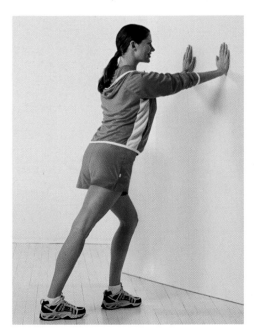

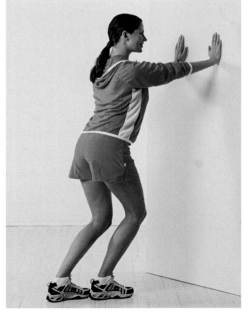

1 Estiramiento de pantorrillas
Póngase de pie a 60 cm de una pared y apoye las manos en ella. Extienda la pierna derecha 60 cm detrás de usted. Doble la pierna izquierda e inclínese hacia adelante, manteniendo el talón derecho en el piso.

2 Estiramiento de Aquiles
Coloque la pierna derecha frente a la izquierda y doble la rodilla izquierda hacia el suelo, manteniendo el talón en el piso. Esto estira el tendón de Aquiles y el músculo sóleo, que está bajo la pantorrilla.

- Cuando sea posible, camine sobre una superficie suave, como una pista de carreras, un camino de tierra o césped, en lugar de una acera o un camino duro, para amortiguar el impacto en las articulaciones.
- Aumente su kilometraje o tiempo poco a poco. No vaya de 0 a 8 km en dos días.
- Mantenga los brazos doblados en un ángulo de 90 grados.
- Mantenga el cuerpo erguido, con los hombros ligeramente hacia atrás y hacia abajo, no encorvados. (Trate de juntar los omóplatos.) No haga la cabeza hacia adelante; mantenga las orejas alineadas con los hombros. Las manos deben estar ligeramente cerradas.

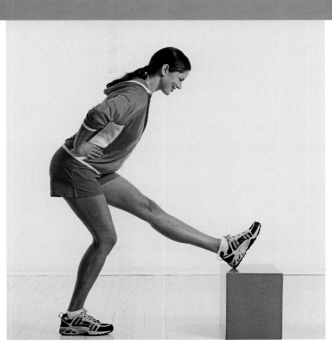

3 Estiramiento de la corva

Coloque el pie izquierdo sobre un reborde o un banco. Mantenga el talón del pie derecho en el piso e inclínese lentamente hacia adelante, sin doblar la espalda, hasta que sienta el estiramiento en el tendón de la corva (la parte posterior de la pierna, desde detrás de la rodilla hasta el glúteo).

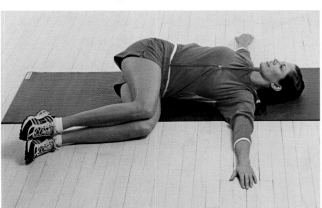

4 Estiramiento de espalda

Acuéstese sobre la espalda, con las rodillas dobladas y los brazos separados del cuerpo. Mantenga las rodillas y los tobillos juntos durante el estiramiento (imagine un trozo de cuerda alrededor de los tobillos). Con lentitud, baje las piernas hacia la izquierda. (Al inicio, quizá las rodillas no toquen el piso.)

Las rutinas de ejercicios de este libro las desarrolló el fisiólogo en ejercicio Michael Wood, C.S.C.S., director de Sports Performance Group, en North Attleboro, Massachusetts, Estados Unidos.

- No coloque las manos más arriba de los hombros en el movimiento hacia adelante y manténgalas a los lados del cuerpo en el movimiento hacia atrás. Esto es en especial importante si usa pesas manuales para aumentar la resistencia. No use pesas en los tobillos mientras camina, pues puede afectar su modo natural de andar y causarse lesiones.

Camine con los zapatos adecuados

Aunque puede caminar con cualquier par de zapatos cómodos, quizá desee invertir en unos tenis especialmente diseñados para caminar. Si lo hace, siga estos consejos:

Empiece con los calcetines. Cuando esté en la zapatería, compre también calcetines nuevos. Busque calcetines de acrílico acolchonados. El acrílico tiende a absorber la transpiración (que producen los pies activos con sus 250,000 glándulas sudorípadas a un ritmo de 118 a 177 ml al día) mejor que el algodón o la lana.

Elija el momento adecuado. Pruébese los zapatos por la tarde; los pies se hinchan en el día y eso afecta la talla del zapato. Pruébeselos con calcetines deportivos.

Ajuste en tres formas. La punta de su dedo más largo deben estar a 1.25 cm de la punta del zapato. La base del pie debe encajar cómodamente en la parte más ancha del zapato. El talón debe ajustarse en la parte posterior, sin deslizamiento.

Reemplace los zapatos a menudo. Cambie los zapatos cuando haya caminado de 550 a 800 km con ellos. Si camina 25 km a la semana (de 3 a 5 km al día, cinco días a la semana), eso significa que debe reemplazarlos cada seis meses. Cuando hayan cubierto esa distancia, habrán perdido su capacidad de absorción del golpe y parte de su estabilidad. Para saber si debe comprar un par nuevo, coloque los zapatos sobre una mesa y obsérvelos desde atrás. Revise el uso y desgaste de la suela. Si se inclinan hacia un lado, el acojinamiento del centro de la suela quizá ya se desgastó. Cuando vuelva a la zapatería, pruébese un par nuevo del modelo que está usando. Si al compararlos no siente acojinamiento en sus zapatos, es que ya lo perdieron.

Alcance su objetivo

Su objetivo es caminar al menos 30 minutos casi todos los días de la semana y buscar durante el día otras oportunidades de estar activo, para que pueda cumplir con los 50,000 pasos la mayoría de los días al final de las 12 semanas. Tenga a mano su podómetro todo el día, para animarse a caminar cuando podría conducir o permanecer quieto. (El Plan de 12 semanas que se inicia en la pág. 206 le pedirá que anote el número de pasos que da cada día.) Si camina una hora, casi está ahí. Si camina 30 minutos, necesitará buscar pretextos para caminar más durante el resto del día. Éstas son algunas formas de hacerlo:

- Estaciónese lo más lejos de la entrada de su trabajo, tiendas o restaurantes.
- Si toma el autobús, bájese una o dos paradas antes y camine el resto.

- Camine, en lugar de estar de pie, al hablar por teléfono o esperar el elevador.
- Use las escaleras en lugar del elevador.
- Oculte el control remoto y use los comerciales como señal para levantarse y subir y bajar escaleras, o recorrer la casa, en lo que continúa el programa.
- Regrese el carrito al supermercado en vez de dejarlo en el estacionamiento.
- Compre un perro y no ponga barda en su patio. Tendrá que pasear a Pluto al menos tres veces al día. (Pluto lo amará por eso.)
- ¿No puede tener un perro en su casa? Ofrézcase para pasear al perro de alguno de sus vecinos.
- Levántese y hable con sus compañeros de trabajo, en lugar de enviar un e-mail.
- Use el baño, la copiadora o la fuente de agua más lejanos a su área de trabajo.
- Encuentre un compañero para caminar. Los estudios indican que es más probable que la gente se apegue a un programa de ejercicio si lo hace acompañada. Invite a un vecino, pariente o compañero de trabajo a caminar.
- Ponga un congelador o refrigerador en el garaje o sótano y guarde ahí comida. Tendrá que ir hasta allá varias veces al día.

Otros aparatos útiles

Además de los podómetros, hay muchos accesorios que lo ayudan a registrar su actividad y a medir los resultados. Aunque en realidad no necesita *ninguno*, algunos podrían ayudarlo con el componente más importante del ejercicio: la motivación.

Velocímetro para caminar. Registra su velocidad e incluso su posición en el globo. Algunos velocímetros para caminar incluyen una tecnología de sistema de posicionamiento global, que indica su ubicación. La mayoría se coloca en el zapato. Los precios varían bastante y hay modelos desde el básico hasta el que le da su ubicación.

Monitor de ritmo cardíaco. Son como relojes de muñeca, pero indican su ritmo cardíaco y emiten un sonido si está demasiado alto o bajo. Algunos modelos calculan las calorías quemadas al ejercitarse.

Pulsómetro personal. La alternativa económica para el monitor de ritmo cardíaco es este aparato que se usa en la muñeca o alrededor del cuello. Utiliza un sensor de pulso para dar lecturas rápidas del ritmo cardíaco. Incluye un cronómetro y un reloj.

Monitor digital de presión arterial en la muñeca. Del tamaño de un reloj de pulso, tiene memoria para almacenar y revisar lecturas.

Monitor de grasa corporal. Los hay de dos tipos: el de báscula sobre la que usted se para, o un pequeño aparato manual.

Entrenamiento en fuerza muscular

Sin duda, los mejores ejercicios para el corazón son las actividades aeróbicas, como caminar, correr, nadar, andar en bicicleta, bailar, e incluso el trabajo vigoroso en la casa o en el jardín. Sin embargo, el ejercicio aeróbico no es la única clase que ayuda al corazón. El entrenamiento en fuerza muscular (el tipo de ejercicio que desarrolla masa muscular) también puede ser importante para su corazón (y definitivamente es importante para el resto del cuerpo).

En un estudio publicado en el *British Journal of Sports Medicine,* el entrenamiento en fuerza muscular disminuyó el colesterol total 10% y el colesterol de LBD 14%; también redujo la grasa corporal en 24 mujeres que hicieron ejercicio de 45 a 50 minutos tres veces a la semana. El entrenamiento en fuerza muscular protege contra la osteoporosis, ayuda a proteger las articulaciones y mejora el metabolismo, porque el tejido muscular quema calorías más rápido que el tejido graso. Al estar usted fuerte, tiene más músculo para tareas tales como cargar los alimentos y a los nietos, por lo que se cansará menos y tendrá menos riesgo de lesiones. Un beneficio secundario: ¡al tensar los músculos flojos, se ve mejor!

La masa muscular alcanza su nivel más alto alrededor de los 30 años de edad y luego disminuye en forma gradual, hasta los 50, cuando tiende a disminuir con mayor rapidez. Y aunque caminar es magnífico para el corazón y las piernas, no hace que trabaje mucho el resto del cuerpo. Así que vamos a pedirle que haga un poco de entrenamiento en fuerza muscular, además de caminar.

Si cuando piensa en el entrenamiento de fuerza muscular se imagina a los que levantan pesas de cientos de kilos sobre su cabeza, o a los fanáticos del gimnasio que se esfuerzan al límite, relájese, pues no tenemos en mente nada así para usted. Sólo algunos movimientos simples que puede hacer en la comodidad e intimidad de su sala. La mayoría no requieren pesas. Y no se preocupe por "tener mucho músculo", pues se necesitan horas de trabajo diario para desarrollar mucho músculo; no sucederá por accidente.

¿Cuánto deseamos que se ejercite? ¿Qué le parecen 10 minutos al día? Si ése es todo el tiempo que puede dedicar o si no está en forma ahora, comience con nuestra Tonificación de 10 minutos, que empieza en la pág. 149. Trate de hacerlo cuatro veces a la semana. Una vez que domine estos movimientos y su cuerpo esté listo para un ejercicio un poco más desafiante, pruebe la Tonificación corporal total de 30 minutos, que empieza en la pág. 153. Hágalo al menos dos veces por semana.

Haga los ejercicios despacio y deliberadamente; no tiene sentido apresurarse, pues puede lesionarse. Para proteger la espalda, mantenga tensos los músculos del estómago durante estos ejercicios.

Haga entre 8 y 12 repeticiones (con cada lado del cuerpo, cuando sea apropiado) de todos los ejercicios de este grupo, excepto sentarse contra la pared (abajo), que hará de 20 a 30 segundos. Debe hacer todos los movimientos en forma lenta y controlada.

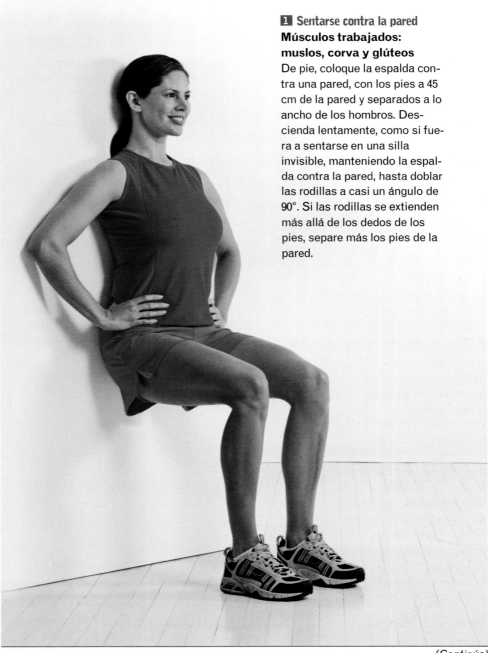

1 Sentarse contra la pared
Músculos trabajados:
muslos, corva y glúteos
De pie, coloque la espalda contra una pared, con los pies a 45 cm de la pared y separados a lo ancho de los hombros. Descienda lentamente, como si fuera a sentarse en una silla invisible, manteniendo la espalda contra la pared, hasta doblar las rodillas a casi un ángulo de 90°. Si las rodillas se extienden más allá de los dedos de los pies, separe más los pies de la pared.

(Continúa)

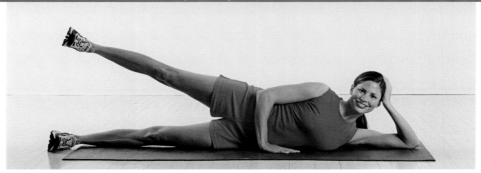

2 Levantamiento de pierna exterior

Músculos trabajados: caderas

Recuéstese sobre el lado izquierdo, apoyando la cabeza en su mano izquierda y el cuerpo en la derecha, como se muestra.

Tense los músculos abdominales, levante la pierna derecha 45° y bájela. Recuerde mantener la cadera superior alineada con la inferior; en otras palabras, no se incline mientras hace el ejercicio.

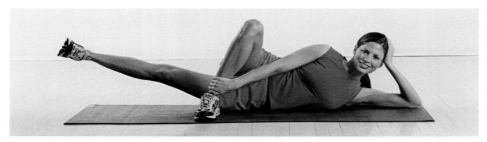

3 Levantamiento de pierna interior

Músculos trabajados: muslos internos

Recuéstese sobre el lado izquierdo, como en el ejercicio anterior. Mantenga la pierna izquierda estirada, cruce la pierna derecha sobre la izquierda. Sostenga el tobillo derecho para apoyo. Tense los músculos del estómago, levante la pierna izquierda de 30 a 45° y bájela.

4 Plancha modificada

Músculos trabajados: brazos y pecho

Colóquese sobre las manos y las rodillas, con los brazos estirados y las manos bajo los hombros y un poco separadas al ancho de éstos. Baje lentamente el cuerpo hasta que la parte superior de los brazos esté paralela al suelo. Regrese a la posición inicial. Al hacer este ejercicio, mantenga la espalda plana. Inhale al descender y exhale al ascender.

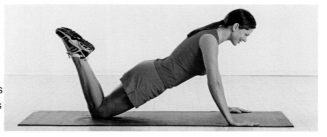

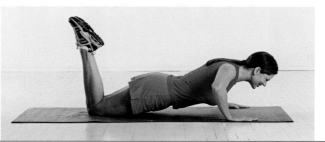

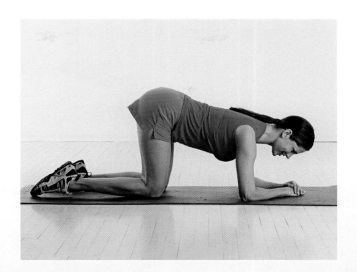

5 Extensión de cadera

Músculos trabajados: glúteos

Empiece de rodillas, con los antebrazos sobre el piso. Levante la planta del pie derecho hacia el techo, manteniendo la pierna doblada en un ángulo de 90°. Regrese a la posición inicial.

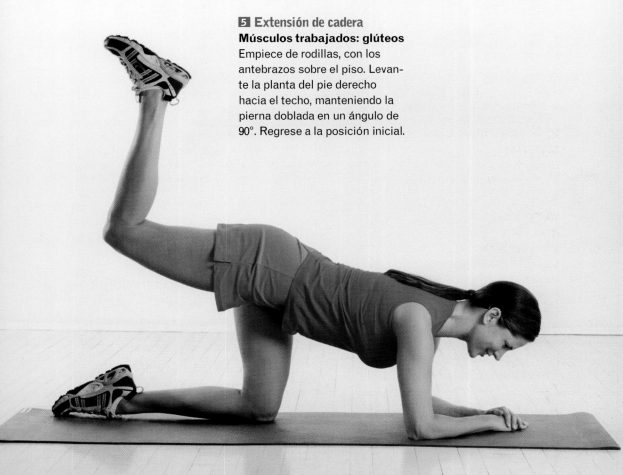

(Continúa)

Tonificación de 10 minutos *(continúa)*

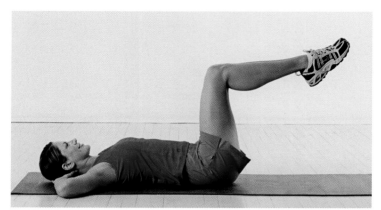

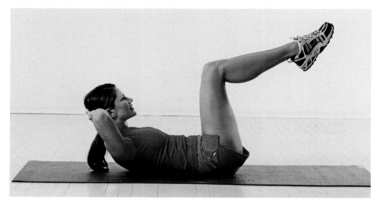

6 Elevar las piernas
Músculos trabajados: abdominales
Acuéstese sobre la espalda, con rodillas y caderas en ángulo de 90° como se muestra. Levante el pecho hacia los muslos, hasta despegar los omóplatos del suelo. Mantenga los muslos verticales; no deben moverse hacia adelante. Vuelva a la posición inicial.

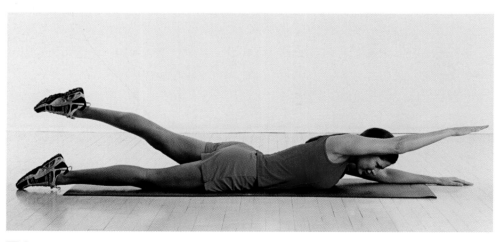

7 Superman
Músculos trabajados: espalda baja, glúteos y corvas
Acuéstese sobre el estómago, con los brazos extendidos al frente. Mantenga las caderas en contacto con el piso durante el ejercicio. Simultáneamente, levante una pierna y el brazo opuesto. Bájelos y de inmediato repita en el otro lado.

Tonificación corporal total de 30 minutos

Para algunos de estos ejercicios necesitará un par de pesas de mano ligeras. (Las pesas ilustradas son de 3.5 kg.) Haga cada ejercicio de 8 a 12 veces (sobre cada lado del cuerpo, cuando sea apropiado) o como se indica. Haga los ejercicios con un descanso mínimo intermedio. Luego descanse de tres a cinco minutos y haga toda la rutina una vez más. Para proteger la espalda y asegurarse de trabajar los músculos correctos, mantenga los músculos del estómago tensos durante cada ejercicio.

1 Arranque

Músculos trabajados: cuadríceps, corvas y glúteos

Dé un paso gigante hacia adelante con el pie derecho y colóquelo con firmeza frente a usted. Al dar el paso, manteniendo la parte superior del cuerpo recta, doble la pierna derecha en un ángulo de 90°. (No extienda la rodilla más allá de los dedos del pie.) Terminará sobre los dedos del pie izquierdo. Mantenga la posición un momento, luego empuje hacia arriba y vuelva a la posición inicial.

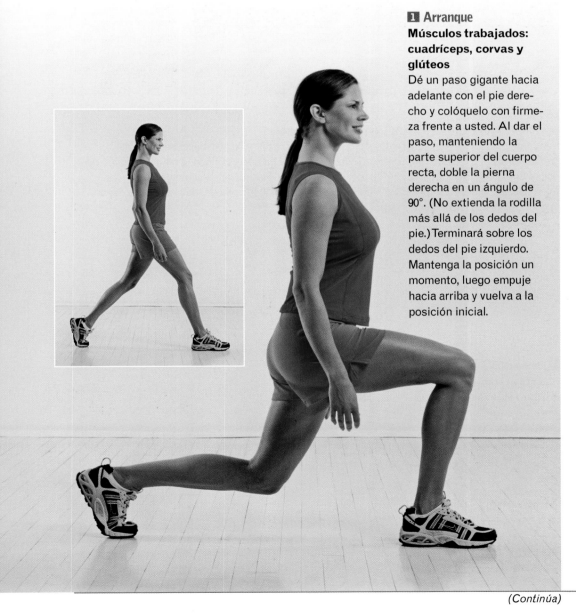

(Continúa)

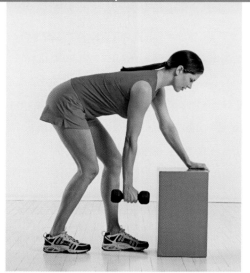 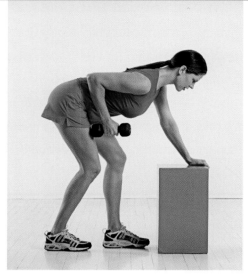

2 Remo inclinado

Músculos trabajados: espalda y hombros posteriores

Para este ejercicio necesitará un banco o una mesa. De pie, apoye la parte superior del cuerpo en su brazo izquierdo, como se muestra. Sostenga una pesa con la mano derecha, con el brazo colgando directamente abajo del hombro. Levante la pesa hasta el antebrazo, manteniendo el codo cerca del costado. Trabaje levantando la pesa desde el codo, no desde la mano. Regrese lentamente a la posición inicial.

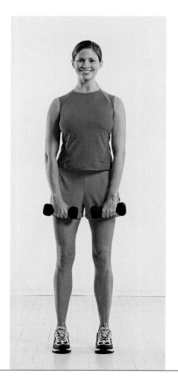 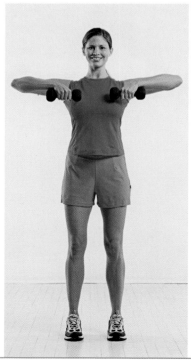

3 Remo de pie

Músculos trabajados: antebrazos y espalda superior

Empiece con las pesas apoyadas en sus muslos, mientras está de pie. Levante las pesas hacia el pecho, manteniendo los codos más altos que las manos. Haga una pausa y regrese a la posición inicial.

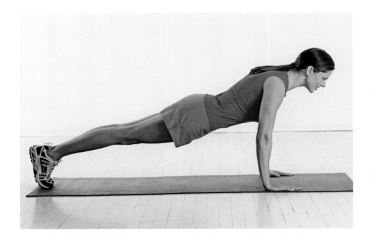

4 Plancha

Músculos trabajados: pecho y brazos

Empiece con los brazos totalmente extendidos, como se muestra. Baje el cuerpo hasta que la parte superior de los brazos esté paralela al piso. Inhale al bajar y exhale al volver a la posición inicial. Mantenga tensos los músculos del abdomen y los glúteos durante el ejercicio.

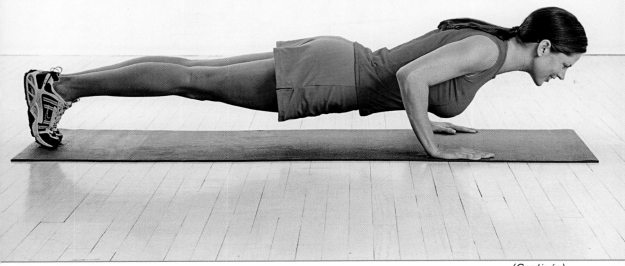

(Continúa)

Tonificación corporal total de 30 minutos *(Continúa)*

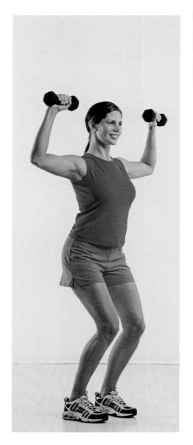

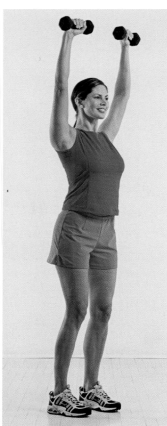

5 Empuje

Músculos trabajados: hombros, brazos

Sostenga una pesa en cada mano, a la altura de los hombros, como se muestra. Empiece con las rodillas ligeramente dobladas y los músculos abdominales tensos. Levante las pesas por arriba de la cabeza hasta que los brazos estén casi rectos; al mismo tiempo estire las piernas. Vuelva a la posición inicial y repita.

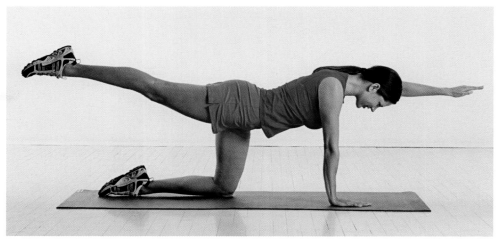

6 Brazo opuesto/pierna opuesta

Músculos trabajados: espalda baja, piernas posteriores y hombros

Apoyado en brazos y piernas, levante la pierna derecha y el brazo izquierdo paralelos al piso, como se indica. Haga una pausa de 2 a 3 segundos, regrese y de inmediato repita del otro lado.

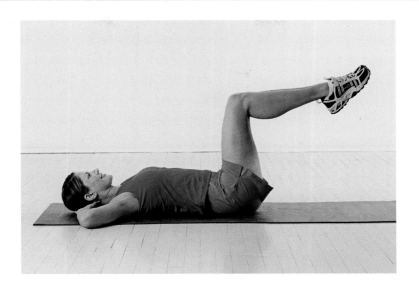

7 La bicicleta

Músculos trabajados: abdominales

Recuéstese sobre la espalda, con las rodillas dobladas y las manos a los lados de la cabeza (no detrás de ella). Levante pies y hombros del suelo. Mueva la rodilla derecha hacia el pecho y el codo izquierdo hacia la rodilla derecha. Vuelva a la postura inicial y repita del lado opuesto. Mantenga los omóplatos sin tocar el suelo durante el ejercicio. Haga 16 repeticiones en total.

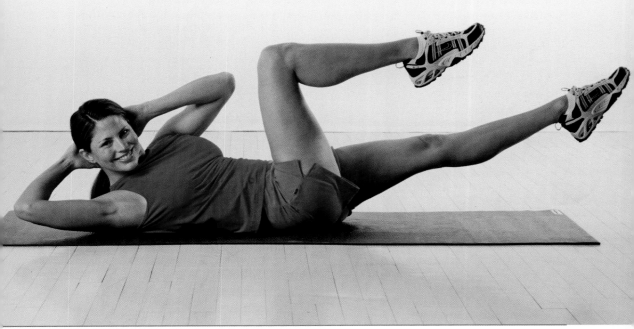

Estírese al máximo

Quizá han pasado años desde que se tocaba los dedos de los pies. No está solo. El problema de perder flexibilidad al envejecer es que pierde la capacidad para hacer todo tipo de movimientos, y eso es un verdadero problema. La flexibilidad lo protege contra las lesiones y el dolor. Lo ayuda a mantener una buena postura. Pero esto no sucede de manera natural, debido al actual estilo de vida sedentario. Usted debe trabajar en ello.

Series de limpieza y estiramiento

Ésta es una gran rutina de estiramiento, tan simple que puede hacerla en la regadera. Tenga un tapete bajo sus pies para no resbalarse y cuide de no caerse. Si no se siente seguro en la regadera o se marea, haga los estiramientos en un lugar seco.

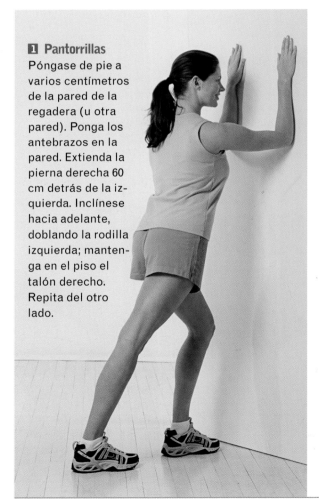

1 Pantorrillas
Póngase de pie a varios centímetros de la pared de la regadera (u otra pared). Ponga los antebrazos en la pared. Extienda la pierna derecha 60 cm detrás de la izquierda. Inclínese hacia adelante, doblando la rodilla izquierda; mantenga en el piso el talón derecho. Repita del otro lado.

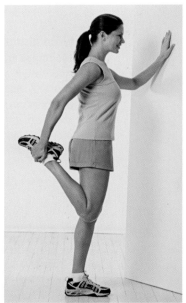

2 Estiramiento de cuadríceps
Relaje la espalda baja. Con la mano izquierda en la pared de la regadera para equilibrarse, doble la rodilla derecha, agarre el pie y súbalo hasta el glúteo, hasta sentir un suave estiramiento en el frente del muslo (cuadríceps). No trate de tocar el glúteo con el pie y no jale el pie hacia ningún lado. Repita con el otro lado.

No se necesita mucho: sólo unos estiramientos simples hechos una o dos veces al día. Estos estiramientos no sólo ayudan a mantener el cuerpo flexible, sino que son una excelente forma de relajarse y aliviar la tensión. Nuestra rutina de estiramiento es tan simple que puede hacerla en la regadera. (Es mejor y más seguro estirar los músculos cuando están calientes, como están al ducharse o después de la actividad física.) Estírese hasta el punto de tensión, no de dolor. Nunca salte mientras se estira; haga el estiramiento lentamente y mantenga la postura por 30 segundos.

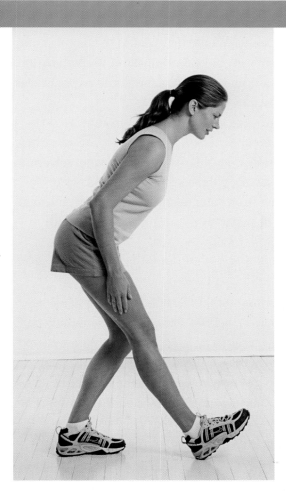

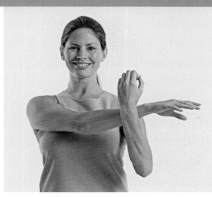

4 Estiramiento de hombros

De pie, agárrese el codo derecho con la mano izquierda y jálelo recto sobre el pecho, hasta sentir un estirón suave en la parte posterior del hombro.

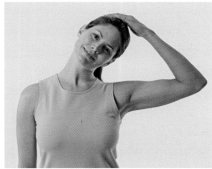

3 Estiramiento de corvas

Coloque el pie derecho varios centímetros frente al izquierdo. Mantenga el talón izquierdo en el suelo y lentamente inclínese hacia adelante, sin doblar la espalda, hasta sentir el estirón en la corva. (Si quiere, puede apoyar las manos en la pared.) Cambie de pierna y repita.

5 Estiramiento de cuello

Mantenga la cabeza en línea con los hombros (no la incline hacia adelante ni hacia atrás); despacio, doble el cuello hacia un lado, hasta sentir un estirón suave en el lado opuesto del cuello. Repita del otro lado.

Otras formas de hacer ejercicio

La variedad es la sazón de la vida y el ejercicio está disponible en tantas variedades como desee. Ya sea caminata, tai chi, tenis, jardinería o natación, la clave es encontrar algo que disfrute y continúe haciendo. (Ayuda el tener varias opciones de dónde elegir, para variar la rutina.) Éstas son algunas ideas divertidas y económicas, para que las pruebe:

Pelotas de ejercicio

Una de las tendencias de ejercicio más populares en años recientes incluye una enorme pelota de plástico de brillantes colores. Los terapeutas físicos han usado estas pelotas gigantes durante años, y al fin están disponibles para todos. Las pelotas se utilizan en una variedad de movimientos y rutinas de ejercicio para mejorar el equilibrio, la coordinación, la fuerza, la flexibilidad y la postura, lo que básicamente ayuda a fortalecer los principales músculos del cuerpo: abdomen, espalda y costados.

Las pelotas triunfan sobre otras rutinas de ejercicio por numerosos motivos, dice la Dra. Liz Applegate, autora de *Bounce Your Body Beautiful: Six Weeks to a Sexier, Firmer Body.* Son portátiles (incluso puede desinflar una y llevarla cuando viaje); son atractivas, así que no tiene que "ocultarlas" en el sótano, y son eficientes. Con cada ejercicio que usted haga, el resto de su cuerpo también se ejercita. Además son bastante económicas. Puede comprar su pelota en las tiendas de deportes, o en algunos sitios en línea como www.balldynamics.com.

Pilates

Si desea simultáneamente fortalecer los músculos, ser más flexible y mejorar su postura, practique Pilates. Una de las últimas tendencias en aptitud física, Pilates es utilizado por estrellas de cine y bailarines profesionales, que valoran su integración de mente y cuerpo y su habilidad para ayudarlos a mantener una figura esbelta. Lo desarrolló un alemán, Joseph Pilates, a principios del siglo XX, como una manera de recuperar su fortaleza después de que pasó gran parte de su infancia como inválido. Se enfoca en usar los principales músculos del cuerpo para apoyarlo mientras hace grandes movimientos.

Muchos ejercicios de Pilates sólo requieren una colchoneta para ejercicio, aunque algunos usan grandes equipos con poleas. (Para tener acceso a estos equipos, necesita inscribirse en una clase. Busque un instructor certificado de Pilates o un gimnasio en donde pueda practicarlo.) La porción "mente" de Pilates se refiere a la concentración intensa en la calidad de los movimientos, muy controlados. Para un ejercicio de Pilates que pueda hacer en casa, trate de conseguir estos videos (en inglés):

- "Pilates for Dummies," con Michelle Dozios. Un buen ejercicio básico para novatos.
- The Method, con Jennifer Kries. Es una serie de videos tanto para novatos como para los que han hecho Pilates con anterioridad.

- "Stott Pilates —Advanced Matwork," con Moira Stott-Merrithew, una de las maestras del movimiento Pilates. Es para participantes más avanzados, aunque Stott-Merrithew también tiene un video para principiantes.

Bandas de resistencia

¿Recuerda cuando era niño y estiraba una liga de hule contra el dedo índice y se la lanzaba a su hermano al otro lado de la habitación? El mismo concepto funciona con las bandas de resistencia de ejercicio, sólo que no hay lanzamiento y no es su dedo índice el que hace el ejercicio, sino todos los músculos del cuerpo. Las bandas de resistencia usan el peso del propio cuerpo, en lugar de pesas, para dar resistencia.

En general, desliza una banda alrededor del pie o del brazo y levanta o extiende la extremidad, trabajando contra la resistencia de la banda. Puede asegurar la banda a una puerta o barra. Las bandas son portátiles y económicas. Las encuentra en las tiendas deportivas a buen precio. Las hay en diferentes largos y grados de resistencia. Las más cortas se usan para fortalecer caderas, tobillos, muñecas y manos; las más largas son mejores para piernas y brazos. Ambas están codificadas por color: la amarilla proporciona menos resistencia, seguida de verde, roja, azul y negra. Para una buena instrucción en video (en inglés) en el uso de bandas de resistencia, tal vez pueda conseguir

Sus opciones de ejercicio

En el *Plan de Control Total* recomendamos que haga al menos 30 minutos de caminata rápida casi todos los días de la semana. Puede sustituirla por alguna de las siguientes actividades, que se consideran como ejercicio moderado, o sea el que quema de 4 a 7 calorías por minuto.

Lavar y encerar un auto de 45 a 60 minutos.
Lavar ventanas o pisos de 45 a 60 minutos.
Jugar voleibol 45 minutos.
Jardinería de 30 a 45 minutos.
Empujarse en silla de ruedas 30 a 40 minutos.
Andar en bicicleta 8 km 30 minutos.
Bailar rápido (social) 30 minutos.
Barrer hojas 30 minutos.
Aeróbicos acuáticos 30 minutos.
Nadar 20 minutos.
Basquetbol (un juego) de 15 a 20 minutos.
Andar en bicicleta 6.5 km en 15 minutos.
Saltar la cuerda 15 minutos.
Apalear nieve 15 minutos.
Subir escaleras 15 minutos.

Fuente: Surgeon General's report on Physical Activity and Health, Estados Unidos, 1996

"Denise Austin—Pilates for Every Body." (Lo llaman ejercicio Pilates, pero el verdadero ejercicio Pilates no incluye bandas de resistencia.) Otros videos para tonificación y fortalecimiento incorporan en su rutina ejercicios con bandas de resistencia.

Muévase sin ejercitarse

El ejercicio no tiene que incluir equipo o un momento especial del día. Cualquier tipo de movimiento que acelere su ritmo cardíaco proporciona beneficios. Esto incluye todo, desde limpiar la casa hasta bailar y trabajar en el jardín, siempre que acumule al menos 30 minutos al día de esa actividad.

Si su pasatiempo incluye estar activo físicamente, ¡perfecto! Considere el trabajo que hace en el jardín. Al podar las orillas del pasto y barrer las hojas, al ir y regresar a la pila de abono o composta, quitar las malas hierbas, cavar hoyos y sembrar, la jardinería utiliza todos los músculos principales del cuerpo. Una hora y media de trabajo en el jardín quema 202 calorías en una persona de 84 kilos. Un estudio incluso indicó que la jardinería podía reducir la resistencia a la insulina, un padecimiento que puede causar síndrome metabólico o diabetes, los cuales aumentan bastante el riesgo de enfermedad cardíaca. Se sugirió que se utilizaran los jardines urbanos para mejorar la salud pública, no sólo al proporcionar frescura, sino también ejercicio. Para obtener lo máximo de la jardinería, no utilice las herramientas que la facilitan, como las podadoras eléctricas.

Además de la jardinería, el no utilizar los controles remotos ni los controles para abrir las puertas del garaje ayuda bastante en términos de las calorías que quema y la cantidad general de actividad física.

En resumen...

No importa el tipo de ejercicio que elija, recuerde que el objetivo no es añadir ejercicio a su vida, sino convertirlo en una parte permanente de su vida, junto con comer, dormir y cepillarse los dientes. Incluya caminatas en su programa e informe a su familia y amigos que esas salidas no las sacrifica por nada. Si se le dificulta incluir la caminata o cualquier otro ejercicio en su día, hágalo a primera hora por la mañana, para que no "interfiera" con el trabajo, sus obligaciones u otras actividades. Los días que no camine, no permanezca sentado: barra la acera, lave el auto, ponga un video de ejercicio o ande en bicicleta. Recuerde, el objetivo es estar activo físicamente al menos 30 minutos al día, casi todos los días de la semana.

Una vez que su cuerpo se acostumbre al movimiento, empezará a anhelar el ejercicio sencillamente porque se siente bien. Las personas que se ejercitan duermen mejor, tienen más energía y una perspectiva más brillante de la vida. Hay otro beneficio: incluso una caminata o una sesión de ejercicio puede eliminar el estrés. Eso es importante porque, como leerá en el siguiente capítulo, el estrés contribuye en mucho a la enfermedad cardíaca y a los infartos. Lea más para saber más, pero primero, ¡levántese, póngase los zapatos y dé los primeros pasos hacia un corazón más sano y una vida más activa!

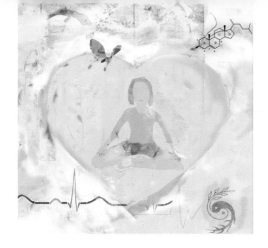

Control Total | Estrés

En 1983, la revista *Time* declaró que el estrés era "la epidemia de los años ochenta". ¿Qué nos dice eso sobre nosotros ahora? En las dos décadas desde esa declaración, dimos la bienvenida a nuestras vidas a teléfonos celulares, *beepers,* Internet, noticias las 24 horas y planes de retiro autoadministrados. El lugar de trabajo se revolucionó varias veces, al igual que los mercados financieros. Las opciones de compra han proliferado (los tomates pueden venir en variaciones de uva, cereza, pera y ciruela), lo que dificulta más que nunca la toma de decisiones. Más allá de nuestro control están las preocupaciones más insidiosas del terrorismo, una economía de un solo mundo y el calentamiento global. Si alguien le pidiera describir la vida actual en una sola palabra, es muy probable que esa palabra no sería "calmada", "serena" ni "tranquila".

Dada su profunda influencia en el bienestar físico y mental, el estrés podría ser el problema de salud No. 1 en EUA. El American Institute of Stress calcula que entre 75 y 90% de las visitas a médicos generales se deben a enfermedades causadas o empeoradas por el estrés. Incluidas en esa categoría están el colesterol y la presión arterial altos y la enfermedad cardíaca. Por eso la sección del *Plan de Control Total* dedicada a reducir el estrés es tan importante. Si aprende a relajarse y ser más optimista respecto al mundo de "24 horas los 7 días a la semana" en que vivimos, logrará grandes progresos en disminuir el riesgo de ataque cardíaco y en mejorar su vida.

¿Qué es el estrés?

De acuerdo con los diccionarios, "estrés" se refiere a los trastornos físicos y psicológicos que se sufren al estar en circunstancias tensas o complicadas. Decimos que estamos estresados cuando nos hemos atrasado en el trabajo o si no podemos pagar las cuentas. Nos reímos del estrés de las vacaciones y lloramos por el estrés de un divorcio. Hasta una ocasión feliz, como el nacimiento de un niño, puede ser estresante.

Algunos definen el estrés como una "amenaza, real o interpretada, a la integridad fisiológica o psicológica de una persona, que resulta en respuestas fisiológicas y de comportamiento". El estrés es cualquier cambio en su mundo que cause alguna reacción en usted. Si es fanático de la limpieza y diez personas se hospedan en su casa durante un largo fin de semana, eso podría ser estresante, pero si no le importa el caos y la aglomeración, se divierte. Si le gusta planear y tener fechas límite, una semana sin nada que hacer y sin un lugar adónde ir podría enloquecerlo; otra persona quizá se sentiría renacida positivamente.

"La gente habla del estrés como si fuera algo malo", dice la Dra. Catherine M.Stoney, investigadora del estrés y profesora de psicología en la Ohio State University, "pero el estrés existe en nuestro interior. Es la interacción entre lo que hay en nuestro ambiente y cómo lo enfrentamos y manejamos."

El estrés suele estar vinculado con un suceso efímero, como una discusión. Pero puede ser algo prolongado. Las presiones sutiles y persistentes de la vida moderna son una causa en aumento (difícil de diagnosticar) del estrés. Los médicos identifican tres clases de estrés:

Estrés agudo. Es la forma más común, causada por demandas y presiones del pasado reciente y demandas y presiones anticipadas del futuro inmediato, como una fecha límite que se aproxima. El estrés agudo es la

¿Es estresante su trabajo?

¿Qué hace un trabajo más estresante que otro? En EUA, el National Institute for Occupational Safety and Health indica algunas condiciones del lugar de trabajo que causan estrés, incluidas éstas:

Diseño de tareas. Carga de trabajo pesada, pocos descansos, largas horas, trabajo en turnos, tareas agitadas y rutinarias con poco significado y sentido de control.

Estilo administrativo. Falta de participación de los trabajadores en la toma de decisiones, mala comunicación en la empresa, falta de políticas familiares amistosas.

Relaciones interpersonales. Mal ambiente social y falta de apoyo de compañeros y supervisores.

Funciones. Expectativas de trabajo conflictivas o inseguras, muchas responsabilidades y obligaciones.

Preocupaciones de carrera. Inseguridad en el trabajo, sin oportunidad de desarrollo, avance o promoción; cambios rápidos para los que los trabajadores no están preparados.

clase que experimenta cuando se entera de que usted o un ser querido tiene cáncer; cuando tiene un nuevo bebé, o cuando lee un aviso del fisco acerca del pago de sus impuestos del año anterior. Es lo que le sucede a su cuerpo cuando se desvía para evitar chocar con un auto o cuando se apresura porque está retrasado para una cita.

Estrés agudo episódico. Las personas en esta categoría pasan de un episodio de estrés agudo a otro. Típicamente, viven vidas llenas de caos y crisis. Suponen demasiado, siempre están retrasadas y sus casas están desordenadas. Nunca se calman, se enfadan con rapidez y tienen una incidencia mayor de enfermedad cardíaca. Algunas son aprensivas, ven desastres en cada esquina y viven su vida en un estado constante de gran ansiedad.

Estrés crónico. Es el estrés más sutil y prolongado, a menudo vinculado con asuntos importantes que lo desgastan cada día. El estrés existe en el fondo de su rutina cotidiana. Se acostumbra tanto a él que ya ni siquiera lo nota. Es preocuparse por un padre que envejece o un hijo incapacitado, o tener un trabajo sobre el que tiene poco control, o tratar de mantener a su familia con un salario insuficiente, o enfrentar una enfermedad crónica como diabetes o enfermedad cardíaca. Es estar atrapado en un mal matrimonio, vivir en una zona de guerra o convivir con una familia disfuncional.

Genéticamente, estamos bien equipados para manejar el estrés agudo. Cuando enfrentamos algo que estresa (como cuando alguien le grita de pronto o tiene que desviar el auto para evitar un choque), el cuerpo actúa liberando un flujo de hormonas, como adrenalina y cortisol, conocidas como

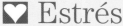

El Plan de Control Total ♥ Estrés

- Practique la respiración profunda para reducir las reacciones físicas al estrés. Esto reduce el riesgo de enfermedad cardíaca.
- "Déles la vuelta" a las situaciones perturbadoras o estresantes, para poder ver el mundo bajo una luz más positiva. Aprenderá a tratar los sucesos estresantes de la vida diaria con aplomo y calma.
- Adopte activamente las cosas que le causen placer, ya sean amistades, pasatiempos o actividades espirituales.
- Cada día pruebe una de las "20 formas simples para ser feliz", de la lista de ideas que empieza en la pág. 177.

hormonas del estrés. Éstas, a su vez, dirigen una respuesta bien organizada por todo el cuerpo. Los niveles de glucosa en la sangre aumentan y el metabolismo se acelera para producir más energía y tenerla disponible. Aumentan también el ritmo de la respiración y el consumo de oxígeno. El flujo de la sangre cambia al tomar sangre de zonas no esenciales (como el tracto digestivo y los músculos pequeños de los dedos de manos y pies) y enviarla al cerebro y a grupos de músculos principales para que la usen para luchar o huir, principalmente en brazos, piernas y pecho. Incluso la sangre se afecta: el tiempo de coagulación disminuye para que tenga menos riesgo de desangrarse si resulta herido. Mientras tanto, el sistema inmunitario permanece inactivo, ya que no es inmediatamente crítico para sobrevivir.

Esta respuesta de luchar o huir permitía a nuestros antepasados enfrentarse a un mundo muy hostil y físicamente demandante de caza, lucha y sobrevivencia. Es buena para esos instantes en que son necesarios el pensamiento y la acción rápidos. Pero cuando continuamente se liberan hormonas del estrés, cuando el cuerpo está siempre en un modo de luchar o huir y no tiene usted una liberación física de estos brotes de energía y hormonas, entonces ocurre el daño.

Combata al mismo tiempo el estrés, el colesterol y la enfermedad cardíaca

Cuando los investigadores del Duke University Medical Center, en Durham, Carolina del Norte, pidieron a mujeres que recordaran una situación o suceso en su vida que las enfadara, no sólo aumentaron sus niveles de hormonas del estrés, sino también los del colesterol. Los investigadores del laboratorio del Dr. Stoney, en la Ohio State University, estudiaron a pilotos de aerolíneas (hombres y mujeres) y encontraron que sus niveles de LBD aumentaban 5% en los momentos de gran estrés ocupacional.

Aunque las causas del vínculo entre estrés y colesterol se siguen estudiando, los investigadores tienen algunas teorías. Una es que las hormonas del estrés envían un mensaje a la grasa corporal para que libere ácidos grasos, una forma de asegurarse de que dispondrá de suficiente energía si tiene que moverse con rapidez. (Esto es una respuesta evolutiva al hecho de que nuestros antepasados cavernícolas con frecuencia estaban amenazados físicamente.) Con esa liberación (y con la de triglicéridos del hígado) tiene más ácidos grasos circulando en la sangre para convertirse en colesterol, dice el Dr. Edward Suarez, profesor asociado de psicología médica en Duke.

El estrés tiene efectos en el corazón, mucho más allá del colesterol. Aumenta la presión arterial, lo que afecta la salud de las arterias. El Dr. Stoney encontró que incluso el estrés ligero puede aumentar los niveles en sangre del aminoácido homo-

¿Puede el estrés desencadenar un ataque cardíaco?

Si ya es usted vulnerable, la respuesta es sí. He aquí cómo: una situación estresante aumenta la presión arterial y el ritmo cardíaco, lo que imita los efectos del cansancio físico. Si tiene placa que obstruye las arterias, la presión sanguínea extra puede romperla. El estrés hace más "viscosa" la sangre, con mayor probabilidad de formar coágulos. Si las células sanguíneas se adhieren a la placa expuesta y bloquean el flujo de sangre, hay riesgo de ataque cardíaco.

cisteína, que contribuye a la enfermedad cardíaca. Y si ya tiene esta enfermedad, el estrés también puede afectar su respuesta al medicamento.

A la larga, el estrés puede causar estragos en otra forma. Cuando está estresado, dice el Dr. Suarez, es menos probable que viva de manera saludable. Si constantemente está ocupado, agobiado o atribulado, es más probable que coma una bolsa de papas fritas o una comida rápida que una ensalada y pescado al vapor. Quizá no camine todos los días, o haya vuelto a fumar, o beba demasiado. Y si necesita consuelo, ¿qué elegirá, el helado o la manzana?

El estrés también puede afectarlo en forma cognoscitiva, alterando la manera en que ve y reacciona ante el mundo que lo rodea. Cuando está estresado de manera crónica es más probable que olvide las cosas, que reaccione en forma excesiva ante pequeñas molestias (piense en cuando va al volante), o que espere que le sucedan cosas negativas. Es menos probable que sobresalga en el trabajo; tal vez esté impaciente o discuta, o quizá tenga problemas con los amigos o la familia. Es más probable que se deprima y, como leyó en el Cap. 2, la depresión es un factor de riesgo de enfermedad cardíaca.

Disminuya su colesterol, mejore su estado de ánimo

Al disminuir el colesterol puede mejorar su estado de ánimo. Al comparar varios investigadores canadienses los cambios de humor de 212 pacientes tratados por colesterol alto, encontraron que las personas que redujeron sus niveles de colesterol total y LBD reportaron sentirse menos ansiosas, y las mujeres mostraron la mayor mejoría. Siempre ha habido un hilo conductor en la literatura médica que sugiere que hay una correlación entre el estado de ánimo y los niveles de colesterol. El motivo de esto, especulan los investigadores, puede estar relacionado con la mejoría mental al mejorar la salud.

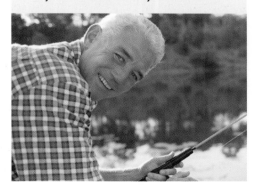

La hostilidad y los ataques cardíacos

Todos experimentan estrés de vez en cuando, pero algunas personas llevan el estrés un paso más adelante. Con seguridad está familiarizado con la personalidad clásica Tipo A: la persona que lo interrumpe mientras habla, conduce pegada al auto que está delante, da un nuevo significado a la palabra "impaciente" y se irrita cuando las cosas salen mal. Durante años, los investigadores supieron que esas personas tenían más probabilidades de tener enfermedad y ataques cardíacos. Ahora conocen el motivo. Parece que el

¿Cuán hostil es usted?

Para medir la hostilidad en las personas estudiadas, los investigadores usan la Escala de Hostilidad Cook-Medley, basada en 50 medidas diferentes. Aunque la prueba debe hacerla y registrarla un profesional, puede usted tener una noción general de su hostilidad al leer lo siguiente. Con cuantas más afirmaciones esté de acuerdo, en especial firmemente, más hostil es.

1. La mayoría de la gente mentiría para progresar.
2. Es más seguro no confiar en nadie.
3. A nadie le importa lo que le suceda a usted.
4. A la mayoría de la gente le desagrada en su interior tener que ayudar a los demás.
5. La mayoría de la gente es honesta por temor a que la descubran.

culpable principal es la hostilidad. Los investigadores del laboratorio del Dr. Stoney se están enfocando en un tipo de hostilidad llamado respuesta agresiva. Los que responden con agresividad tienden a tener una visión áspera y fría del mundo y la gente a su alrededor. Están de acuerdo con frases como "No culpo a nadie por apoderarse de todo lo que puedan en este mundo".

Los mismos investigadores también encontraron que las personas con una característica llamada hostilidad cínica es más probable que tengan áreas de tejido muerto, o prueba de ataques cardíacos ligeros. Estas personas están de acuerdo con frases como "La gente busca amigos que es probable que le sean útiles".

La hostilidad puede ser tan dañina físicamente que, de acuerdo con un estudio del *Health Psychology* publicado en noviembre de 2002 en EUA, puede superar al sobrepeso, el fumar y el colesterol alto como pronóstico de enfermedad cardíaca. En el estudio, que examinó a 774 hombres de 60 años de edad en promedio, los investigadores encontraron que los hombres más hostiles eran los que tenían más probabilidad de sufrir enfermedad cardíaca, sin importar otros factores de riesgo, incluido el colesterol alto.

Control Total: soluciones al estrés

La realidad es que usted no puede eliminar por completo el estrés de su vida, y tampoco desearía hacerlo. El aburrimiento puede ser tan estresante como el dejar para última hora el pago anual de sus impuestos. Pero lo que sí puede hacer es cambiar la forma en que reacciona ante el estrés, y eso es lo que cuenta. Cuando los investigadores estudiaron el vínculo entre el estrés y la enfermedad cardíaca, encontraron que el responsable de los efectos negativos sobre la salud no es el estrés en sí, dice el Dr. Suarez, sino la cantidad de emoción que se produce. El resto del capítulo se enfocará en las técnicas para manejar el estrés en formas nuevas y más saludables.

1. Aprenda a respirar mejor

De bebés, sabíamos por instinto cómo respirar en forma adecuada, pero como adultos, tendemos a olvidarlo. Los bebés respiran con todo el cuerpo, su estómago se infla cada vez que respiran y se hunde cuando exhalan. Examine su respiración. Colóquese una mano en el pecho y otra en el estómago y luego aspire normalmente. ¿Qué mano se movió más? Si es como la mayoría, ninguna se movió mucho, pero quizá la mano en el pecho se movió un poco más. Ése es el hábito de la respiración poco profunda que adquirimos la mayoría y por eso usamos sólo el 20% de la capacidad de los pulmones para respirar (y menos cuando estamos estresados). Por eso los científicos pensaban que la ansiedad y la histeria eran esencialmente problemas respiratorios y que podían ser ocasionados por una mala respiración.

Aunque eso quizá no sea verdad, sí lo es que puede usar la respiración profunda para combatir la reacción de luchar o huir cuando se sienta estresado, ya sea que esté en un embotellamiento de tráfico, se preocupe por una fecha límite, o tenga en mente esa discusión con su cónyuge. "Cuando está estresado, quizá esté sentado por fuera, pero corriendo por dentro", dice el Dr. Robert Fried, director de la Stress and Biofeedback Clinic, en el Albert Ellis Institute, y profesor de psicología en el Hunter College, en la ciudad de Nueva York. "La respiración profunda para la reducción del estrés significa que está sentado por fuera y descansando por dentro."

> Use la respiración profunda para combatir la reacción de luchar o huir cuando se sienta estresado.

Una vez que aprende a respirar profundo, dice el Dr. Fried, autor de *Breathe Well, Be Well,* se esfuerza menos al respirar, reduciendo la cantidad de trabajo del cuerpo y enviando al cerebro un mensaje de que está inactivo. Después de un tiempo, su cerebro recibe la señal y el ritmo cardíaco y el consumo de oxígeno disminuyen.

Lo crea o no, algunas personas pagan a "entrenadores en respiración" para que las ayuden a respirar en forma adecuada, pero no es el caso de usted. Mejor haga los siguientes ejercicios de respiración del Dr. Fried para calmar los latidos del corazón, aliviar su estómago revuelto y enviar por su cuerpo una señal para tranquilizarse.

Relajación rápida y alerta

Este ejercicio combina la respiración profunda con las imágenes mentales para ayudarlo a sentirse relajado y alerta. Los resultados son inmediatos y puede emplear la técnica siempre que necesite sentirse más calmado y controlado. El Dr. Fried la usa para tratarlo todo, desde tensión y ansiedad hasta síndrome de agotamiento, pánico, agorafobia, depresión, dolor de cabeza por tensión y presión arterial alta.

Algunas advertencias (sí, incluso algo tan inocuo como la respiración profunda no carece de riesgo y eso atestigua su poder para efectuar cambios en el cuerpo). Si no está acostumbrado a respirar profundo, su músculo del diafragma necesitará ajustarse y tonificarse; por ello debe empezar poco a poco. Si experimenta contracciones mientras hace el ejercicio, deténgase. La respiración profunda puede disminuir bastante la presión arterial; si padece de presión arterial baja o desmayos, sea precavido. Consulte al médico antes de hacer este ejercicio si tiene un padecimiento en el que necesita hiperventilarse, como diabetes o enfermedad del riñón. (En algunas circunstancias, la hiperventilación puede ser la protección del cuerpo contra la acidosis diabética.) Y tomen nota los diabéticos: se ha demostrado que la reducción repentina en los niveles en sangre de algunas hormonas del estrés reduce la necesidad de insulina, lo que puede provocar una disminución de glucosa en la sangre.

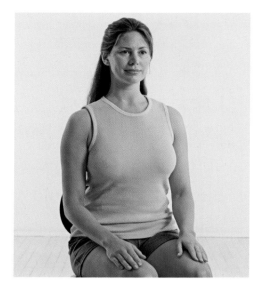

Día 1. Primero, siéntese de manera cómoda, con la espalda apoyada en el respaldo de la silla. Afloje cualquier ropa ceñida y coloque las manos en las rodillas. Relájese. Está listo para iniciar.

- Cierre la boca y respire sólo por la nariz.
- Póngase una mano en el pecho y la otra en el estómago. Al inhalar, oprima el pecho y no deje que se eleve. Permita que la mano en el abdomen se eleve cuando el aire llene sus pulmones.
- Exhale lentamente, moviendo el abdomen hacia dentro lo más que pueda, sin permitir que se eleve el pecho en el proceso.

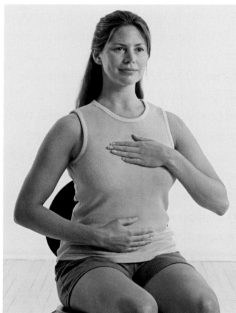

Respiración abdominal. Sentado de manera cómoda, ponga las manos sobre las rodillas y relájese. Luego colóquese una mano en el pecho y la otra en el estómago. Respire de modo que sólo la mano en el estómago se mueva.

Haga este ejercicio durante un minuto. Si se siente mareado, está trabajando mucho. Deténgase y descanse un poco hasta que pase el mareo. Luego haga los movimientos un poco más sutiles.

Día 2. Siga la misma rutina que ayer, pero practique el ejercicio durante dos o tres minutos.

Día 3. Respire cuatro minutos y haga el ejercicio sin las manos. Ahora debe notar que tarda más o menos el mismo tiempo en inhalar y en exhalar. No debe haber pausa antes o después de inhalar o exhalar, sólo un movimiento uniforme. Su ritmo de respiración puede ser entre tres y siete respiraciones por minuto.

Día 4. Hoy introducirá la imaginación en su ejercicio. Siéntese en la silla como antes. Ahora:

- Cierre los ojos.
- Imagine una escena específica (la playa en vacaciones, un fresco bosque de pinos, nadar bajo el agua). Incorpórese en la escena (escuche los sonidos, sienta el aire, el agua, huela los aromas).
- Al enfocarse en esta escena, empiece a respirar profundo. Cada vez que inhale, imagine que respira el aire de su escena y dígase a sí mismo: "Me siento despierto, alerta y refrescado." Y al exhalar, sienta que la tensión de su cuerpo fluye hacia afuera con su aliento y dígase: "Me siento relajado, cálido y cómodo."

Haga cuatro respiraciones y deténgase. Después de unos minutos de descanso, repita el ejercicio. Haga la rutina una vez por la mañana y una vez por la noche. El Dr. Fried recomienda que luego de tres semanas haga el ejercicio en rondas de tres: cuatro o cinco ciclos de respiración y unos momentos de descanso, seguidos por una segunda ronda de cuatro o cinco ciclos de respiración y unos momentos de descanso; finalmente, una tercera ronda de cuatro o cinco ciclos de respiración.

Una vez que domine la respiración profunda, puede sacarla de su arsenal de relajación cuando sienta que la vida se vuelve tensa. No sólo lo ayudará a calmar el cuerpo, sino que en efecto puede enlentecer el tiempo, proporcionándole esos momentos críticos que a menudo son la diferencia entre estallar y mantenerse en calma. Al inhalar y al exhalar, libere la tensión física y luego hágase las siguientes preguntas:

Registre su respiración

Si piensa utilizar la respiración más lenta y profunda para desestresarse y disminuir la presión arterial, tal vez pueda conseguir un aparato de biorretroalimentación llamado RespeRate. Tiene el tamaño de un libro de bolsillo y analiza su respiración mediante un sensor colocado alrededor de la cintura; toca una serie de tonos musicales para guiarlo a un ritmo de respiración más lento. Varios estudios clínicos publicados en revistas indican que RespeRate disminuye la presión arterial, y las autoridades sanitarias de Estados Unidos lo aprobaron para su venta en julio de 2002 sólo para ese propósito. Consulte www.resperate.com.

- ¿Aumenta mi tensión la forma en que reacciono ante esta situación?
- ¿Es razonable y lógica esta reacción?
- ¿Es realista esta reacción?
- ¿Hay otra forma de enfocar la situación?

Las respuestas pueden permitirle "cambiar" la situación estresante de negativa a positiva o, al menos, a neutral. Continúe leyendo para aprender más sobre cómo el cambiar una situación es una poderosa estrategia contra el estrés.

2. Practique el arte del cambio

Cuando descubrió que tenía el colesterol alto, ¿cómo reaccionó? ¿Sintió pánico y empezó a imaginar su propia muerte por ataque cardíaco? ¿O respiró profundamente y consideró el diagnóstico no como una noticia tan terrible, sino como un aviso para finalmente hacer algunos cambios saludables en su estilo de vida? Si su reacción fue esta última, felicidades: es usted una persona positiva,

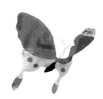

capaz de aceptar las experiencias potencialmente negativas y hacer un cambio positivo en éstas. Si su reacción fue la primera, es como muchas personas de hoy… se enfoca más en la fatalidad y en la melancolía.

Si tiende a ver el vaso medio vacío, no se desespere. Un movimiento creciente llamado "psicología positiva" identifica formas en que incluso la persona más negativa puede reformar o cambiar su perspectiva de los eventos. No es un suceso estresante lo que daña su corazón, sino su reacción ante éste. Así que aprender a pensar de manera positiva es una de las mejores cosas que puede hacer para bajar el riesgo de la enfermedad cardíaca. Numerosos estudios indican que la gente optimista se enferma menos y se recupera mejor de la cirugía coronaria y el cáncer. El optimismo puede incluso proteger de la enfermedad cardíaca a los hombres mayores.

> Pensar de manera positiva es una de las mejores cosas para bajar el riesgo de la enfermedad cardíaca.

El optimismo no es un concepto nuevo; incluso Virgilio escribió sobre éste en *La Eneida*, hace 2,000 años: "Pueden, porque piensan que pueden." Ésa puede ser una perspectiva difícil de mantener en el mundo actual, estresante y complicado, pero un poco de práctica logra mucho. La próxima vez que un suceso o una situación despierte su ira o aumente su ansiedad, tenga en mente los siguientes consejos:

No lo tome personalmente. En lugar de ver los reveses como señales de su incompetencia, los optimistas los consideran señales de que es necesario un nuevo enfoque. Tome una auditoría fiscal, por ejemplo. En lugar de quejarse de que es un ejemplo más de su mala suerte, un optimista la consideraría una buena oportunidad para poner en orden sus asuntos financieros y quizá recuperar dinero cuando descubran errores a su favor. Esto no significa, sin embargo, que usted nunca vaya a aceptar la culpa por algo que sí es culpa suya. Si es optimista, usted acepta la culpa, aprende de su error y continúa, en lugar de fijarse solamente en esa experiencia.

Mantenga expectativas realistas. No hay paso más grande hacia la desilusión y la frustración que fijar sus expectativas demasiado alto. Si espera que en el crucero de nueve días que tomará al Caribe no habrá ningún problema, que cada persona que conozca se convertirá en su nuevo mejor amigo, y que en definitiva no excederá el presupuesto apretado que tiene en mente, es probable que sufra una desilusión. En cambio, suba a bordo en el entendimiento de que las cosas quizá no resulten exacta-

Escriba su ruta hacia una mejor salud

A veces, el simple acto de escribir las cosas puede ayudarlo a aclarar sus sentimientos y a que sean menos estresantes emocional y físicamente. Algunos estudios indican que al reducir el estrés llevando un diario personal, se pueden mejorar enfermedades como el asma.

Quizá ponerlo en papel no sea suficiente. La clave no es sólo escribir lo que siente, sino tratar de que sus emociones tengan sentido y aprender de ellas. Eso fue lo que halló un estudio de la Universidad de Iowa, publicado en agosto de 2002 en *Annals of Behavioral Medicine.* En el estudio, la gente que escribió sobre una experiencia negativa de su vida estuvo más consciente de los beneficios luego del suceso, como mejores relaciones, mayor fortaleza personal, desarrollo espiritual y una mayor apreciación de la vida.

Escribir para lograr alivio en el estrés no significa escribir todo lo que le sucede cada día. Significa usar su diario (en papel o en computadora) para escribir sus emociones y sus reacciones a lo que sucede en su vida. A veces, sus anotaciones pueden tener la forma de una carta dirigida a la persona con quien tiene un problema. En otras ocasiones puede ser una escritura libre, sin detenerse en la ortografía, la puntuación o la gramática. La clave es saber que nadie, aparte de usted, lo leerá, y darse permiso para ser totalmente honesto en lo que dice. Luego, lea lo que escribió. Sólo aprendiendo del pasado tendrá usted la capacidad de cambiar en el futuro.

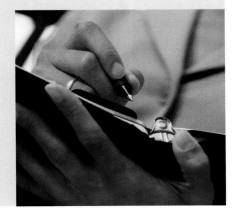

mente de acuerdo con el plan, pero un crucero bajo el sol de invierno es mejor que padecer las bajas temperaturas en su casa.

Preocúpese correctamente. El hecho de que trate de tener una actitud positiva no significa que no tenga preocupaciones. La clave es cómo maneja esas preocupaciones. Escríbalas, hable sobre ellas con un amigo y déles forma, como: "Estoy preocupada de que mi esposo vaya a perder su empleo, porque en su planta hay despidos", en lugar de sufrir con un sentido amorfo de fatalidad financiera. Preocuparse por algo

Limpie sus arterias con meditación

Aprender a meditar ayuda al cuerpo a limpiar las arterias, de acuerdo con un estudio publicado en *Stroke,* una revista de la American Heart Association. Los investigadores asignaron a 60 hombres y mujeres afroamericanos con presión arterial alta ya sea a un programa de meditación trascendental (MT) o a un grupo de control. El grupo MT meditaba 20 minutos, dos veces al día. A los siete meses, los del grupo habían disminuido los niveles de placa (medidos por espesor de la carótida íntima-media o EIM, que refleja el nivel de sustancias grasas depositadas en las paredes de las arterias), y reducido su riesgo de ataque cardíaco hasta 11%, y su riesgo de ataque de apoplejía hasta 15%. El otro grupo no tuvo reducción; de hecho, sus niveles de placa aumentaron.

"La enfermedad cardiovascular está asociada con el estrés psicológico", dice la Dra. Amparo Castillo-Richmond, autora principal de ese estudio. "La investigación previa señalaba que el programa MT reduce los factores de riesgo de ECC, incluidos hipertensión, lípidos oxidados, hormonas del estrés y estrés psicológico." Los investigadores dicen que el estado de "alerta tranquila" producido por la meditación activa los mecanismos de autocuración del cuerpo.

Un estudio posterior indicó que, para reducir la aterosclerosis, la efectividad total de un programa que incluía meditación y yoga, junto con una dieta con poca grasa, ejercicio aeróbico y complementos antioxidantes, fue mayor que en los estudios que implicaban medicamentos para reducir el colesterol.

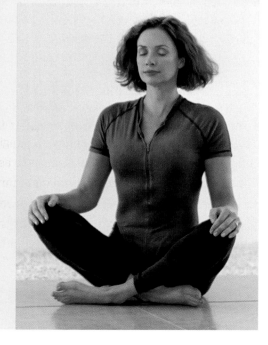

específico consume menos y daña menos que la ansiedad general. La ansiedad no enfocada conduce a respuestas menos lógicas y menos efectivas.

Actúe feliz. "Podemos actuar dentro de un marco mental", dice el Dr. David Myers, profesor de psicología en el Hope College en Holland, Michigan. "Manipulada para tener una expresión sonriente, la gente se siente mejor; cuando frunce el ceño, parece que todo el mundo también lo frunce." Como dicen algunos, ponga una cara feliz. Hable como si se sintiera positivo, comunicativo y optimista. Repasar lo que sucedió ayuda a veces a desencadenar las emociones.

Comprenda que la felicidad constante no proviene de la riqueza. Es uno de los grandes mitos de nuestro tiempo: ser rico, famoso o poderoso automáticamente lo hace feliz. Hay quien discutiría lo contrario, que demasiada gente en los niveles más altos del éxito perdieron su perspectiva, su humanidad, sus valores y, así, su felicidad. ¿Lo duda? Escuche esto: los estudios indican que la gente común que se gana la lotería no es más feliz un año después que lo que era antes de ganarla. La lección: inclínese hacia las cosas que lo hacen feliz y no use las medidas de otra gente para definirse.

Controle su tiempo. La gente feliz siente que controla su vida. Aprende a decir que no a actividades que no desea hacer o que no tiene tiempo de hacer.

Cambie sus percepciones. Si va a tener 20 invitados para una cena (mañana) y la muchacha que lo ayuda se fue a su pueblo esta tarde, en lugar de sentir pánico por tener que lavar docenas de platos, considérelo una buena excusa para usar platos desechables elegantes y no lavar ningún plato.

Aprenda a perdonar. Los estudios indican que olvidar el rencor tiene muchos beneficios para la salud. En un estudio, los investigadores encontraron que la gente mostraba más signos de estrés, incluidos presión arterial alta y ritmo cardíaco más rápido, al reflejar un recuerdo doloroso y rencor, que al imaginar que perdonaba a quien la ofendió en la vida real. Además de los beneficios físicos del perdón, el acto tiene beneficios emocionales. Una vez que la gente perdona a quien la hirió, suele sentir que le quitaron un peso, que se siente más "ligera" y en paz. En un estudio, la gente que asistió a un programa de perdón de seis semanas estuvo más optimista y deseosa de usar el perdón como una estrategia meses después de que terminó el entrenamiento, que la gente que había sido asignada al azar a un grupo de control.

Lea un libro. El estrés es un tema importante en nuestra sociedad y muchos médicos, terapeutas y líderes espirituales han escrito libros sobre el tema. Hay libros que ofrecen motivaciones diarias, programas de "felicidad" de 12 semanas, consejos o sólo afirmación repetida. Hay libros para tratar penas, depresión, malos jefes, malos matrimonios, problemas financieros y niños desafiantes. Tenga la seguridad de que si entra en una librería, encontrará un libro que hable sobre el problema que le está causando estrés. Comprarlo podría ser una inversión excelente para su bienestar.

3. Vaya con la corriente

Crear una sensación de paz y calma en su vida significa más que sólo manejar el estrés lo mejor posible; también significa hacer las cosas que le producen placer y satisfacción. Una parte importante para lograr esto es encontrar un trabajo y pasatiempos que lo desafíen sin abrumarlo.

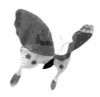

¿Alguna vez ha estado tan concentrado en una actividad que se le olvidó preocuparse por sus problemas? "La gente feliz suele estar en una zona llamada 'flujo' ", dice el Dr. Myers. Eso sucede cuando dos horas se le pasan en dos minutos porque está muy ensimismado en lo que hace. En un estudio, los investigadores dieron a los voluntarios un *beeper* y les pidieron que anotaran lo que hacían y cómo se sentían cada vez que los contactaran por el *beeper*. Encontraron que la gente solía sentirse más contenta si estaba ocupada mentalmente con un trabajo o pasatiempo activo, que si sólo estaba sentada. Irónicamente, cuanto menos gastaban en una actividad, más absorta y feliz suele estar la gente que la practica, dice el Dr. Myers.

Los pasamientos no sólo son calmantes (más de la mitad de las mujeres que tejen dicen que hacen esta actividad para relajarse), sino que proporcionan mucha satisfacción, la cual mejora la autoestima por un trabajo bien hecho. ¿No tiene un pasatiempo? ¿No sabe qué hacer con su tiempo libre? Para descubrir qué actividades lo satisfacen más y para encontrar nuevas, pruebe lo siguiente:

Registre su tiempo. Durante una semana, escriba todo lo que hace y clasifíquelo en una escala del 1 al 10 en términos de lo que le produce más placer. La semana siguiente trate de asegurarse de que la báscula se incline a favor de las cosas que le satisfacen, incluso si esto significa dejar una tarea o actividad que considera que tiene que hacer (pero en realidad no).

Recuerde su infancia. ¿Qué es lo que más le gustaba hacer cuando era niño? ¿Colorear? ¿Por qué no inscribirse en una clase de dibujo? ¿Ayudar a su mamá a cocinar? Quizá deba pasar más tiempo en la cocina. ¿Inventar juegos? Considere formar parte de un grupo de teatro. ¿Andar en bicicleta por toda la colonia donde vive? Andar en bicicleta es una actividad fácil y saludable para el corazón.

Explore su comunidad. Muchos vivimos sin conocer las muchas actividades que se llevan a cabo en nuestra ciudad. Al buscar nuevas experiencias, busque dentro de su propia comunidad. Consulte los cursos que ofrecen las distintas universidades y escuelas: incluso en algunas se imparten cursos para continuar la educación. Consulte la lista de grupos de arte y salas de concierto. Lea los avisos de eventos y reuniones en la sección cultural de los distintos perióodicos.

Programe diversión. Así como programa la cita con el dentista, programe tiempo para la diversión. Planee una actividad agradable al menos una vez por semana. No olvide incluir vacaciones (chicas o grandes) en el calendario, varias veces al año.

20 formas simples para ser feliz

La felicidad es efímera, sujeta a los caprichos de todo, desde el clima hasta el tamaño de su cuenta bancaria. No le sugerimos que puede alcanzar un estado permanente llamado "felicidad" y quedarse ahí. Sin embargo, hay muchas formas de cambiar el camino de la ansiedad, la ira, la frustración y la tristeza, en un estado de felicidad, una o varias veces durante el día. Éstas son 20 ideas para que pueda empezar. Elija las que funcionen para usted. Si sintonizar las noticias o hacer listas sólo lo estresa más, pruebe otro enfoque.

1. Practique la atención. Esté en el momento. En vez de preocuparse por su examen de mañana mientras cena con la familia, enfóquese en el aquí y el ahora, en la comida, la compañía y la conversación.

2. Ría fuerte. Con sólo anticipar un evento feliz y divertido aumentan los niveles de endorfinas y otras hormonas que producen placer, y disminuye la producción de hormonas del estrés. Investigadores de la Universidad de California, en Irvine, estudiaron a 16 hombres que consideraban divertida cierta videocinta. A la mitad se le informó tres días antes que la verían, y de inmediato empezaron a sentir cambios biológicos. Cuando la vieron, sus niveles de hormonas del estrés disminuyeron bastante, los de endorfina aumentaron 27%, y los de hormonas del crecimiento (que indican beneficio al sistema inmunitario) subieron 87%.

> La música activa partes del cerebro que producen felicidad (las mismas partes activadas por la comida y el sexo).

3. Duerma. Nos hemos convertido en personas privadas de sueño. Dormir una siesta diaria, o irse a la cama a las 8 de la noche con un buen libro, y apagar la luz una hora después, puede hacer más por su estado de ánimo y perspectiva de vida que cualquier cantidad de baños de burbujas o masajes.

4. Tararee. La música calma, y no sólo a las fieras. Los estudios indican que la música activa partes del cerebro que producen felicidad (las mismas partes activadas por la comida y el sexo). Y también relaja. En un estudio, adultos mayores que escucharon música de su elección durante una cirugía ocular tuvieron mejor ritmo cardíaco, presión arterial y carga cardíaca (su corazón no tuvo que esforzarse tanto), que los que tuvieron una cirugía en silencio.

5. Limpie y ordene. Es casi imposible meditar, respirar profundamente o tan sólo relajarse cuando cada superficie está cubierta de papeles, cuentas y revistas, sus armarios están repletos, y no ha hecho el balance de su chequera desde hace seis meses. Además, la naturaleza repetitiva de ciertas tareas de limpieza (como barrer, limpiar y fregar) es buena para meditar si se concentra en lo que está haciendo.

6. Sólo diga que no. Elimine actividades que no sean necesarias y que no disfrute. Si ya hay suficientes personas para atender el bazar de la asociación benéfica y se siente estresado al pensar que dirigirá el comité durante un año más, no lo haga y deje que otra persona se haga cargo.

 7. Haga una lista. No hay nada como escribir sus tareas para ayudarse a organizar sus ideas y calmar su ansiedad. "Palomear" cada una al terminarla lo hará sentirse muy satisfecho.

8. Haga una cosa a la vez. La investigación del Dr. Suarez indica que la gente con muchas tareas es más propensa a tener presión arterial alta. Tome en serio ese dato. En lugar de hablar por teléfono mientras dobla la ropa lavada o limpia la cocina, siéntese en una silla cómoda y preste toda su atención a la charla. En lugar de revisar su correo electrónico mientras trabaja en otros proyectos, cierre ese programa en lo que termina el informe que está escribiendo. Es similar al concepto de atención.

 9. Jardín. El aire fresco y el ejercicio no sólo reducen el estrés y dan una sensación de bienestar, sino que la sensación de logro que se tiene al desyerbar un arriate, ver que las semillas se convierten en flores o retirar la madera muerta, dura horas, si no es que días.

10. Olvídese de las noticias. Durante una semana no lea el periódico, no vea las noticias ni busque los encabezados en línea. Tome vacaciones y aléjese de los dramas a los que estamos expuestos por los medios de comunicación, y mejor camine, tenga una sesión de meditación o escriba en su diario.

> Al estar expuesta al estrés, la gente con mascotas tuvo niveles mucho menores de ritmo cardíaco y presión arterial que la gente sin mascotas.

 11. Saque a pasear al perro. Muchos estudios apoyan los beneficios para aliviar el estrés que producen las mascotas. En un análisis, los investigadores evaluaron la salud cardíaca de 240 parejas, la mitad de las cuales tenía mascota. Las parejas con mascotas tuvieron niveles mucho menores de ritmo cardíaco y presión arterial al estar expuestas a situaciones de estrés, que las que no tenían mascotas. Y las mascotas ayudaron más a calmar el estrés que los cónyuges.

12. Perfume el aire. La investigación indica que los beneficios de la aromaterapia para aliviar el estrés son reales. En un estudio, la gente expuesta al romero tuvo niveles más bajos de ansiedad e hizo operaciones matemáticas con mayor rapidez. La expuesta a la lavanda mostró aumento del tipo de ondas cerebrales que indican mayor relajación. Hoy existen muchos métodos para aromatizar, desde refrescantes de aire que se enchufan hasta difusores de aceite esencial y velas aromáticas.

13. Ignore el mercado de valores. El solo hecho de recibir el informe mensual de sus inversiones es suficiente para elevar su presión arterial. Investigadores chinos encontraron un vínculo directo entre el desempeño del mercado de valores y la salud mental de los que lo seguían. Los inversionistas astutos saben que el tiempo cura casi todas las heridas financieras; dé tiempo a sus inversiones y tómese un descanso.

14. Visite un sitio tranquilo. Bibliotecas, museos, jardines y lugares de adoración son islas de paz y calma en el mundo frenético actual. Busque un sitio tranquilo cerca de casa y conviértalo en su escondite secreto.

15. Sea voluntario. Ayudar a los demás le permite poner en perspectiva sus propios problemas y le proporciona interacción social. Es más probable que la gente feliz ayude a los demás; ayude usted para que aumente su propia felicidad. Un estudio indicó que el trabajo voluntario mejoraba los seis aspectos del bienestar: felicidad, satisfacción de vivir, autoestima, sentido de control sobre la vida, salud física y depresión.

16. Pase tiempo a solas. Aunque las relaciones son uno de los mejores antídotos contra el estrés, a veces necesita tiempo a solas para "recargar baterías" y reflexionar. Vaya solo a comer o al cine, o pase una tarde leyendo, recorriendo una librería o yendo a una tienda de antigüedades.

17. Camine pensando. Quizá sepa que el ejercicio es mejor que los tranquilizantes para aliviar la ansiedad y el estrés. Lo que hace con su mente mientras camina puede hacer que resulte más benéfico. En un estudio llamado Ruth Stricker Mind/Body Study, los investigadores dividieron a 135 personas en cinco grupos de caminantes, por 16 semanas. El grupo 1 caminaba deprisa, el grupo 2 a un paso lento, y el grupo 3 a un paso lento mientras "pensaba", una técnica mental que crea una respuesta de relajación, una respuesta fisiológica en la que el ritmo cardíaco se enlentece y la presión arterial disminuye. A este último grupo se le pidió que prestara atención a sus pasos, los contara "uno, dos, uno, dos" y visualizara los números en su mente. El grupo 4 practicó una forma de tai chi, y el grupo 5 sirvió de control, sin cambiar nada en sus vidas. El grupo que practicó el "pensamiento" mostró una disminución en la ansiedad y tuvo menos sentimientos negativos y más positivos sobre sus miembros. En general, experimentaron los mismos efectos que reducen el estrés que los que caminaron deprisa. Mejor aún, los efectos fueron evidentes de inmediato.

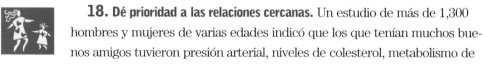

18. Dé prioridad a las relaciones cercanas. Un estudio de más de 1,300 hombres y mujeres de varias edades indicó que los que tenían muchos buenos amigos tuvieron presión arterial, niveles de colesterol, metabolismo de glucosa en sangre y niveles de hormonas del estrés más saludables que los que tenían dos o menos amigos cercanos. Las mujeres, y en menor cantidad los hombres, también se beneficiaron de las buenas relaciones con sus padres y cónyuges. Los estudios indican que la gente solitaria, deprimida y aislada tiene un riesgo cinco veces mayor de enfermar y morir prematuramente que la que tiene sentimientos de amor, vínculos y comunidad.

19. Cuide el alma. En un estudio tras otro, la gente religiosamente activa es más feliz y se enfrenta mejor a las crisis, de acuerdo con el Dr. Myers. Para muchas personas, la fe proporciona una comunidad de apoyo, un sentido de significado de la vida, sentimientos de gran aceptación, un motivo para enfocarse más allá de sí mismo, y una perspectiva intemporal de las calamidades de la vida. Incluso si no es usted religioso, una gran espiritualidad puede ofrecerle beneficios similares.

20. Cuente sus bendiciones. La gente que cada día se detiene a reflexionar sobre algún aspecto positivo de su vida (salud, amistades, familia, libertad, educación, etc.) experimenta una mayor sensación de bienestar.

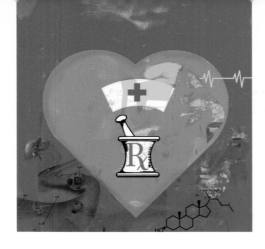

Control Total | Medicamentos

Idealmente, el *Plan de Control Total* es todo lo que necesita para tener los niveles de colesterol en la zona "segura" y reducir el riesgo de enfermedad cardíaca, pero para algunas personas no es suficiente. Si su médico le sugiere que tome un medicamento, no se preocupe, pues no significa que fracasó ni que debe abandonar el *Plan de Control Total*. Significa que necesita un poco de ayuda. Quizá tiene una predisposición genética al colesterol alto. En ese caso, tal vez no logre disminuirlo con cambios en la dieta, más ejercicio e incluso complementos. Así que agradezca que ahora existen medicamentos para disminuir el colesterol.

Un motivo por el que se vive hoy más que hace 50 años es la cantidad de medicamentos seguros y efectivos a nuestra disposición. Todos los medicamentos tienen efectos secundarios potenciales. Bien elegido, es más probable que el medicamento contribuya a su salud, bienestar y longevidad, a que le cause daño.

Sin embargo (y esto es importante), tomar medicamento no le da permiso de dejar el *Plan de Control Total* y empezar a vivir de carne y papas fritas. Un estudio indicó que sólo la mitad de las personas que tomaron medicamento para reducir el colesterol alcanzaron sus metas, comparado con 80% de las que siguieron una dieta y tomaron medicamento. (¡Imagine el porcentaje si los investigadores hubieran considerado también la pérdida de peso y el ejercicio!) Continúe tomando sus complementos (no deje de avisarle a su médico). Dependiendo de los complementos que use y el medicamento recetado, quizá pueda tomar una dosis más baja del medicamento.

Medicamento: ¿Para usted? ¿Siempre?

Como indicamos en el Cap. 3 (¿recuerda el cuestionario de la pág. 65?), sus niveles de colesterol, combinados con sus otros factores de riesgo de enfermedad cardíaca, determinan su necesidad de medicamento. Es probable que el médico le recete medicamento si su nivel de LBD permanece entre 160 y 189 luego de tres meses con el *Plan de Control Total,* y si no tiene ninguno de los siguientes factores de riesgo:

- Un historial de enfermedad cardíaca coronaria (ECC), diabetes o hipertensión, o un historial familiar de ECC prematura.
- Si fuma.
- Un nivel de LAD por debajo de 40 mg/dl.

Si no tiene ninguno de estos factores de riesgo y su nivel de LBD es superior a 190, es probable que el médico recomiende que tome medicamento, al mismo tiempo que sigue el Plan. Debe notar que el uso de medicamento no tiene que significar un compromiso permanente. Si mejora su dieta y aumenta el nivel de actividad, en el proceso puede reducir su colesterol lo suficiente como para dejar el medicamento.

Si tiene alguno de los factores de riesgo mencionados, es probable que el médico le recete medicamento aunque su nivel de LBD sea más bajo. Una vez que empiece a tomar medicamento para reducir el colesterol, quizá necesite tomarlo el resto de su vida. Estos medicamentos no "curan" el colesterol alto, sólo evitan que el cuerpo produzca o absorba colesterol mientras está usted tomando el medicamento. Si lo deja, los niveles de colesterol regresarán a los niveles de antes del medicamento, a menos que los cambios en el estilo de vida que haya hecho tengan un impacto.

Si le recetan medicamento ...

Pregunte al médico lo siguiente:

- ¿Para qué es este medicamento?
- ¿Cuáles son los efectos secundarios potenciales y qué debo hacer al respecto?
- ¿Hay alguna interacción potencial con la comida, con otros medicamentos recetados o con los que se venden sin receta?
- ¿Cuánto debo tomar?
- ¿Cuándo debo tomarlo (por ejemplo, ¿con o sin comida?)
- ¿Necesito análisis de sangre periódicos?
- ¿Y si se me olvida tomar una dosis?
- ¿Puedo estar seguro de que los posibles beneficios sí sobrepasan a los riesgos?

Seguridad y efectos secundarios

Sale del consultorio del médico con una receta. Todo el consejo y las advertencias entraron por un oído y salieron por el otro. Ahora lo preocupan los efectos secundarios del medicamento. Es una preocupación válida, pues todo medicamento, incluso la aspirina, tiene riesgos. Pero tenga en mente que si el médico receta un medicamento, es porque el beneficio es mayor que el daño. En la mayoría de los casos, el daño es pequeño. Millones de personas toman medicamentos para el colesterol sin o con poco problema. Muchos de los medicamentos de hoy se han utilizado desde hace 15 años o más.

Los efectos secundarios más comunes con estos medicamentos son los problemas gastrointestinales, como náusea o estómago revuelto. Comunique al médico cualquier problema que tenga, en particular si persiste. Quizá pueda cambiar la dosis o a otro medicamento. No hay razón para sufrir.

Hay un ligero riesgo de problema en el hígado, porque los medicamentos para el colesterol se procesan en ese órgano, lo que le pone presión adicional. Por eso el médico le pide análisis de sangre para medir los niveles de enzimas en el hígado y conocer la salud de su hígado, antes de recetarle el medicamento. Seis u ocho semanas después de empezar a tomarlo, le harán otro análisis, para asegurarse de que el hígado maneja bien el medicamento. Incluso si las enzimas del hígado están un poco elevadas, no sienta pánico. A menudo vuelven a la normalidad en unas semanas, aunque continúe con el medicamento.

El Plan de Control Total
♥Medicamentos

- Algunos de los que siguen el Plan necesitarán medicamento para el colesterol si no responden a los cambios en su estilo de vida después de 12 semanas.
- Algunos necesitarán medicamento aun al iniciar el Plan.
- Consulte el cuestionario en pág. 65 para ver en cuál de las categorías encaja.
- La mayoría de los que siguen el Plan se beneficiarán al tomar una aspirina para niños (81 mg) al día. Consulte a su médico.

Estatinas: los nuevos medicamentos

Esta clase de medicamento, que tiene también el nombre de inhibidor de reductasa HMG-CoA, revolucionó el tratamiento del colesterol alto más que cualquier otro medicamento. En uso por más de una década, los medicamentos se venden con las marcas Lescol (fluvastatina), Lipitor (atorvastatina), Mevacor (lovastatina), Pravachol (pravastatina) y Zocor (simvastatina). Además, una forma de lovastatina llamada Altocor fue aprobada en EUA en 2002. Se necesita tomar una sola vez al día; la mayoría de las estatinas deben tomarse con más frecuencia. Para evitar confusión, vamos a apegarnos a los nombres de las marcas a través del capítulo.

Las estatinas bloquean en forma parcial una enzima llamada HMG-CoA, que controla la rapidez con que el cuerpo produce colesterol. (Recuerde: el cuerpo produce tres o cuatro veces más colesterol del que usted come.) Al bloquear esta enzima, frenan la producción de colesterol. También aumentan la capacidad del cuerpo para retirar las LBD de la corriente sanguínea y llevarlas al hígado, donde se descomponen y se excretan. Las estatinas no son tan buenas como otros medicamentos para aumentar los niveles de LAD o reducir los triglicéridos, pero sí tienen algunos efectos positivos.

Las estatinas no son perfectas. No actúan bien para transformar las partículas densas y pequeñas de LBD (que es más probable que se adhieran a las paredes de las arterias) en partículas más grandes y esponjosas, o para disminuir la lipoproteína (a) –Lp(a)–, otra partícula que contribuye a formar coágulos en la sangre y placa. Aunque tome estatina, su médico quizá le recete otros medicamentos, según sus factores de riesgo coronario.

¿Cuán bien actúan?

Los estudios indican que las estatinas pueden disminuir los niveles de LBD entre 10 y 60%, dependiendo del medicamento y la dosis. El Scandinavian Simvastatin Survival Study, terminado en 1994, indicó que las muertes por enfermedad cardíaca bajaron 42%, y las muertes por todas las causas 30%, en cinco años, en pacientes con enfermedad cardíaca que tomaban Zocor. Otros estudios indican que Pravachol redujo los ataques cardíacos, el bypass quirúrgico y las angioplastías en pacientes sin enfermedad cardíaca, al disminuir los niveles de LBD. Un estudio indicó que el medicamento redujo las muertes generales en pacientes que habían sufrido un ataque cardíaco pero que tenían niveles de colesterol más o menos promedio para la población general. Las estatinas en desarrollo pueden disminuir aún más los niveles de LBD, hasta 80% en algunos casos, lo que les dio el nombre de "superestatinas".

Dado su gran éxito, no es de sorprender que las estatinas estén entre los medicamentos más recetados en Estados Unidos (Lipitor se receta más que cualquier otro medicamento). Aproximadamente 12 millones de estadounidenses toman estatinas. Es una fracción pequeña de los 36 millones que los médicos calculan que son elegibles para el medicamento, con base en las guías de los National Institutes of Health. Algunos expertos creen que en unos años la mitad de los estadounidenses adultos tomarán estatinas, llamadas por algunos el "medicamento del siglo".

Tratamiento del colesterol alto en ancianos

Los próximos 30 años verán más canas en EUA, cuando los llamados *babyboomers* (los nacidos entre 1946 y 1964) lleguen a la tercera edad. El número de personas de 65 años y mayores se duplicará, aumentando a 70 millones. Como la ECC representa del 70 al 80% de las muertes en este grupo, reducir los factores de riesgo de ECC será aún más crítico. Las pruebas clínicas indican que muchos pacientes mayores, con ECC confirmada, no reciben las terapias indicadas. Dos estudios de los años noventa indicaron que a muchos pacientes mayores, candidatos a medicamentos para reducir el colesterol, no se los recetaban, y esto a pesar de que cuatro estudios sugieren que el tratamiento con medicamentos para el colesterol tiene un efecto significativo para disminuir la incidencia de muerte y enfermedad cardíaca en personas de 65 años y mayores.

Esta fe en los medicamentos se debe en parte a un estudio británico, publicado en la revista médica *Lancet*, que concluyó que cualquiera, de cualquier edad y con cualquier riesgo de enfermedad cardíaca, podía beneficiarse con las estatinas. Y como verá en un momento, los investigadores están encontrando en las estatinas muchos beneficios que van más allá del nivel de colesterol de una persona. Las estatinas, escribieron los investigadores, son la "nueva aspirina".

> Algunos expertos creen que en unos años la mitad de los estadounidenses adultos tomarán estatinas, llamadas el "medicamento del siglo".

Las estatinas tardan entre cuatro y seis semanas en alcanzar su máxima efectividad. Las dosis varían según el medicamento, pero se toma al menos una dosis con la cena o al irse a la cama, porque el cuerpo produce más colesterol por la noche que durante el día.

Apéguese al medicamento

Si sus lecturas de colesterol disminuyeron, eso no significa que puede dejar de tomar una estatina recetada, sin la aprobación del médico. El 25% de las personas de 65 años o mayores dejan de tomar estatinas dentro de los primeros seis meses, contra las órdenes del médico. Esto es malo por varios motivos, como el que las estatinas no controlan su colesterol si no las toma. Algunos estudios indican que dejar de tomar el medicamento de repente puede crear problemas, incluyendo un mayor riesgo de ataque cardíaco, angina de pecho inestable y ataque de apoplejía. Estudios en ratas encontraron que al suspender el medicamento cesó la producción de óxido nítrico, el compuesto responsable de mantener lisas y flexibles las paredes de las arterias y de ayudar a formar plaquetas sanguíneas menos viscosas.

Al seguir el *Plan de Control Total* quizá pueda tomar menos medicamentos o dejar de tomarlos. Pero no disminuya el medicamento ni lo suspenda sin consultar primero a su médico.

El costo de las estatinas

El costo de las estatinas varía de acuerdo con la marca del medicamento y la dosis. Si tiene usted un seguro de gastos médicos que no cubre los medicamentos recetados, el costo puede ser muy oneroso. Pero puede gastar menos. Como los medicamentos se venden por píldora, no por potencia, pida al médico que le recete del doble de la potencia que necesite (de 80 mg en lugar de 40 mg), compre un cortador de píldoras y córtelas a la mitad. El jugo de toronja aumenta la absorción de estatinas. Si lo toma con el medicamento, avise a su médico; quizá pueda tomar una dosis menor.

Espere que los precios empiecen a bajar, pues la primera estatina genérica (lovastatina) fue aprobada en 2001. Ahora ya cuesta la mitad que la versión de marca, Mevacor. En años futuros estarán disponibles más estatinas genéricas y se reducirán los precios en general de este tipo de medicamento.

Avise a su médico si no puede pagar sus medicamentos. Algunas compañías farmacéuticas tienen programas especiales en los que proporcionan medicamentos prescritos gratuitos o a precios reducidos a las personas que no pueden costearlos.

El inconveniente de las estatinas

Como todos los medicamentos, las estatinas tienen sus desventajas. Aunque se consideran muy seguras, dado el gran número de personas que las toman y el hecho de que se han usado por más de 14 años, en pocos casos causan problemas. Entre los efectos secundarios potenciales están los siguientes:

Daño en músculos y riñones. En 2001 Bayer AG retiró de manera voluntaria del mercado de EUA su medicamento con estatina Baycol (cerivastatina), debido al

---

Recuerde tomar su medicina

Se está cepillando los dientes antes de irse a la cama cuando se acuerda de que se le olvidó tomar su medicamento para el colesterol. El olvido es uno de los motivos más comunes por los que la gente dice que no toma sus medicamentos. Para evitar el olvido, use recordatorios como los siguientes:

- Coordine la toma de su medicamento con una actividad cotidiana. Por ejemplo, tome su píldora al cepillarse los dientes en la mañana. Mientras cena, tome su píldora.
- Use las alarmas de relojes, teléfonos celulares y computadoras para recordar cuándo debe tomar su medicamento. Puede comprar un organizador electrónico de medicinas que suena a una hora programada.
- Use cajas para píldoras u otros recipientes para medicinas, para organizar sus medicamentos por hora, día y semana. Así sabrá si olvidó tomar una dosis.
- Guarde su medicamento en un sitio obvio (por ejemplo, en el botiquín del baño), para que lo vea apenas se levante por la mañana. Si debe tomarlo con las comidas, guárdelo en la alacena o en el cajón de los cubiertos.
- Lleve un diario de medicamentos, disponible en farmacias o en línea en algunos sitios web relacionados con la salud y la medicina.
- Ponga recordatorios en toda la casa. Pegue notas en la puerta principal, su monedero o sus llaves, para preguntarse si tomó el medicamento.

reporte de al menos 31 muertes en ese país vinculadas con el medicamento. Éstas fueron el resultado de la rabdomiolisis, un padecimiento en el que las células de los músculos se descomponen y liberan proteínas que quedan atrapadas en los riñones. Esto interfiere con la capacidad de los riñones para filtrar las toxinas de la sangre, y causa insuficiencia renal y muerte. Los síntomas son dolor muscular, debilidad, sensibilidad, malestar, fiebre, orina oscura, náuseas y vómito. El dolor puede involucrar a grupos específicos de músculos o abarcar todo el cuerpo.

Aunque todas las estatinas están asociadas en EUA con muy pocos reportes de rabdomiolisis, de acuerdo con la FDA el riesgo era de 16 a 80% mayor con Baycol, en particular en dosis altas, en pacientes mayores y en combinación con Lopid (gemfibrozil), otro medicamento que reduce los lípidos. El riesgo de rabdomiolisis asociado con las estatinas que aún hay en el mercado es muy bajo, en especial cuando personas sin factores de riesgo de rabdomiolisis, como insuficiencia renal, las usan solas.

Menos grave es el dolor o debilidad muscular experimentado por algunas personas que toman estatinas. Es más susceptible si tiene más de 80, cuerpo pequeño o débil, una enfermedad de multisistemas (como insuficiencia renal

Combinaciones peligrosas

Si toma ciertos medicamentos mientras está tomando estatinas, podría aumentar su riesgo de daño muscular. Estos medicamentos incluyen fibratos; ácido nicotínico; los antimicóticos Sporonox (itraconazol), Nizoral (ketoconazol) y cualquiera de la clase azol; antibióticos como eritromicina y claritromicina; el inmunosupresor Sandimmune (ciclosporina); inhibidores de proteasa VIH; antidepresivos como Serzone (nefazodona); los bloqueadores beta Calan (verapamil) e Isoptin (verapamil), y el medicamento contra la arritmia Cordarone IV (amiodarona).

crónica), o si toma medicamentos múltiples. En general, 5% de la gente que toma estatinas experimenta efectos secundarios, que suelen desaparecer al suspender el medicamento, o pueden prevenirse tomando la coenzima Q10 (vea el Cap. 5).

Daño al hígado. Como la mayoría de los medicamentos, las estatinas se descomponen en el hígado y causan tensión adicional. Por eso el médico analiza los niveles de enzimas en el hígado (como un indicador de la salud del hígado) durante los primeros meses que toma el medicamento. Limite la ingestión de alcohol, que causa tensión adicional en el hígado y aumenta el riesgo de insuficiencia hepática si toma estatinas (u otros medicamentos). El aumento de enzimas en el hígado ocurre en 0.5 a 2% de la gente que toma estatinas, generalmente en los que toman dosis altas. La insuficiencia hepática total del hígado es muy rara, y al reducir la dosis del medicamento, suelen disminuir las enzimas.

Reducción de la coenzima Q10. Como indicamos en el Cap. 5, las estatinas disminuyen la producción del cuerpo de la importante sustancia coenzima Q10. Las células necesitan CoQ10 para que las ayude a usar la energía. Por eso, si toma estatinas, le recomendamos un complemento con 100 mg diarios de CoQ10.

Cataratas. Las estatinas solas no causan cataratas. Según un estudio publicado en *Archives of Internal Medicine* en septiembre de 2001, al tomar Zocor junto con el antibiótico eritromicina aumenta el riesgo. Un solo tratamiento con antibióticos, durante 10 días, duplicó el riesgo de cataratas, mientras que dos o más tratamientos lo triplicaron. Si toma estatinas y necesita antibióticos, hable con su médico.

Daño a nervios. Los investigadores que estudiaron a 500,000 daneses vieron que la gente que tomó estatinas tuvo más probabilidad de desarrollar una forma de daño en los nervios llamada polineuropatía, que la que nunca las tomó. La enfermedad, llamada también neuropatía periférica, causa debilidad, comezón, dolor en manos y pies, y dificultad para caminar. Al tomar estatinas por un año, el riesgo de daño en nervios aumentó 15%, o sea un caso por cada 2,200 pacientes; en los que las tomaron dos o más años, el riesgo subió 26%.

Estatinas: ¿causan cáncer?

Por años han circulado rumores en Internet de que las estatinas causan cáncer. Los rumores surgieron de un estudio de 1996 publicado en el *Journal of the American Medical Association,* que sugiere un vínculo entre cáncer, estatinas y fibratos, otro medicamento que reduce colesterol.

Los investigadores examinaron estudios en los que se dieron ambos medicamentos a ratas y notaron que los roedores desarrollaron cáncer con más frecuencia. En algunos casos, el cáncer ocurrió con dosis similares a las recetadas a humanos. Pero dos estudios posteriores que examinaron a gran número de personas que tomaron estatinas no hallaron vínculos entre este medicamento y el cáncer.

Seis beneficios secundarios de las estatinas

Mientras más estudian los investigadores las estatinas, más usos potenciales encuentran para esta clase de medicamento, lo que hace que algunos médicos sugieran en broma que se añada al abastecimiento de agua. Entre sus usos potenciales:

Disminuye PCR. Varios estudios indican que las estatinas reducen los niveles de proteína C-reactiva (PCR), señal de inflamación que los investigadores creen predice mejor la enfermedad cardíaca que el colesterol alto. Un estudio de la revista *Circulation* de agosto de 2002 dijo que Zocor redujo los niveles de PCR en sólo dos semanas.

Continúa en pág. 190

¿Qué estatina se debe tomar?

En 2003 la FDA aprobó en EUA cinco medicamentos con estatina para el tratamiento del colesterol alto. Aunque los medicamentos son similares, hay algunas diferencias en sus mecanismos y efectividad. Pregunte a su médico qué estatina es mejor para usted. He aquí sus características:

	Reducción promedio de LBD* (%)	Aumento promedio de LAD* (%)	Reducción promedio de triglicéridos* (%)	Efecto en enfermedad cardiovascular y muertes	Otros efectos
Medicamento					
Lescol	33	11–25	19–23	No determinado.	Aprobado por la FDA como tratamiento para reducir apolipoproteína B. Requiere menos pruebas de funcionamiento del hígado.
Lipitor	54	5–9	19–37	No determinado.	Reduce niveles del colesterol de lipoproteínas remanentes y proteína C-reactiva, ambos señales de mayor riesgo de enfermedad cardíaca.
Mevacor	35	6	21 después de 12 semanas	No se vio beneficio en la disminución de incidencia de ataque cardíaco o muerte por ataque cardíaco.	
Pravachol	40	5	14	Redujo el riesgo de tener un primer ataque cardíaco en 30% y redujo el riesgo de muerte general en 22%.	Un estudio publicado en la revista *Circulation* de enero de 2001 indica que puede disminuir en 30% el riesgo de diabetes. También reduce los niveles del colesterol de lipoproteínas remanentes y los de proteína C-reactiva.
Zocor	48	8	28–33	42% menos muertes por infarto en gente con ataques cardíacos previos y reducción de 30% en muertes generales.	También reduce los niveles de proteína C-reactiva.

En dosis muy altas.

Continúa de pág. 188

Reducen el riesgo de apoplejía. En varios estudios de estatinas en pacientes con enfermedad cardíaca, los medicamentos redujeron el riesgo de un primer ataque de apoplejía entre 11 y 30%. Varias pruebas sugieren que el efecto de las estatinas en el riesgo de apoplejía va más allá de su habilidad para reducir el colesterol. Por ejemplo, mejoran el funcionamiento de las células del endotelio (las que forman las paredes de las arterias) al aumentar su producción de óxido nítrico. Esto mantiene las paredes de las arterias lisas y flexibles y reduce el riesgo de placa. También las estatinas reducen la inflamación, hacen las plaquetas sanguíneas menos viscosas, tienen efectos antioxidantes, estabilizan la placa para que no se rompa y evitan coágulos en sangre.

Tratamiento de enfermedades autoinmunes y prevención de rechazo de trasplante. En enfermedades autoinmunes, como psoriasis y artritis reumatoide, un sistema inmunitario muy activo se confunde; cree que las células del cuerpo son invasoras y las ataca. Pero los investigadores hallaron que las estatinas bloquean la acción de ciertas células inmunitarias que tienen un papel en estas enfermedades y que también están involucradas en el rechazo de órganos trasplantados. Así, estiman que algún día podría usarse un medicamento tipo estatina en el rechazo de trasplantes.

> En un estudio, los investigadores hallaron que al tomar estatinas se redujo en 80% el riesgo de desarrollar Alzheimer.

El mayor interés en los efectos de las estatinas en el sistema inmunitario está en el tratamiento de la esclerosis múltiple (EM), una enfermedad autoinmunitaria. En un estudio en la revista *Neurology*, las estatinas evitaron el desarrollo de células inmunitariass que contribuyen a EM. Trataron a ratones con EM una semana con dosis de Lipitor, igual a la dosis humana más alta, y detuvo o previno recaídas e inflamación en el cerebro, signo de esta enfermedad. Las pruebas clínicas en humanos con EM iniciaron en 2003.

Mejore la salud ósea. Varios estudios en animales y retrospectivos (examinaron a gente que había tomado estatinas) indican que las estatinas ayudan al desarrollo óseo, lo que sugiere un uso posible en la osteoporosis, que causa huesos frágiles. En la actualidad, casi todos los tratamientos de osteoporosis sólo retrasan la pérdida ósea. Un medicamento que ayudara a desarrollar los huesos sería un gran avance.

El jurado aún no decide si las estatinas pueden aumentar, y cuánto, la densidad ósea. Y aunque así fuera, no espere que su médico se las recete muy pronto para la osteoporosis. Pueden abrir el camino para el desarrollo de medicamentos que tengan una estructura molecular similar, pero diseñados específicamente para la salud ósea.

Combate a la demencia y la enfermedad de Alzheimer. Como dijimos en el Cap. 3, hay evidencia creciente de que el colesterol puede tener un papel en el desarrollo de ciertas demencias, incluida la enfermedad de Alzheimer. Esto formula la pregunta de si los medicamentos que reducen el colesterol también podrían reducir el riesgo de enfermedad de Alzheimer y otras demencias. La respuesta es "quizá". En el estudio más grande hasta la fecha, los investigadores examinaron los factores de riesgo de Alzheimer y el historial del medicamento en 912 personas que o sí tenían o quizá tenían Alzheimer, y en 1,669 de los miembros de sus familias. Hallaron que al tomar estatinas se redujo el riesgo de desarrollar Alzheimer en casi 80%. Se cree que las estatinas bloquean las acciones de una proteína llamada A-beta, lo que hace que los vasos sanguíneos se compriman, reduciendo así el flujo de sangre al cerebro.

Diabetes. Los investigadores evaluaron la información de una de las principales pruebas clínicas de las estatinas y encontraron que el Pravachol redujo el riesgo de desarrollar diabetes en 30%. Suponen que el efecto se debe a que el Pravachol reduce los niveles de triglicéridos. (Otras estatinas también pueden reducirlos.) Los triglicéridos altos hacen circular niveles altos de ácidos grasos libres, que a su vez afectan la capacidad de la insulina para interactuar con su receptor. Disminunir los triglicéridos es una forma de preservar la sensibilidad a la insulina y evitar la resistencia a ella.

Inhibidores de la absorción de colesterol

Dos órganos controlan los niveles de colesterol en la sangre: el hígado, que produce colesterol y ácidos biliares (usados para digerir grasas), y el intestino, que absorbe el colesterol de la comida y la bilis. Las estatinas disminuyen el colesterol al prevenir su producción en el hígado, y un nuevo medicamento, llamado inhibidores de absorción de colesterol, evita que sea absorbido en el intestino. El primer medicamento de esta clase aprobado, Zetia (ezetimibe), llegó a los mercados de EUA en 2002.

En los estudios, Zetia redujo el colesterol como 18%. Cuando el medicamento se usó con estatinas, los niveles de colesterol bajaron 25% más que con las estatinas solas. Esto es importante, ya que en promedio sólo 60% de la gente que toma estatinas tiene el nivel de colesterol tan bajo como debe. En un estudio, sólo 19% de los que tomaron estatinas solas alcanzaron su objetivo de colesterol; al añadir Zetia, esa cifra aumentó a 72%. "Tomar 10 mg de Zetia con una estatina equivale a triplicar la dosis de estatinas", dice el Dr. Antonio Gotto, hijo, decano del Weill Cornell Medical College, en la ciudad de Nueva York. Zetia tiene menos efectos secundarios que las estatinas. Por ejemplo, no causa problemas musculares. Pero el tratamiento no es económico; su costo es superior al de la estatina. Merck & Co., productor de la estatina Zocor, está probando una píldora que combine ambos.

Efectos secundarios: Los más comunes: dolor de espalda, estómago, articulaciones.

Advertencias: No recomendado para usarse junto con fibratos.

Dosis recomendada: Una tableta de 10 mg de Zetia al día, con o sin comida.

Niacina

La niacina (ácido nicotínico) es uno de los medicamentos más antiguos para disminuir el colesterol. Es miembro de la familia de la vitamina B y se encuentra en frutas, verduras, carnes, cereales y en casi todas las multivitaminas. En dosis hasta de 35 mg al día, la niacina se considera un complemento, pero si la toma en dosis bastante altas para disminuir el colesterol (más de 100 veces la dosis diaria recomendada, de 16 mg para hombres y 14 mg para mujeres), necesita tomarla bajo la supervisión de su médico (aunque se venda sin receta).

La niacina actúa al reducir la producción y liberación de LBD del hígado; disminuye las LBD entre 15 y 20%. También reduce la liberación de ácidos grasos libres almacenados en las células de grasa, los cuales se llegan a convertir en triglicéridos. Así, es un medicamento excelente para bajar los triglicéridos, llegando a disminuirlos entre 20 y 50%. También aumenta las LAD entre 15 y 35%. De hecho, la forma de liberación prolongada, Niaspan, es uno de los únicos dos medicamentos aprobados para aumentar las LAD. (El otro es el fibrato gemfibrozil, con la marca Lopid.)

Antioxidantes y estatinas: ¿una asociación fallida?

En 2001, los encabezados de los medios informativos advirtieron que al tomar las vitaminas antioxidantes E y C se reduce la efectividad de las estatinas. Se referían a un estudio publicado ese año en *Atherosclerosis, Thrombosis, and Vascular Biology,* en el que se dividió en cuatro grupos a 153 pacientes cardíacos con niveles de LAD muy bajos. El primer grupo recibió una estatina y niacina; el segundo, una combinación de los antioxidantes beta-caroteno, vitaminas C y E, y selenio; el tercero, placebos, y el cuarto, los medicamentos y los antioxidantes.

Al año, el grupo que había tomado medicamento y niacina tuvo una disminución de 34% en LBD y un aumento de 25% en LAD. El que había recibido antioxidantes y medicamentos tuvo la misma disminución de LBD, pero sólo un aumento de 18% en LAD. Y su placa aumentó 7%, comparado con la disminución de 4% en el grupo que sólo había tomado medicamento. (El grupo que sólo había tomado vitamina y el grupo del placebo casi no mostraron cambio.)

¿Debe evitar tomar vitaminas antioxidantes y minerales con estatina u otro medicamento para el colesterol? Al no haber respuesta definitiva basada en la investigación, recomendamos que si toma una estatina, también tome la coenzima Q10, antioxidante, pues las estatinas la disminuyen. Coma muchas frutas y verduras y beba té verde (fuentes de antioxidantes). Y tome un multivitamínico diario (básico en el *Plan de Control Total*), pues casi todos contienen cantidades moderadas de vitaminas E y C. No se ve un beneficio claro en tomar complementos de E o C adicionales.

¿Demasiado bueno para ser verdad? La niacina tiene una desventaja: puede causar rubor y enrojecimiento. Esto ocurre porque la niacina relaja los vasos sanguíneos y permite más flujo de sangre. El rubor suele desaparecer una hora después de tomar el medicamento. Si toma aspirina antes, puede reducir este efecto, así como lo puede reducir el ir aumentándola gradualmente hasta llegar a la dosis necesaria.

Hay dos presentaciones de ácido nicotínico: de liberación inmediata y prolongada. La de liberación prolongada reduce el rubor, pero no la tome sin supervisión médica. Si se toma demasiado, puede dañar el hígado y aumentar de manera peligrosa los niveles de glucosa en sangre. También puede aumentar los niveles de glucosa en sangre y de hemoglobina AIC en personas con diabetes. Por eso, casi todos los expertos recomiendan empezar con la forma de liberación inmediata. Asegúrese de tomar ácido nicotínico; otra forma de niacina, la nicotinamida, no reduce los niveles de colesterol.

> ## Dos píldoras en una
>
> Si toma niacina y Mevacor, puede tomarlas en una píldora. El medicamento se llama Advisor y combina la niacina de liberación prolongada Niaspan con 20 mg de la estatina Mevacor. Los riesgos y beneficios son similares a los de ambos por separado. La conveniencia tiene su precio. En EUA, el *Washington Post* comparó el costo del Advisor con la compra por separado de Niaspan y lovastatina genérica; los medicamentos separados cuestan menos. Pero para algunos, la conveniencia de una sola píldora vale el gasto extra.

Efectos secundarios: Además del rubor, éstos son otros efectos secundarios:

- **Anormalidades de enzimas en el hígado.** El 5% de las personas que toman más de 3 g de ácido nicotínico al día pueden tener enzimas elevadas en el hígado, indicación de que su hígado está bajo presión. Si la elevación continúa y su nivel de enzimas es de más del triple que el normal, el médico quizá le pida que suspenda el medicamento.

- **Control de glucosa en sangre.** En 10% de la gente (en particular la que tiene diabetes, resistencia a la insulina o síndrome metabólico), el ácido nicotínico puede dificultar el control de los niveles de glucosa en sangre.

- **Gota.** La producción de ácido úrico aumenta entre 5 y 10% en las personas que toman ácido nicotínico. Esto puede dar como resultado gota, un padecimiento en el que las articulaciones duelen y se inflaman.

- **Síntomas gastrointestinales.** Con poca frecuencia se presentan varios síntomas gastrointestinales, como náusea, indigestión, gas, vómito, diarrea y úlceras.

- **Toxicidad muscular.** Es raro, pero puede ocurrir si combina ácido nicotínico con otros medicamentos, como estatinas o fibratos (descritos en la siguiente página).

Advertencias: No tome niacina si tiene diabetes, enfermedad del hígado, úlcera péptica activa, sangrado arterial o elevaciones no explicables de enzimas en el hígado. Y sea precavido si toma medicamento para la presión arterial. La niacina puede aumentar el efecto de algunos medicamentos para la presión arterial, así que su médico debe llevar un registro de su presión arterial cuando empiece con niacina.

Dosis recomendada: De 1 a 3 g al día, tomados bajo supervisión médica.

Fibratos para triglicéridos altos

Los derivados del ácido fíbrico o fibratos afectan las acciones de enzimas clave en el hígado, permitiéndole absorber más ácidos grasos y reduciendo así la producción de triglicéridos. Estos medicamentos actúan bien para aumentar la producción de LAD. Aunque pueden disminuir los niveles de LBD, no se consideran tratamientos de primera línea para niveles altos de LBD o colesterol total. Tienden a disminuir los niveles de LBD entre 10 y 15%, a aumentar los niveles de LAD entre 5 y 20% y a disminuir los triglicéridos entre 20 y 50%. Suelen recetarse los fibratos junto con otros medicamentos para disminuir el colesterol, pero no deben tomarse con estatinas. Son útiles en particular para personas con el síndrome de resistencia a la insulina, en el que las LAD tienden a ser bajas, las LBD normales y los triglicéridos altos. Las marcas incluyen Atromid-S (clofibrato), Lopid (gemfibrozil) y Tricor (fenofibrato).

Efectos secundarios: Los fibratos tienen pocos efectos secundarios y la mayoría los toma sin problema. Los problemas más comunes son malestares gastrointestinales, como náusea y gas. Pueden aumentar el riesgo de desarrollar cálculos biliares.

Advertencias: Combinar fibratos con estatinas puede causar daño muscular. No tome fibratos si tiene enfermedad del hígado, del riñón o cálculos biliares.

Dosis recomendada: Generalmente los fibratos se recetan en dos dosis diarias con un total de 1,200 mg, tomadas 30 minutos antes del desayuno y de la cena.

Secuestradores del ácido biliar

Estos medicamentos, en uso por más de 40 años sin problemas importantes, actúan como superpegamento, fijándose en los ácidos biliares del intestino de tal manera que los ácidos se expulsan en las evacuaciones. Los ácidos biliares (que ayudan al cuerpo a digerir los alimentos grasos) están formados por el colesterol en el hígado. Al pasar por el intestino, son reabsorbidos en la corriente sanguínea y devueltos al hígado. Esto "recicla" también el componente del colesterol. Pero los secuestradores del ácido biliar interrumpen esta secuencia y hacen que los ácidos biliares salgan del cuerpo, causando también una pérdida de colesterol. El hígado, en respuesta, retira más LBD de la corriente sanguínea, y así el nivel de colesterol en sangre disminuye.

Los medicamentos más comunes incluyen colestiramina, vendida bajo las marcas Questran, Prevalite y LoCholest, y colestipol (Colestid). Estos medicamentos por lo general disminuyen las LBD de 15 a 30% en dosis relativamente bajas, y aumentan un poco las LAD (hasta 5%). Pueden ser recetados con estatina si tiene enfermedad cardíaca. Juntos, estos dos medicamentos pueden disminuir las LBD más de 40%.

Efectos secundarios: Pueden causar repleción, agruras, estreñimiento y dolor abdominal, así como aumentar los triglicéridos, en particular si los niveles ya están altos.

Advertencias: Los aislantes del ácido biliar retrasan o reducen su capacidad para absorber vitaminas y medicamentos orales; no los tome con otros medicamentos o complementos.

Dosis recomendada: Los secuestradores del ácido biliar suelen venir en tabletas o como una resina en polvo que se mezcla con líquidos o comida. Una dosis normal es 10 g al día.

Terapia de combinación

Si el medicamento combinado con el *Plan de Control Total* no le permite alcanzar su meta de LBD en tres meses, su médico quizá considere un segundo medicamento para mejorar los resultados. La terapia de combinación ayuda a contrarrestar o detener el avance de la aterosclerosis y disminuye más el riesgo de ataque cardíaco o muerte. Y como ambos se recetan en dosis más bajas que si los toma solos, el riesgo de efectos secundarios disminuye.

Aspirina

Primero: la aspirina no disminuirá su colesterol. Pero sus efectos en la coagulación de la sangre y la inflamación son tan significativos que todos los que tienen enfermedad cardíaca, diabetes, o dos o más factores de riesgo de enfermedad cardíaca (y sin problema al tomar aspirina), deben consultar sobre tomar una aspirina para niños diaria. La aspirina actúa como WD-40 en las plaquetas sanguíneas y reduce el riesgo de que se adhieran a la placa en los vasos sanguíneos. También reduce la inflamación típica de la enfermedad cardíaca y parte del proceso que causa la formación de placa.

Numerosos estudios han encontrado que la aspirina redujo el riesgo de otro ataque cardíaco, de apoplejía o de muerte prematura en personas con enfermedad cardíaca, así como el riesgo de ataques cardíacos en gente sana. Un análisis de cuatro estudios en personas sin historial de enfermedad cardíaca indicó que una aspirina diaria redujo 32% el riesgo de un ataque cardíaco no fatal.

Efectos secundarios: El poder de la aspirina es también su mayor debilidad. Como actúa sobre todo el sistema que afecta el sangrado, aumenta el riesgo de sangrado gastrointestinal, por úlcera o por gastritis (inflamación del recubrimiento del estómago), y el riesgo de una forma rara y peligrosa de apoplejía llamada apoplejía hemo-

Hay estudios que indican que la aspirina redujo el riesgo de otro ataque cardíaco, de apoplejía o muerte prematura, en personas con enfermedad cardíaca, así como el riesgo de ataques cardíacos en gente sana.

rrágica, causada no por un coágulo de sangre, sino por sangrado en el cerebro. Para saber si los beneficios de la aspirina son mayores que el riesgo, haga la prueba simple en www.med-decisions.com. Necesitará saber su presión arterial y lecturas de colesterol.

Advertencias: Si toma medicamento para adelgazar la sangre, como Coumadin (warfarina), hable con su médico antes de tomar aspirina con regularidad. El efecto combinado puede representar un peligro grave. La aspirina puede aumentar los efectos para adelgazar la sangre de algunos complementos, como vitamina E, ginkgo biloba, hierba de San Juan y otros. (El aceite de pescado, que se usa en el *Plan de Control Total*, adelgaza la sangre, pero los beneficios para el corazón al tomar aceite de pescado y aspirina quizá sean mayores que los riesgos.) Informe a su médico sobre cualquier complemento que tome, al discutir los pros y los contras de la terapia con aspirina. Y no tome aspirina si ha tenido problemas con ella, incluidos dolor estomacal o alergias.

Dosis recomendada: Una aspirina para niños (100 mg) diaria.

Con la mira hacia el futuro

La industria farmacéutica estadounidense gastó más de 30 millardos de dólares en 2001 en la investigación y desarrollo de nuevos medicamentos. Las compañías tienden a enfocar gran parte de su investigación en áreas que prometen el mayor potencial de ventas, como diabetes, enfermedad cardíaca y cáncer. Con unos 36 millones de estadounidenses con niveles de colesterol bastante altos para tomar medicamento y el éxito de medicamentos con estatina, esta industria está ansiosa por comercializar nuevos medicamentos para el colesterol. He aquí un resumen de lo que está en curso:

Inhibidores PETC. En la década de 1990, los investigadores descubrieron una proteína llamada proteína éster transferente de colesterol (PETC), que transfiere las grasas entre las lipoproteínas. Las personas con niveles altos de PETC suelen tener niveles bajos de LAD. El descubrimiento alentó a los científicos farmacéuticos a tratar de encontrar un medicamento que redujera o inhibiera la producción de PETC. Aunque se estudian varios de estos medicamentos, el más cercano al mercado es CP-529,414, de Pfizer Inc. Aunque todavía es demasiado experimental para tener un nombre real, sus beneficios ya se mencionan en las reuniones médicas. En pruebas, el medicamento aumentó 55% (10 veces más que las estatinas) los niveles de LAD, y disminuyó las LBD hasta 20%. Usado junto con la estatina de Pfizer, Lipitor, los investigadores de la compañía calculan que podría disminuir las LBD de 70 a 80% y aumentar 55% las LAD. Quizá pasen años antes que la FDA lo apruebe en EUA.

Vacuna para el colesterol. Avant Immunotherapeutics Inc. trabaja en el desarrollo de una vacuna para el colesterol que controle la proteína PETC, aumentando los niveles de LAD y ayudando a prevenir la enfermedad cardíaca. La vacuna tendría que administrarse una vez cada seis meses. Como el péptido usado en el medicamento es de fabricación simple y económica, Avant espera que el costo de la vacuna sea mucho más bajo que el de las estatinas.

Inhibidores de ATC. Esta clase de medicamento actúa para inhibir una enzima, la acilcoenzima A: aciltransferasa del colesterol (ATC), que ayuda a desarrollar células espumosas (un componente principal de la placa). En estudios, estos medicamentos parecen eliminar la placa existente y prevenir la formación de placa adicional. La avasimiba de Pfizer estaba en las últimas pruebas clínicas a principios de 2003, y la eflucimiba de Eli Lilly and Co. iniciaba estudios en humanos. No se espera que estos medicamentos estén en el mercado antes de mediados o finales de esta década.

Nuevas estatinas. Dos nuevas estatinas en desarrollo podrían aprobarse en 2003 o 2004 en Estados Unidos.

- **Crestor (rosuvastatina).** Esta estatina, que comercializará AstraZeneca Pharmaceuticals, estaba a punto de aprobarse al escribir este libro. La llaman "superestatina" por sus impresionantes resultados para disminuir los niveles de LBD y de colesterol. En un estudio, Crestor redujo las LBD de 40 a 58%, superando a Lipitor, Zocor y Pravachol. Los efectos secundarios más comunes son náuseas, diarrea, boca seca y dolor abdominal, aunque éstos rara vez se presentaron en pacientes al dejar el medicamento. Crestor aumentó los niveles de LAD hasta 14% y redujo los niveles de apo(b)/A-1, un indicador de riesgo de ECC.

- **Pitavastatina.** Este medicamento, desarrollado por el laboratorio japonés Sankyo Co., disminuyó 38% los niveles de LBD luego de 12 semanas, comparado con Pravachol, que los disminuyó 18%. El estudio indicó que 75% de pacientes tratados con el medicamento alcanzaron su meta de LBD, comparado con 36% de los que tomaron Pravachol. La pitavastatina redujo los niveles de triglicéridos, pero no tuvo efecto en los niveles de LAD. Novartis AG podría comercializar el medicamento en EUA cuando reciba –si la recibe– la aprobación de la FDA.

Inhibidores del transporte del ácido biliar ileal. Esta clase de medicamento ayuda al hígado a convertir colesterol en ácidos biliares, reduciendo los niveles de colesterol en el hígado. Esto hace que el hígado envíe más colesterol, tomándolo de la corriente sanguínea y reduciendo los niveles de colesterol en sangre. El efecto secundario principal es diarrea. Estos medicamentos están a años de ser aprobados por la FDA.

Agonistas del receptor del proliferador activado de peroxisoma dual. Estos medicamentos reducen los triglicéridos, aumentan las LAD y mejoran la resistencia a la insulina, lo que los hace adecuados particularmente para la diabetes o el síndrome metabólico. Sin embargo, faltan todavía algunos años para que estos medicamentos estén en el mercado.

Resumen

Si le preocupa necesitar medicamento, piense en lo afortunados que somos en la actualidad al tener disponibles estos medicamentos seguros y muy efectivos. No hace mucho tiempo que lo único que los cardiólogos podían hacer por sus pacientes era tomarlos de la mano y observar cómo sucumbían ante una enfermedad que no podían controlar. Hoy tenemos a nuestra disposición los medios para atacar la aterogénesis, es decir, la formación de placa.

Dicho esto, los cambios en el estilo de vida aún son lo principal del *Plan de Control Total*. Aunque todos los medicamentos tienen efectos secundarios potenciales, los cambios saludables en el estilo de vida nunca son tóxicos. Mientras que los medicamentos atacan una sola enfermedad o factor de riesgo (como colesterol alto), los hábitos, como hacer más ejercicio, disminuir los niveles de estrés y comer una dieta saludable para el corazón, proporcionan a la salud multitud de beneficios que ningún producto farmacéutico puede igualar.

En el siguiente capítulo iniciaremos el *Plan de Control Total* semana por semana, que dura 12 semanas. Debe seguir el Plan sin importar el medicamento que esté tomando. Al tener una buena atención médica adecuada a sus necesidades específicas (que quizá incluya medicamentos recetados), y al seguir el *Plan de Control Total*, ¡podrá vivir muchos años más!

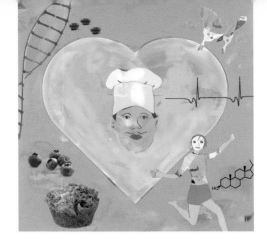

Plan de Control Total de 12 semanas

¡Felicidades! Si llegó hasta aquí, tiene toda la información necesaria sobre el colesterol y cómo disminuirlo (o mejorar sus niveles) mediante la dieta, el ejercicio, la reducción del estrés y los complementos. Ahora sabe cómo estos cambios en el estilo de vida lo ayudarán a protegerse de otros factores de riesgo cardíaco importantes, incluidas la presión arterial alta y la inflamación. Ahora viene la parte divertida: vamos a poner todos los consejos que le dimos en los primeros ocho capítulos en un plan fácil de seguir semana a semana. Para ayudarlo a poner en práctica los consejos sobre alimentación, hemos incluido más de veinte deliciosas recetas.

¿Por dónde se empieza? ¡En la Semana 1, por supuesto! Sin embargo, primero lea lo que necesitará tener a la mano (por ejemplo, necesitará comprar un podómetro y algunos alimentos básicos, como una botella de aceite de oliva). Al inicio de la siguiente página, le mostraremos una perspectiva de todo el Plan, como un recordatorio de la estrategia general.

Lo bueno del Plan de 12 semanas es que no tiene que cambiar su estilo de vida de inmediato (los estudios indican que eso no funciona). Al hacer sólo unos cambios relativamente pequeños cada semana, es más probable que esos cambios permanezcan. Y eso es lo importante. Aunque la mayor parte de la gente disminuirá su colesterol en 12 semanas, el punto es seguir el *Plan de Control Total* toda la vida.

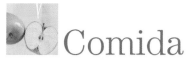# Comida

Proteína

Obtendrá la mayor parte de su proteína de carne magra, aves, huevos, soya, frijoles y pescado, con mayor énfasis en los últimos tres. El Plan pide que obtenga 20% de sus calorías de proteínas. En una dieta de 2,000 calorías, eso equivale a 100 g de proteína al día.

Esto es a lo que podría equivaler el valor de las proteínas de un día:

- 1 huevo grande: 6 g
- Pechuga de pollo asada, 75 g: 23 g
- Salmón, 150 g: 38 g
- Frijoles negros, 1 taza: 14 g
- Arroz integral, 1 taza: 5 g
- Leche descremada, 2 tazas: 16 g

Carbohidratos

Los carbohidratos complejos –en verduras, frutas y cereales integrales–, deben representar la mayor parte del consumo de carbohidratos, y no refrescos, dulces y comida preparada con harina blanca. El Plan pide que de 45 a 60% de las calorías sea de carbohidratos. En una dieta de 2,000 calorías, eso equivale a 225-300 g al día.

Esto es a lo que podría equivaler el valor de los carbohidratos de un día:

- Cereal de salvado con pasas, 1 taza: 43 g
- Jugo de fruta, 225 ml: 30 g
- Plátano, mediano: 27 g
- Brócoli, 1 taza: 5 g
- Cebada cocida, 1 taza: 44 g
- Manzana: 21 g
- Ejotes, 1 taza: 10 g
- Pera: 25 g
- Pasta de trigo entero, 1 taza: 37 g
- Bollo de trigo entero: 26 g
- Helado, 1/2 taza: 20 g

Grasa

En el Plan, la grasa es buena siempre que sea insaturada. El Plan pide obtener de 20 a 30% de calorías de la grasa. En una dieta de 2,000 calorías, eso equivale a 44-67 g.

Esto es a lo que podría equivaler el valor de la grasa de un día:

- 1 huevo: 5 g
- Pechuga de pollo sin piel, 75 g: 3 g
- Aguacate, 2 cdas.: 3 g
- Salmón, 150 g: 14 g
- Aceite de oliva, 2 cdas.: 28 g

Fibra

La fibra es la reina del *Plan de Control Total*. Procure obtener al menos 25 g de fibra al día. Esto lo logra con facilidad si come avena, las nueve raciones de frutas y verduras que recomendamos, y se apega a los carbohidratos de cereales integrales.

Esto es a lo que podría equivaler el valor de la fibra de un día:

- Cereal con mucha fibra o avena, 1 taza: 5 g
- Fresas, 1 taza: 4 g
- 1 mango: 3 g
- Brócoli, 1 taza: 4 g
- Espinacas al vapor, 1/2 taza: 2 g
- Arroz integral, 1 taza: 3 g
- Frijol de media luna, 1/2 taza: 7 g
- 6 dátiles grandes: 2 g

Frutas y verduras

En el *Plan de Control Total* deseamos que coma nueve raciones de frutas y verduras al día. No es tan difícil como parece.

Esto es a lo que podría equivaler el valor de las frutas y verduras de un día:

- 1 fruta mediana (naranja, pera)
- Brócoli, 1 taza (igual a dos porciones)
- Jugo de fruta/verduras 100%, 175 ml
- 1/2 taza de frijoles o chícharos
- Licuado con 1 taza de fruta cortada (igual a dos porciones)
- 1 taza de verduras de hoja, crudas
- 1/4 de taza fruta seca (pasitas, chabacanos)

Todo junto	Menú de muestra				
Desayuno	**Refrigerio en la mañana**	**Almuerzo**	**Refrigerio en la tarde**	**Cena**	**Postre**
• 225 ml de leche descremada • 1 taza de avena o cereal con mucha fibra • 1 plátano	• 1 pieza de fruta	• 225 g de jugo de fruta/verduras • Ensalada de brócoli y cebada perla (pág. 245) o Estofado de lentejas, tomate y cebollas doradas (pág. 232) • Pan integral	• 1 puñado de almendras, nueces o nueces de soya	• Pescado en papillote (pág. 236) • Pilaf de bulgur (pág. 241)	• Budín de manzana y frambuesas (pág. 248)

 # Ejercicio

- Haga al menos 30 minutos de actividad física moderada, cuatro o cinco días a la semana (60 minutos si necesita perder peso). Llegue hasta 50,000 pasos a la semana.
- Haga 60 minutos de entrenamiento en fuerza muscular a la semana, usando la Tonificación de 10 minutos (pág. 149) o la Tonificación corporal total de 30 minutos (pág. 153).
- Haga estiramientos simples cada día para mantener la flexibilidad (pág. 158).

 # Estilo de vida

- Practique la respiración profunda cuatro veces a la semana, de 2 a 4 minutos. Y utilice esta técnica siempre que se enfrente a una situación de estrés, para mitigar las reacciones del cuerpo.
- "Cambie" la forma en que mira el mundo, para que con mayor frecuencia lo vea desde una perspectiva positiva y no negativa.
- Haga las cosas que le producen placer y satisfacción. Busque un pasatiempo para entretenerse. Cultive sus contactos sociales de antes o haga nuevos, quizá en una clase.

Complementos

Todos en el Plan tomarán un multivitamínico diario, 2 g de aceite de pescado y quizá una aspirina para niños (100 mg) al día; consulte a su médico antes de tomarla con regularidad. Algunas personas se beneficiarán con otros complementos. Use la tabla siguiente para anotar qué complementos tomará con el Plan. (Hable primero con el médico.)

Mis complementos:

☑ Multivitamínico
☑ 2 g de aceite de pescado
☐ Aspirina

Otros: _____

Complemento	Quién debe tomarlo	Dosis diaria
Multivitamínico/ minerales	Todos.	Una píldora que debe incluir de 200 a 500 mg de vitamina C y de 100 a 200 UI de vitamina E.
Complementos de aceite de pescado	Todos.	2 g de EPA y DHA combinados dos veces al día. Si tiene enfermedad cardíaca, consulte al médico sobre tomar dosis más altas.
Vitaminas B adicionales	Personas con niveles altos de homocisteína (arriba de 9 micromoles por litro).	Hable con su médico.
Guggul	Personas con colesterol alto que deseen una alternativa a un medicamento, en especial las que no tienen colesterol tan alto como para requerir medicamento.	75 mg de guggulsterona al día.
Extracto de levadura roja de arroz	Cualquiera con niveles altos de colesterol como para requerir medicamento, pero que no desee medicarse, debe considerar esto.	Siga indicaciones del fabricante.
Cromo	Personas con síndrome metabólico o resistencia a la insulina. Los diabéticos deben considerarlo (consulte al médico). Use picolinato de cromo como su fuente.	De 200 a 400 mcg diarios para personas con resistencia a la insulina; de 400 a 1,000 mcg para personas con diabetes.
Coenzima Q10	Cualquiera con niveles altos de LBD y quien tome un medicamento con estatina debe tomar CoQ10 si pueden pagarla.	100 mg diarios.
Psilio	Personas que no puedan comer alimentos ricos en fibra soluble.	De 5 a 10 g diarios.
Arginina	Cualquiera con múltiples factores de riesgo de enfermedad cardíaca o que ya la padecen y cuya dieta no sea la ideal (lo será si sigue fielmente el Plan).	De 2 a 3 g diarios en dosis divididas.
Espino	Cualquiera con colesterol alto que desee hacer todo lo posible para disminuir más su riesgo debe considerar esto.	De 100 a 300 mg de extracto estandarizado, dos o tres veces al día.

Antes de empezar

Antes de la Semana 1 del Plan de 12 semanas necesitará prepararse y preparar su cocina. A continuación le indicamos los pasos que debe seguir para asegurarse de que está listo para empezar a tener el "control total".

1. Fije sus objetivos.

Asegúrese de responder el cuestionario que empieza en la pág. 65 y de conocer su meta de LBD. Debe determinar con su médico si necesita empezar a tomar medicamento al iniciar el *Plan de Control Total*.

Mi meta de LBD: _____

2. Compre un podómetro.

El podómetro no sólo lo ayudará a registrar cuánto camina, sino que lo motivará para que incluya más actividad física en su vida diaria, como al subir las escaleras en lugar de usar el elevador, al caminar para hacer mandados cerca de su casa, y al levantarse durante los comerciales. ¡Sabe que siempre estará contando! Consulte nuestra tabla de la pág. 143 como ayuda para elegir el modelo adecuado. Cuando lo tenga, siga las instrucciones para registrar el largo de sus pasos.

3. Limpie su cocina.

Llenará el refrigerador y las alacenas con algunos alimentos que necesita en el Plan. Primero, para dejar espacio y quitar la tentación, deseche lo que ya no usará. Éstos son algunos ejemplos de lo que debe desechar:

- Refrescos.
- Mantequilla (o póngala en el congelador para emergencias).
- Margarina de aceite hidrogenado.
- Carne de res molida, congelada.
- Cualquier alimento frito o empanizado (pescado, pollo frito, etc.)
- Postres congelados, con mucha grasa.
- Papas fritas, galletas y pasteles.
- Sopas enlatadas de "crema".
- Tostadas o totopos.
- Frijoles refritos (sin grasa, sí).

4. Utensilios necesarios.

Cocinar para un corazón sano es más fácil cuando tiene los utensilios a la mano. Sugerimos los siguientes:

- Sartén antiadherente.
- Asador para el interior (ideal para eliminar la grasa cuando el tiempo esté feo o haga frío para cocinar fuera.
- Vaporera para verduras.
- Olla de barro. Gracias al calor lento y húmedo, se cocina con menos grasa.
- Aparato para pan, para preparar sus propios panes de cereales integrales.
- Wok, un utensilio chino para sofreír con el que, a diferencia de las sartenes para freír, se usa muy poca grasa.
- Licuadora para licuados de fruta.
- Espumadera de plástico o metal para quitar la grasa a estofados y sopas.
- Frutero. Los estudios indican que la gente que tiene la fruta a la vista la come con más frecuencia.

5. Vaya de compras.

Olvide su costumbre de poner en el carrito o la bolsa todo lo que se antoja. Siga la lista y loa consejos de *Control Total*, a partir de la página siguiente.

Lista de compras de *Control Total*

Alimentos básicos

Para la alacena

- Frijoles enlatados, como negros y bayos no refritos.*
- Frutos secos, como higos, pasas, ciruelas, chabacanos y dátiles.
- Harina de trigo entero para hornear.
- Compota de manzana para hornear.*
- Una botella de aceite de oliva virgen o extravirgen.
- Aceite de canola.
- Latas de salmón y de atún en agua.*
- Almejas enlatadas.*
- Sardinas enlatadas.*
- Fruta enlatada, en su propio jugo o en almíbar ligero.*
- Avena de cocción rápida, o la común, pero no la instantánea.
- Mezcla de harina integral para hot cakes y wafles.
- Latas de tomates picados sazonados con hierbas, cebollas o ajo, para revolver con la pasta.*
- Crema de cacahuate (la natural, preparada sin aceite hidrogenado ni azúcar añadida).*
- Corazones de alcachofa en frasco, tomates secados al sol y cremas para untar sabrosas, que se puedan añadir a pizzas, pasta, arroz, alcuzcuz u otros granos.*

Refrigere después de abrir

Para el refrigerador

- Mayonesa *light*.
- Quesos fuertes y sabrosos, como romano o parmesano.
- Margarina para untar a base de esterol, o margarina sin grasas trans.

Para el congelador

- Verduras congeladas o hamburguesas de soya.
- Albóndigas de pavo, congeladas.
- Verduras congeladas, en bolsa.
- Frutas congeladas.
- Filetes de pescado congelados, sin empanizar (póngalo sin descongelar en líquido hirviendo, para comida rápida).

Perecederos

Frutas y verduras

- Al menos una fruta o verdura de cada color: roja, verde, naranja y amarilla.
- Aguacates y ajos.
- Berenjena y champiñones (para comidas sin carne).
- Bolsas de lechuga prelavada.
- Bolsas de zanahorias miniatura.
- Verduras precortadas.
- Algo atractivo para usted, como mango, carambolo o jícama.

Panes y cereales

- Pan con la palabra "integral" como primer ingrediente.
- Cereal con al menos 5 g de fibra por porción.
- Arroz integral (regular o al minuto).
- Otros granos, como bulgur y cebada.
- Pasta de trigo entero.
- Para darse un lujo, compre pan de levadura, de romero o de aceituna, para mojarlo en aceite de oliva.

Carne y aves

- Cortes extra magros de filete y cuete.
- Pechugas de pollo.
- Pavo molido.
- Carnes de granja si las encuentra (suelen tener menos grasa).
- Carnes de animales de caza.

Mariscos

- Pescado fresco, en especial salmón, trucha, atún y macarela.
- Camarones, ostiones, almejas, cangrejo o mejillones, frescos.
- Surimi.

Lácteos

- Queso con poca grasa o *light.*
- Quesos fuertes, como tipo Roquefort, feta y parmesano.
- Yogur descremado natural y con sabor.
- Leche descremada (la semidescremada es adecuada si aún no está listo para los productos descremados).
- Huevos enriquecidos con ácidos grasos omega-3.

Otros

- Tofu firme.
- Postre de soya (se encuentra en la sección de alimentos congelados).
- Frutos secos (nueces y almendras).
- Semillas de linaza, disponibles en tiendas naturistas y algunas de alimentos.
- Salvado y germen de trigo.

Condimentos

- Alcaparras.
- Salsas picantes.
- Mostaza condimentada.
- Ajo y jengibre prepicados.
- Aderezos para ensalada y escabeches a base de vinagre y con poca grasa.
- Salsa de ciruela, salsa de frijol negro y otras salsas orientales para verduras y sofritos.

Bebidas

- Jugo 100% de verduras o frutas.
- Té verde o negro.
- Vino.

Consejos para una compra exitosa de *Control Total*:

Lea las etiquetas. Elija productos que tengan mucha fibra. Si alguno tiene mucha azúcar o grasa, o contiene aceites "parcialmente hidrogenados", no lo compre.

Tómese su tiempo. Al principio, la lectura de etiquetas y la búsqueda de alimentos saludables tomará más tiempo que sus visitas de antes al supermercado. Haga planes al respecto.

Planee anticipadamente. Si es posible, planee las comidas (lo tentarán menos la comida preparada y la rápida) y compre con una lista. Inspírese en las recetas que empiezan en la pág. 230.

Compre solo. Estará menos tentado a comprar alimentos grasosos si no tiene compañía.

Facilítese las cosas. Si el tiempo para cocinar es un factor, compre alimentos "semipreparados", como pechugas de pollo marinadas sin hueso ni piel, lomo de cerdo marinado, ramitos de brócoli y de coliflor, y ensalada o col en bolsa.

No compre si tiene hambre. Si está hambriento, coma antes de ir de compras. Estará menos tentado a llenar el carrito con alimentos preparados con mucha grasa y repletos de calorías.

Comida

META | **Ataque la grasa saturada**

1. Evite la carne de res molida. Si desea hacer albóndigas o hamburguesas, escoja la carne y pida que la muelan al momento.

2. Elija cortes magros de carne y de aves, como lomo de cerdo, pechuga de pollo, tapa de bola extra magra, o cualquiera de las mencionadas en la pág. 106.

3. Inicie el cambio a leche descremada. Si ahora bebe leche entera, inicie con leche parcialmente descremada, y luego pase a la leche descremada.

4. Evite la mantequilla. Moje el pan en aceite de oliva o use una crema para untar a base de esterol. Cocine con aceite de oliva o de canola.

5. No le ponga la rebanada de queso a su sándwich. Si come queso, elija sólo un poco de una variedad de sabor fuerte.

Consejo | *Use ajo asado para añadir humedad y sabor, en lugar de usar mantequilla. Corte la parte superior de dos cabezas de ajo, rocíeles aceite de oliva, envuélvalas en papel de aluminio y áselas a 175°C una hora o hasta que estén suaves. Enfríe, machaque y úselo en pan o puré de papas.*

Ideas de recetas

- **Pan caliente relleno de atún,** pág. 234.
- **Tacos de pollo y frijol,** pág. 238.
- **Cerdo a la mexicana con salsa,** pág. 239.

Complementos

META | **Siga el plan de complementos que creó en la pág. 202**

Ejercicio

META | **20,000 pasos**

1. Use su podómetro todo el tiempo. Será un recordatorio para que busque la manera de caminar más en el día.

2. Cinco días de esta semana camine 20 minutos. ¡Camine a un paso cómodo, pero el tiempo completo!

Consejo | *Guarde su podómetro en el baño, quizá junto a su cepillo de dientes, para que lo vea a primera hora por la mañana y se acuerde de ponérselo.*

Estilo de vida

META | **Elimine una fuente de estrés**

1. Identifique una fuente de estrés fácil de eliminar y haga lo necesario para eliminarla. Puede ser tan simple como limpiar su escritorio, comprar archivos para guardar las cuentas y otros papeles, o colocar un gancho de plástico detrás de la puerta de entrada o de la alacena de la cocina para sus llaves, para que siempre sepa dónde están.

Consejo | *¿No sabe con seguridad qué lo estresa? Lo ayudará escribir un diario. Anote cuándo se siente ansioso o enfadado y por qué. Al estar más consciente de lo que le causa estrés, puede cambiar la situación o, al menos, su reacción ante ella.*

Registro

CADA SEMANA

¿Recordó . . .

- [ ] No comer carne de res molida?
- [ ] Comer cortes magros de carne y de aves? Anótelos:

1. _____

2. _____

3. _____

- [ ] Usar aceite de oliva o canola para cocinar?
- [ ] Usar margarina con esterol y no mantequilla?
- [ ] Cambiar a leche descremada (o semi)?
- [ ] Comer poco queso?
- [ ] Eliminar una fuente de estrés? Escríbalo:

_____

Área que deseo mejorar la próxima semana:

_____

_____

_____

CADA SEMANA

¿Recordó . . .

- [ ] Tomar su complemento de aceite de pescado y el multivitamínico todos los días?
- [ ] Tomar una aspirina para niños cada día si el médico se lo aconsejó?
- [ ] Reír?

Control de pasos

Día	Cuántos pasos di:
Lunes	
Martes	
Miércoles	
Jueves	
Viernes	
Sábado	
Domingo	
TOTAL	

Pensamiento de la semana |

Dése mucho crédito por haber iniciado el *Plan de Control Total.* Recuerde que no sólo disminuye el riesgo de tener un ataque cardíaco, sino que también prolonga su vida y mejora su calidad.

Comida

META | **Coma pescado al menos tres veces esta semana**

1. Coma pescado. Nada complicado: atún, sardina o salmón enlatados. Pruebe hacerse un sándwich de salmón y pepino, con requesón.

2. Cene pescado al menos una vez esta semana. Pruebe una de las recetas (abajo) o ase salmón o atún.

3. Coma una ración de pescado enlatado (almejas, salmón, anchoas o sardinas). Pruebe la salsa de almejas con pasta, crema de aceitunas y anchoas para untar *(tapenade)* o haga croquetas de atún.

4. Agasájese. No ignore el atractivo de las patas de cangrejo o de la langosta. Saboree alguna esta semana.

5. Si ordena pizza (con poco queso), cúbrala con anchoas. Pruebe la pizza de atún (receta abajo).

Consejo | *La carne del pescado fresco debe rebotar si la oprime, la superficie debe brillar y no debe oler a pescado. Congelado es mejor, pues lo congelan de inmediato en los muelles o barcos de pesca.*

Ideas de recetas

- **Ensalada de atún y frijoles,** pág. 234.
- **Pizza de atún y tomate,** pág. 235.
- **Atún con anchoas y ajonjolí,** pág. 236.
- **Salmón con salsa de mango,** pág. 237.

Complementos

META | **Siga el plan de complementos que creó en la pág. 202**

Ejercicio

META | **25,000 pasos**

1. Camine 30 minutos cuatro días, a un paso cómodo. Practique la buena postura, con los brazos doblados en un ángulo de 90°, las manos no más altas que la altura del hombro en el movimiento hacia adelante, y al lado del cuerpo en el movimiento hacia atrás; manténgase erguido y con los hombros ligeramente hacia atrás y abajo.

2. Estaciónese más lejos de la entrada del centro comercial cuando vaya de compras, y no use el elevador o las escaleras eléctricas si sube tres pisos o menos.

Consejo | *Si es posible, camine sobre pasto o en pista y no en la acera dura, para suavizar el impacto en las articulaciones.*

Estilo de vida

META | **Aprenda a respirar mejor**

1. Practique el ejercicio de respiración lenta y profunda que empieza en la pág. 170; respire de tal modo que el estómago se expanda, y no el pecho. Haga esto un minuto el primer día, dos o tres minutos al siguiente, y cuatro minutos a partir del tercer día. Intente menos de seis respiraciones por minuto.

Consejo | *Su inhalación y su exhalación deben durar aproximadamente lo mismo.*

Registro

ESTA SEMANA

¿Recordó . . .

- ☐ Comer pescado al menos tres veces? Anote las comidas:

1. _____

2. _____

3. _____

4. _____

5. _____

- ☐ Caminar para un mandado y no conducir?
- ☐ Usar las escaleras en lugar del elevador?
- ☐ Estacionarse lejos de la entrada de la tienda?

Área que deseo mejorar la próxima semana:

_____

_____

_____

CADA SEMANA

¿Recordó . . .

- ☐ Evitar la carne de res molida?
- ☐ Beber leche descremada en lugar de entera?
- ☐ Usar aceite de oliva o de canola o una margarina a base de esterol, en lugar de mantequilla?
- ☐ Usar su podómetro?
- ☐ Tomar aceite de pescado, aspirina y un multivitamínico?

Control de pasos

Día	Cuántos pasos di:
Lunes	
Martes	
Miércoles	
Jueves	
Viernes	
Sábado	
Domingo	
TOTAL	

Pensamiento de la semana |

Para disminuir el colesterol no requiere tomar medidas heroicas, sólo hacer pequeños cambios en algunos hábitos cotidianos. ¡Usted puede hacerlo!

Comida

META | Opte por avena

1. Inicie el día con avena (comprobado que disminuye el colesterol) al menos tres mañanas. Elija la variedad común o de cocción rápida, no la instantánea.

2. Para preparar albóndigas de pavo, use avena en lugar de pan molido.

3. Reemplace con avena hasta una tercera parte de la harina blanca de las recetas de pan, bollos y galletas, para fibra, textura y sabor extra.

4. Pruebe nuestro delicioso "Pan de calabaza y avena" (receta abajo) para el desayuno o un refrigerio en la tarde.

Ideas de recetas

- **Granola con fruta,** pág. 230.
- **Pan de calabaza y avena,** pág. 247.
- **Budín de manzana y zarzamoras,** pág. 248.

Complementos

META | Siga el plan de complementos que creó en la pág. 202

Ejercicio

METAS | 30,000 pasos
Estiramientos (págs. 158-159)

1. Camine 30 minutos cinco días. Revise su ritmo cardíaco al terminar de caminar, para saber si está en la zona de su meta. (Vea pág. 142.) Si no lo está, trate de acelerar un poco el paso.

2. Siga buscando formas de aumentar el movimiento en su vida diaria, caminando para hacer los mandados en lugar de conducir, subiendo las escaleras, levantándose para cambiar de canal, caminando mientras espera en el aeropuerto. Idee otras formas de hacerlo.

Consejo | *Antes de caminar, marche en el mismo sitio para calentar los músculos; luego haga los estiramientos de la pág. 144.*

Estilo de vida

META | Preocúpese por algo en concreto

1. Anote sus preocupaciones en un diario y sea muy específico. Ejemplo: "Me preocupa que mi esposo pierda su empleo, pues hay rumores de que en su planta podría haber despidos", en lugar de "Estoy preocupada por nuestras finanzas".

2. Pregúntese, "¿Qué probabilidades hay de que suceda esto?" y "¿Qué puedo hacer para estar más preparado o para calmarme?"

Crédito extra

- Considere trabajar como voluntario. Al ayudar a otros, pone sus propios problemas en perspectiva y también tiene interacción social.

Registro

ESTA SEMANA

¿Recordó . . .

- ☐ Desayunar avena al menos tres veces?
  Anote los días:

1. _____

2. _____

3. _____

- ☐ Hacer sus estiramientos matutinos?
- ☐ Añadir avena a albóndigas o a la comida horneada?
- ☐ Disfrutar nuestro "Pan de calabaza y avena" como refrigerio o postre?

Área que deseo mejorar la próxima semana:

_____

_____

_____

CADA SEMANA

¿Recordó . . .

- ☐ Comer pescado tres veces?
- ☐ Usar aceite de oliva en lugar de mantequilla?
- ☐ Usar su podómetro?
- ☐ Practicar buena postura al caminar?
- ☐ Tomar su multivitamínico y un complemento de aceite de pescado todos los días?

Control de pasos

Día	Cuántos pasos di:
Lunes	
Martes	
Miércoles	
Jueves	
Viernes	
Sábado	
Domingo	
TOTAL	

Pensamiento de la semana |

Con el *Plan de Control Total*, usted no sólo está disminuyendo su colesterol; también está disminuyendo drásticamente, tanto como 80%, su riesgo general de ataque cardíaco o ataque de apoplejía.

211

Comida

META | **Nueve raciones diarias de frutas y verduras**

1. Añada fruta al cereal de la mañana.
2. Almuerce ensaladas tres veces esta semana; prepárelas al menos con tres clases de verduras o frutas.
3. Los días que no coma ensalada, tome una fruta como entrada.
4. En la cena, empiece con una ensalada o ejotes u otra verdura. Al terminar las verduras, siga con la demás comida.
5. Guarde las verduras rebanadas en el refrigerador, en agua helada, para sus refrigerios.
6. Añada verduras congeladas (sin descongelar) a sopas y estofados.
7. Prepare un platillo sofrito con el doble de verduras y la mitad de carne.
8. Coma un postre de frutas.

Consejo | *Una porción es una pieza de fruta; $1/2$ taza de fruta picada; $1/2$ taza de frutas o verduras cocidas, congeladas o crudas; 1 taza de verduras verdes crudas; $3/4$ de taza de jugo 100% de fruta; $1/4$ de taza de fruta seca.*

Ideas de recetas

- **Cereal con arándano y arándano rojo agrio,** pág. 230.
- **Filete sofrito tailandés con mango,** pág. 240.
- **Alcuzcuz Casablanca,** pág. 242.
- **Budín de manzana y frambuesas,** pág. 248.

Complementos

META | **Siga el plan de complementos que creó en la pág. 202**

Ejercicio

METAS | **35,000 pasos**
Estiramientos (págs. 158-159)
Tonificación de 10 minutos, cuatro días (pág. 149)

1. Camine 40 minutos tres días de esta semana y 30 minutos otros dos días.
2. Dé al menos 2,000 pasos al día en las actividades cotidianas, como aspirar la casa o trabajar en el jardín.

Consejo | *Oculte el control remoto y aproveche los comerciales como señales para levantarse y subir y bajar escaleras, o para recorrer la casa, hasta que reinicie el programa.*

Estilo de vida

META | **Practique el arte del cambio**

1. Vea algún desafío o contratiempo en forma más positiva esta semana, como señal para cambiar su enfoque, oportunidad para aprender, o como un poco de mala suerte que puede tener algo de positivo.

Consejo | *Recuerde, no es un suceso estresante lo que eleva su presión arterial y el riesgo de enfermedad cardíaca, sino la reacción que usted tiene ante ese suceso.*

Registro

ESTA SEMANA

Mi registro de frutas y verduras:

Lunes	Martes	Miércoles	Jueves	Viernes	Sábado	Domingo

¿Recordó . . .

☐ Ver el lado positivo de un suceso negativo?

☐ Hacer cuatro veces la Tonificación de 10 minutos? Marque qué días:

☐ Lunes ☐ Martes ☐ Miércoles ☐ Jueves ☐ Viernes ☐ Sábado ☐ Domingo

Área que deseo mejorar la próxima semana:

_____

CADA SEMANA

¿Recordó . . .

☐ Comer avena al menos tres mañanas?

☐ Comer pescado al menos tres veces?

☐ Usar una margarina para untar con esterol?

☐ Tomar su complemento de aceite de pescado y un multivitamínico cada día?

☐ Practicar la respiración profunda?

☐ Llamar a un amigo con quien no había hablado desde hacía tiempo?

Control de pasos

Día	Cuántos pasos di:
Lunes	
Martes	
Miércoles	
Jueves	
Viernes	
Sábado	
Domingo	
TOTAL	

Comida

META | **Coma mucha fibra soluble**

1. Continúe comiendo avena, al menos tres veces por semana.
2. Coma manzanas como refrigerio.
3. Coma frijoles al menos tres veces. Algunas ideas: eche garbanzos, frijoles negros o blancos en las ensaladas; coma sopa de lentejas; añada una lata de alubias enjuagadas a la pasta; cene guisado con habas.
4. Prepare un licuado de mucha fibra con 1 taza de fresas, un envase de yogur descremado y 2 cdas. de linaza.
5. Coma al menos tres de estos alimentos con fibra: cebada, chícharos, nopales, coles de Bruselas, alubias, zanahorias, higos secos, chabacanos, ciruelas, dátiles, pasas o frutos secos.

Consejo | *Beba un vaso de agua cada dos horas. Necesita líquido adicional para que el cuerpo se ajuste a la fibra adicional.*

Ideas de recetas

- **Estofado de lentejas, tomate y cebolla dorada,** pág. 232.
- **Ensalada de espinaca, camote y hongos,** pág. 232.
- **Ensalada de bulgur y camarones,** pág. 233.
- **Ensalada de atún y frijoles,** pág. 234.
- **Ensalada de brócoli y cebada perla,** pág. 245.

Ejercicio

METAS | **40,000 pasos**
Estiramientos (págs. 158-159)
Tonificación de 10 minutos, cuatro días (pág. 149)

1. Cuatro días de esta semana camine 40 minutos. Dos días camine 20 minutos.
2. Varíe su ruta al caminar, para que no se aburra. Conduzca hasta un vecindario que le agrade, o si el tiempo es malo, camine en el centro comercial.
3. Busque excusas para moverse más cada día.

Consejo | *Ponga la alarma en su computadora para que suene cada 30 minutos. Ésa es su señal para levantarse y tomar un descanso de cinco minutos para hacer estiramientos o una caminata corta.*

Estilo de vida

META | **Revise sus expectativas**

1. Tome una situación que siempre le cause estrés (su hija no lo llama con la frecuencia que usted quisiera) y pregúntese si sus expectativas son realistas. Quizá, como es madre de dos hijos, ella no tiene tiempo de hablarle dos veces a la semana. O tal vez el correo electrónico sea más conveniente para ella en algunas ocasiones.

Complementos

META | **Siga el plan de complementos que creó en la pág. 202**

Registro

ESTA SEMANA

Registre todas sus comidas o refrigerios con mucha fibra de esta semana:

Lunes	Martes	Miércoles	Jueves	Viernes	Sábado	Domingo

¿Recordó . . .

☐ Renovar una expectativa? Anote:

_____

Área que deseo mejorar la próxima semana:

_____

CADA SEMANA

¿Recordó . . .

☐ Comer nueve raciones de frutas y verduras casi todos los días?

☐ Usar su podómetro?

☐ Comer pescado al menos tres veces?

☐ Dormir lo suficiente?

☐ Hacer la Tonificación de 10 minutos?
Marque qué días:

☐ Lunes ☐ Viernes
☐ Martes ☐ Sábado
☐ Miércoles ☐ Domingo
☐ Jueves

Control de pasos

Día	Cuántos pasos di:
Lunes	
Martes	
Miércoles	
Jueves	
Viernes	
Sábado	
Domingo	
TOTAL	

Comida

META | Añada más antioxidantes

1. Prepare una taza de té cada mañana. Si no le gusta el té caliente, tómelo helado en el almuerzo (con poca azúcar).

2. Beba una copa de vino tinto en la cena.

3. Concéntrese en frutas y verduras con muchos antioxidantes (vea pág. 112). Coma una naranja en la mañana. Añada brócoli congelado a las sopas. Licue ciruelas cocidas en agua para un puré que reemplace aceites y grasas al hornear. Añada ciruelas pasas a estofados para un sabor dulce delicioso.

4. Coma bayas cuando sea temporada, o úselas congeladas en licuados.

5. Como postre, saboree un chocolate amargo, repleto de antioxidantes saludables para el corazón.

Ideas de recetas

- **Ensalada de espinaca, camote y shiitake,** pág. 232.
- **Ensalada de brócoli y cebada perla,** pág. 245.
- **Pastel de chocolate con frambuesas,** pág. 248.

Complementos

META | Siga el plan de complementos que creó en la pág. 202

Ejercicio

METAS | 45,000 pasos
Estiramientos (págs. 158–159)
Tonificación de 10 minutos, cuatro días (pág. 149)

1. Esta semana camine 40 minutos cuatro veces y 30 minutos dos veces.

2. Camine con un amigo al menos la mitad de las veces que salga a caminar. Aliviará el tedio y el tiempo transcurrirá más rápido.

Consejo | *Si tiene perro, paséelo con más frecuencia. Si no, ofrezca pasear al perro de alguno de sus vecinos.*

Estilo de vida

META | Controle su tiempo

1. Si es del tipo de personas que siempre están demasiado ocupadas, anote todas sus actividades, tareas y compromisos. Divídalos en tres categorías: lo que debe hacer, lo que le gusta hacer y lo que piensa que debe hacer.

2. Elimine una actividad de la lista de "lo que piensa que debe hacer". Quizá otro pueda dirigir la asociación de padres este año, o contrate a alguien para que prepare sus impuestos.

3. Sin importar lo ocupado que esté, programe una actividad divertida esta semana. Vaya al zoológico con los niños, visite el jardín botánico o vaya al cine con los amigos. Lo que disfrute.

Consejo | *Escriba un letrero que diga "Sólo di que no", y péguelo cerca del teléfono para recordarle no aceptar demasiado.*

Registro

ESTA SEMANA

Anote las frutas y verduras con muchos antioxidantes que comió:

Lunes	Martes	Miércoles	Jueves	Viernes	Sábado	Domingo

¿Recordó . . .

- ☐ Beber té una vez al día?
- ☐ Disfrutar una copa de vino con la cena?
- ☐ Eliminar un compromiso?
- ☐ Hacer la Tonificación de 10 minutos?
  Marqué qué días:

☐ Lunes	☐ Viernes
☐ Martes	☐ Sábado
☐ Miércoles	☐ Domingo
☐ Jueves	

- ☐ Hacer algo divertido?

Área que deseo mejorar la próxima semana:

_____

_____

Control de pasos

Día	Cuántos pasos di:
Lunes	
Martes	
Miércoles	
Jueves	
Viernes	
Sábado	
Domingo	
TOTAL	

CADA SEMANA

¿Recordó . . .

- ☐ Comer frijoles tres veces?
- ☐ Comer avena tres mañanas?
- ☐ Usar aceite de oliva o margarina con esterol?
- ☐ Tomar aceite de pescado, multivitaminas y aspirina?

Comida

META | Coma cereales

1. Asegúrese de comer un cereal de grano entero con al menos 5 g de fibra por porción en el desayuno. Una buena elección es salvado con pasas.
2. Compre pan con la palabra "entero" como primer ingrediente, como "trigo entero" o "integral". El ser café no significa que sea de grano entero.
3. Pruebe una pasta de trigo entero.
4. Sustituya el arroz blanco por arroz integral, una vez esta semana.
5. Eche germen de trigo o semillas de lino (ambos ricos en ácidos grasos omega-3) en ensaladas, yogur y cereal, y en la mezcla para hot cakes.
6. Pruebe alguno que no haya comido, como amaranto. La mayoría se preparan con facilidad, y tienen mucha fibra, proteína y otros nutrientes.

Ideas de recetas

- **Bollos para desayunar,** pág. 231.
- **Ensalada de bulgur y camarones,** pág. 233.
- **Galletas cinco estrellas,** pág. 247.

Complementos

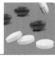

META | Siga el plan de complementos que creó en la pág. 202

Ejercicio

METAS | 50,000 pasos
Estiramientos (págs. 158-159)
Tonificación de 10 minutos, cuatro días (pág. 149)

1. Camine 45 minutos tres veces esta semana y 30 minutos dos veces.
2. Continúe hallando formas de aumentar su actividad física en la casa. Puede ser jardinería, rastrillar, cortar el pasto con máquina que se empuja o limpiar la casa, incluidos los zoclos.

Consejo | *Si camina al atardecer o en la noche, use un chaleco reflejante y zapatos que tengan cinta reflejante, para su mayor seguridad.*

Estilo de vida

META | Perdone a alguien

1. Identifique a una persona en su vida hacia la que sienta ira. Escríbale una carta de perdón. Puede enviar la carta o no; lo más importante es escribirla. Guarde una copia y léala siempre que sienta ira hacia esa persona.

Consejo | *¿Hay cosas que desearía que otros le perdonaran? Escríbalas, acérquese a esas personas, en persona o por escrito, y pídales que lo perdonen.*

Registro

ESTA SEMANA

¿Recordó . . .

- [ ] Usar germen de trigo o semillas de linaza?
- [ ] Probar un cereal que nunca había comido?
- [ ] Comprar y comer pan integral?
- [ ] Probar una pasta de grano entero?
- [ ] Comer arroz integral?
- [ ] Escribir una carta de perdón a una persona en su vida por alguna herida pasada?
- [ ] Hacer la Tonificación de 10 minutos?
  Marque qué días:

  - [ ] Lunes
  - [ ] Martes
  - [ ] Miércoles
  - [ ] Jueves
  - [ ] Viernes
  - [ ] Sábado
  - [ ] Domingo

Área que deseo mejorar la próxima semana:

_____

_____

_____

CADA SEMANA

¿Recordó . . .

- [ ] Comer pescado tres veces?
- [ ] Hacer los estiramientos por la mañana?
- [ ] Practicar una buena postura al caminar?
- [ ] Comer nueve raciones de frutas y verduras?
- [ ] Beber vino tinto o té?
- [ ] Programar una actividad divertida?

Control de pasos

Día	Cuántos pasos di:
Lunes	
Martes	
Miércoles	
Jueves	
Viernes	
Sábado	
Domingo	
TOTAL	

Pensamiento de la semana |

Una vez que la gente perdona verdaderamente a quien la ha herido, suele decir que le han quitado un peso de encima.

Comida

META | **Elija la proteína indicada**

1. Continúe eligiendo los cortes de carne más magros.

2. Coma soya al menos una vez esta semana. Añada tofu firme a platillos sofritos. Agregue carne de soya a la salsa del espagueti o al guisado de verduras, para sustituir la carne normal. Coma hamburguesa de soya.

3. Si no ha probado carne de animales de caza, cómala esta semana, pues tiene poca grasa saturada.

4. En lugar de un sándwich de roast beef, coma ensalada de huevo (con mayonesa *light*). Los huevos son una fuente ideal de proteína. Compre huevos con ácidos grasos omega-3.

Consejo | *No compre tofu que se vende a granel; puede estar contaminado con bacterias. Cómprelo empaquetado (sección de refrigerados en el supermercado).*

Ideas de recetas

- **Pollo capitán campestre,** pág. 238.
- **Guisado de venado y castañas,** pág. 240.
- **Tallarines estilo teriyaki con tofu,** pág. 243.

Complementos

META | **Siga el plan de complementos que creó en la pág. 202**

Ejercicio

METAS | **50,000 pasos**
Estiramientos (págs. 158-159)
Tonificación corporal total de 30 minutos, dos días (pág. 153)

1. Camine 45 minutos tres días y 30 minutos dos días.

2. Varíe su paso. Después de caminar 10 minutos con un paso cómodo, acelere sus pasos durante cinco minutos y camine lento de nuevo.

Consejo | *Ponga un congelador o un refrigerador en el garaje o en un cuartito aparte, y guarde ahí comida. Se obligará a ir y venir varias veces al día.*

Estilo de vida

META | **Medite sus reacciones**

1. Cuando le suceda algo estresante, dedique un minuto a respirar profundo. Luego pregúntese:
   - ¿Aumenta mi tensión la forma en que reacciono ante esta situación?
   - ¿Es lógica y razonable mi reacción?
   - ¿Hay otra forma de enfocar esta situación?

2. Cuando una situación lo afecte, imagine que la ve desde lejos, como si le sucediera a otra persona. Esto lo ayudará a ser más objetivo y a reaccionar menos apasionadamente.

Registro

ESTA SEMANA

¿Recordó . . .

- ☐ Comer carne de animales de caza?
- ☐ Preparar un platillo con tofu o soya?
- ☐ Evitar la carne de res molida?
- ☐ Meditar su reacción ante una situación estresante?
- ☐ Hacer dos veces la Tonificación corporal total de 30 minutos? Marque qué días:

  ☐ Lunes   ☐ Viernes
  ☐ Martes   ☐ Sábado
  ☐ Miércoles   ☐ Domingo
  ☐ Jueves

Área que deseo mejorar la próxima semana:

_____

_____

_____

CADA SEMANA

¿Recordó . . .

- ☐ Tomar su complemento de aceite de pescado y un multivitamínico todos los días?
- ☐ Rociar germen de trigo o semillas de linaza sobre el yogur, el cereal y en la mezcla para hot cakes?
- ☐ Comer un cereal exótico con mucha fibra?
- ☐ Comer pescado tres veces?
- ☐ Comer avena varias mañanas?
- ☐ Hacer los estiramientos matutinos?

Control de pasos

Día	Cuántos pasos di:
Lunes	
Martes	
Miércoles	
Jueves	
Viernes	
Sábado	
Domingo	
TOTAL	

Pensamiento de la semana |

No está siguiendo el *Plan de Control Total* sólo por usted; también lo está haciendo por las personas que lo aman.

Comida

META | Adopte el aceite de oliva

1. Visite la sección gourmet del supermercado y elija tres o cuatro aceites de oliva para probarlos. (Siga las instrucciones de la pág. 92.)

2. Rocíe aceite de oliva en el pan tostado, o moje el pan en el aceite en lugar de ponerle mantequilla o margarina.

3. Sustituya con aceite de oliva la margarina de las recetas. Use un cuarto menos de lo que requiera la receta.

4. Saltee nueces y almendras en aceite de oliva extravirgen y refrigérelas. Úselas picadas en ensaladas para proteína, en aderezo y para disminuir el colesterol.

5. Bañe el pavo y el pollo con aceite de oliva extravirgen, para otro sabor.

6. Pruebe las aceitunas asadas (pág. 91).

7. En sopas de frijoles y chícharos, use aceite de oliva extravirgen en lugar de carnes ahumadas y salchichas.

8. Para un postre sabroso, saltee plátanos, manzanas, peras u otra fruta, en aceite de oliva ligero. Espolvoree canela y azúcar.

Ideas de recetas

- **Estofado de lentejas, tomate y cebolla dorada,** pág. 232.
- **Ensalada de atún y frijoles,** pág. 234.
- **Salmón con salsa de mango,** pág. 237.

Complementos

META | Siga el plan de complementos que creó en la pág. 202

Ejercicio

METAS | 50,000 pasos
Estiramientos (págs. 158-159)
Tonificación corporal total de 30 minutos, dos días (pág. 153)

1. Camine 45 minutos tres días y 30 minutos dos días.

Consejo | *Adopte un caminito que quiera mantener limpio y recórralo varias veces a la semana para recoger la basura.*

Estilo de vida

META | Redescubra (o descubra) un pasatiempo

1. Piense en las cosas que disfrutaba (o que siempre ha deseado hacer) y decídase a adoptar un pasatiempo si es que no tiene uno ya. Puede ser tejer, trabajar con madera, ir de excursión, observar las aves: algo que lo entretenga y haga que el tiempo transcurra con rapidez.

Consejo | *¿No tiene un pasatiempo? Escriba todo lo que disfrutaba en su infancia y elija una actividad que pueda desempeñar en su vida adulta. Si le gustaba dibujar, inscríbase en una clase de dibujo en alguna academia.*

Registro

ESTA SEMANA

¿Recordó . . .

- ☐ Comprar aceites de oliva y probarlos?
- ☐ Mojar el pan en aceite de oliva y sustituir con aceite de oliva las otras grasas de las recetas?
- ☐ Encontrar o redescubrir un pasatiempo?

Área que deseo mejorar la próxima semana:

_____

_____

_____

CADA SEMANA

¿Recordó . . .

- ☐ Comer soya al menos una vez esta semana?
- ☐ Practicar la respiración profunda?
- ☐ Comer nueve raciones de frutas y verduras casi todos los días?
- ☐ Comer avena o un cereal con mucha fibra por la mañana, junto con una taza de té?
- ☐ Beber mucha agua para ayudar al cuerpo a manejar la fibra adicional que come?

- ☐ Hacer dos veces la Tonificación corporal total de 30 minutos? Marque qué días:

  - ☐ Lunes
  - ☐ Martes
  - ☐ Miércoles
  - ☐ Jueves
  - ☐ Viernes
  - ☐ Sábado
  - ☐ Domingo

Control de pasos

Día	Cuántos pasos di:
Lunes	
Martes	
Miércoles	
Jueves	
Viernes	
Sábado	
Domingo	
TOTAL	

Pensamiento de la semana |

Su mente y su cuerpo están verdaderamente vinculados y ambos afectan su salud. El *Plan de Control Total* los ayuda al proporcionarles a la salud total y al bienestar un enfoque holístico.

Comida

META | Controle las porciones

1. Si come fuera esta semana, pida "para llevar" la mitad del platillo principal, antes de que lo lleven a la mesa.

2. Vigile sus comidas. Una porción de carne es como un mazo de cartas o un ratón de computadora, y una de pasta o arroz es como una pelota de béisbol.

3. Coma más despacio para darse tiempo a sentirse satisfecho. Deje el tenedor cuando ya no tenga hambre, no cuando el plato esté vacío.

4. Mida el cereal que come. Una porción es 1 taza (muchas personas comen al menos el doble).

5. Sirva sus refrigerios. En lugar de comer las botanas comerciales directamente de la bolsa , póngalas en una servilleta y guarde la bolsa.

6. Compre el tamaño más chico. Los estudios indican que si compra el tamaño grande, come más. Así que compre una porción pequeña de palomitas, etc.

Ideas de recetas

- **Pizza de atún y tomate,** pág. 235.
- **Alcuzcuz Casablanca,** pág. 242.
- **Hamburguesa vegetal,** pág. 244.

Complementos

META | Siga el plan de complementos que creó en la pág. 202

Ejercicio

**METAS | 50,000 pasos
Estiramientos** (págs. 158-159)
**Tonificación corporal total de
30 minutos, dos días** (pág. 153)

1. Camine 45 minutos tres días y 30 minutos dos días.

2. Varíe su paso. Luego de 15 minutos de paso normal, camine más deprisa 15 minutos, y despacio otra vez.

3. Regale un podómetro a un amigo o a su cónyuge y haga una competencia para ver quién cumple primero la meta.

Consejo | *Cambie sus zapatos luego de caminar de 500 a 900 km con ellos. Si camina 25 km a la semana (de 3 a 5 km al día, cinco días a la semana), debe comprar unos nuevos cada seis meses.*

Estilo de vida

META | Hágase feliz

1. Cada día haga al menos una actividad de la lista "20 formas simples para ser feliz" (pág. 177).

Consejo | *¿Se siente muy abrumado y estresado? Duerma una siesta. Aunque no sienta sueño, una hora en una habitación tranquila y oscura hará maravillas para su estado de ánimo y su mente, sin mencionar la presión arterial.*

Registro

ESTA SEMANA

¿Recordó . . .

- [ ] Llevar a casa la mitad de su comida cuando comió fuera?
- [ ] Medir el cereal que come?
- [ ] Comer más despacio?
- [ ] Controlar los refrigerios?

Áreas que deseo mejorar la próxima semana:

_____

_____

_____

CADA SEMANA

¿Recordó . . .

- [ ] Llenarse primero con verduras?
- [ ] Leer las etiquetas en el supermercado?
- [ ] Practicar una buena postura al caminar?
- [ ] Pasar más tiempo con un amigo?
- [ ] Dormir bien por la noche?
- [ ] Hacer dos veces la Tonificación corporal total de 30 minutos? Marque qué días:

  - [ ] Lunes
  - [ ] Martes
  - [ ] Miércoles
  - [ ] Jueves
  - [ ] Viernes
  - [ ] Sábado
  - [ ] Domingo

Control de pasos

Día	Cuántos pasos di:
Lunes	
Martes	
Miércoles	
Jueves	
Viernes	
Sábado	
Domingo	
TOTAL	

Pensamiento de la semana |

Su cuerpo fue diseñado para el movimiento. Al ir adquiriendo mayor condición física, disfrute su vigor en la simple actividad física de sus músculos.

225

Comida

META | **Cambie los refrigerios**

1. Mantenga el refrigerador lleno de verduras y frutas picadas para que se le facilite tomar refrigerios saludables.

2. Para un agasajo extra, moje manzanas, apio o zanahorias en mantequilla de cacahuate natural (sin grasas trans). Sólo limite la porción, pues si no, comería en una sentada el total de calorías de grasa de la semana.

3. En lugar de papas fritas, coma un puñado de frutos secos. Las nueces y las almendras son buenas opciones. Tuéstelas para sacar todo su sabor.

4. Para un delicioso cambio, ase nueces de soya, disponibles en algunas tiendas naturistas.

5. Hornee totopos. Rocíe tortillas con aceite en aerosol, sazónelas con sal, corte en triángulos y hornee a 165°C hasta que estén crujientes. Disfrútelos con salsa o guacamole (tiene grasas buenas para el corazón).

6. Hornee cosas dulces saludables, como galletas de avena (use aceite y no mantequilla) o las recetas de abajo.

Ideas de recetas

- **Galletas cinco estrellas,** pág. 247.
- **Pastel de dátil y nuez,** pág. 249.

Complementos

META | **Siga el plan de complementos que creó en la pág. 202**

Ejercicio

METAS | **50,000 pasos**
Estiramientos (págs. 158-159)
Tonificación corporal total de 30 minutos, dos días (pág. 153)

1. Camine 45 minutos tres días y 30 minutos dos días, o elija otra actividad moderada, como baile de salón.

Consejo | *Si se cansa de caminar, pruebe a ejercitarse con uno de los videos de ejercicio mencionados en las págs. 160 y 161.*

Estilo de vida

META | **Viva el momento**

1. Con demasiada frecuencia, estamos en "piloto automático" y hacemos un millón de cosas a la vez, sin prestar atención a nada. Esta semana concéntrese plenamente en lo que haga. En lugar de lavar los platos mientras habla por teléfono, siéntese y platique a gusto. En lugar de preocuparse por el examen de mañana mientras cena con la familia, concéntrese en el momento, en la comida, en la compañía y en la conversación.

Registro

ESTA SEMANA

Registre los refrigerios (saludables o no) que comió durante esta semana. Escriba cómo le fue:

_____

_____

_____

_____

_____

¿Recordó . . .

☐ Evitar las papas fritas y los dulces?

☐ Hornear un platillo saludable para el corazón?

☐ Sustituir la caminata con otra actividad física moderada?

☐ Practicar "vivir el momento"?

Área que deseo mejorar la próxima semana:

_____

CADA SEMANA

¿Recordó . . .

☐ Tomar su complemento de aceite de pescado y multivitamínico todos los días?

☐ Comer porciones de tamaño razonable?

☐ Comer al menos un platillo de soya o frijol?

☐ Abrazar a alguien?

☐ Hacer dos veces la Tonificación corporal total de 30 minutos? Marque qué días:

☐ Lunes ☐ Viernes

☐ Martes ☐ Sábado

☐ Miércoles ☐ Domingo

☐ Jueves

Control de pasos

Día	Cuántos pasos di:
Lunes	
Martes	
Miércoles	
Jueves	
Viernes	
Sábado	
Domingo	
TOTAL	

Pensamiento de la semana |

Recuerde que es humano; a veces puede tener un mal día y entonces se "sale" del Plan. ¡Perdónese y vuelva al buen camino!

Comida

META | Coma fuera con *Control Total*

1. Coma fuera de casa y ordene un sándwich de verduras o de pavo. Visite un restaurante que le agrade y ordene algo que tenga menos de 25% de sus calorías de grasa.

2. Pida arroz extra (integral si es posible) con su comida china. Mézclelo en el platillo, luego guarde la mitad en el refrigerador para otro día.

3. Pida al mesero que empaque la mitad de su comida antes de que se la sirva.

4. Practique su firmeza. Si un platillo tiene salsa de crema, pida salsa de tomate. Si viene con papas a la francesa, sustitúyalas con ensalada o verduras al vapor. Pregunte si el platillo tiene mantequilla y pida que no se la pongan.

5. Pida los aderezos aparte.

6. Pida aceite de oliva en lugar de mantequilla, para el pan.

7. Pida que se lleven los totopos y el pan.

Consejo | *Cualquier descripción en el menú que diga "cremoso", "empanizado", "crujiente" o "relleno", es probable que sea un platillo con mucha grasa.*

Ideas de recetas

- **Esta semana no hay recetas, pues comerá fuera. Pero tendrá muchos sobrantes empaquetados, de lo que se lleve a casa.**

Complementos

META | Siga el plan de complementos que creó en la pág. 202

Ejercicio

METAS | 50,000 pasos
Estiramientos (págs. 158-159)
Tonificación corporal total de 30 minutos, dos días (pág. 153)

1. Camine 45 minutos tres días y 30 minutos dos días.

Consejo | *Siempre que lo desee, puede sustituir la caminata con una actividad diferente, como jugar voleibol, practicar baile de salón, nadar o andar en bicicleta*

Estilo de vida

META | Fomente una amistad

1. Los estudios indican que las amistades son antídotos maravillosos para el estrés. Esta semana pase tiempo extra con un amigo. Haga una cita para desayunar, caminar juntos o ver una película por la tarde, seguido de una taza de té o una copa de vino.

Consejo | *¿Siente que le faltan amigos? Llame a alguno de sus conocidos e invítelo a desayunar.*

Registro

ESTA SEMANA

¿Recordó . . .

- ☐ Ir a comer fuera y ordenar un sándwich de verduras o pavo?
- ☐ Practicar su firmeza mientras ordenaba?
- ☐ Evitar ordenar entradas fritas o algo con mantequilla o queso?
- ☐ Pedir una ensalada y no papas fritas?
- ☐ Pedir que le empaquetaran comida?

Área que deseo mejorar en lo sucesivo:

_____

_____

_____

CADA SEMANA

¿Recordó . . .

- ☐ Tomar aceite de pescado, multivitaminas y aspirina?
- ☐ Comer cortes de carne magra?
- ☐ Comer pescado al menos tres veces?
- ☐ Comer avena al menos tres mañanas?
- ☐ Comer refrigerios de fruta?
- ☐ Sustituir la mantequilla con aceite de oliva?
- ☐ Practicar la respiración profunda?
- ☐ Divertirse?
- ☐ Dormir bien por la noche?
- ☐ Hacer la Tonificación corporal total de 30 minutos, dos veces? Marque qué días:

  - ☐ Lunes
  - ☐ Martes
  - ☐ Miércoles
  - ☐ Jueves
  - ☐ Viernes
  - ☐ Sábado
  - ☐ Domingo

Control de pasos

Día	Cuántos pasos di:
Lunes	
Martes	
Miércoles	
Jueves	
Viernes	
Sábado	
Domingo	
TOTAL	

Pensamiento de la semana |

¡Felicidades! Terminó el *Plan de Control Total* de 12 semanas. Pero ahora no se detenga. Los cambios que hizo son para toda la vida: *¡su vida!*

Buen comienzo |
Desayuno

Granola con fruta

Vea foto | pág. 98 | **4 porciones**

Para iniciar el día con mucha fibra, pruebe este cereal, inspirado en una receta desarrollada hace más de un siglo en Zurich, Suiza.

¹/₂ **taza de avena**
¹/₂ **taza de pasitas**
 1 **taza de leche descremada**
 1 **manzana rallada**
 2 **cditas. de jugo de limón**
 2 **cdas. de avellanas, toscamente picadas**
 1 **cda. de semillas de calabaza**
 1 **cda. de semillas de ajonjolí**
125 g **de fresas picadas**
 4 **cdas. de yogur natural descremado**
 4 **cditas. de miel**

Tiempo de preparación | 10 minutos, más remojo durante la noche anterior

1. Ponga la avena y las pasitas en un tazón grande y añada la leche. Revuelva bien, tape y refrigere. Remoje durante la noche.

2. Al otro día, antes de servir, ralle la manzana, tirando el corazón. Revuélvala con el jugo de limón para que no se oxide.

3. Incorpore las avellanas, las semillas de calabaza y las de ajonjolí a la mezcla de avena; añada la manzana y las fresas picadas.

4. Reparta la granola en 4 tazones para cereal y encima póngale yogur y miel.

Cada porción proporciona| Calorías 239, grasa 6 g, grasa saturada 1 g, colesterol 3 mg, sodio 56 mg, carbohidratos 41 g, fibra 4 g, proteína 8 g.

Cereal con arándano y arándano rojo agrio

Vea foto | pág. 111 | **Rinde 6 tazas**

Este cereal se prepara con una caja de granola con pasas y se le añaden bayas, frutos secos y semillas para salud extra del corazón.

 4 **tazas de granola con pasas baja en grasas**
¹/₂ **taza de arándanos rojos agrios, secos**
¹/₃ **de taza de arándanos secos**
¹/₄ **de taza de almendras blanqueadas, en tiras**
 2 **cdas. de azúcar morena** *light*
 2 **cdas. de semillas de girasol**
 1 **cda. de semillas de ajonjolí**
 2 **cdas. de jugo de naranja fresco**
 2 **cdas. de miel de maple**
 2 **cdas. de aceite de canola**

Tiempo de preparación | 10 minutos
Tiempo de cocción | 25 minutos

1. Precaliente el horno a 165°C y prepare un molde para horno de 20 x 38 cm. En un tazón grande, mezcle la granola, los arándanos rojos agrios secos, los arándanos, las almendras, el azúcar y las semillas de girasol y ajonjolí.

2. En una taza para medir, bata el jugo de naranja, la miel de maple y el aceite. Rocíelos sobre los ingredientes secos y revuelva bien.

3. Extienda en una sola capa en el molde. Hornee unos 25 minutos, o hasta que esté ligeramente crujiente y dorado. Revuelva cada 10 minutos para asegurar un dorado parejo.

4. Saque del horno y deje enfriar. Sirva con yogur de sabores descremado o leche descremada. Se puede guardar en un recipiente hermético, a temperatura ambiente, hasta por 2 semanas.

Más ideas|
● Reemplace los arándanos rojos agrios y los arándanos con ¹/₄ de taza de chabacanos secos picados y ¹/₄ de taza de pasitas doradas.

Cada porción (¹/₂ taza) proporciona| Calorías 218, grasa 6 g, grasa saturada 1 g, colesterol 0 mg, sodio 75 mg, carbohidratos 39 g, fibra 3 g, proteína 3 g.

Bollos para desayunar

Vea foto | pág. 97 | **Rinde 12 bollos**

Los llamamos bollos para desayunar, pero
puede disfrutarlos a cualquier hora del día.

¹/₂ taza de harina de trigo integral
³/₄ de taza de harina
2 cditas. de bicarbonato de sodio
Una pizca de sal
¹/₄ de cdita. de canela en polvo
¹/₄ de taza de azúcar morena
2 cdas. de germen de trigo
³/₄ de taza de pasitas
1 envase (225 ml) de yogur natural
descremado
4 cdas. de aceite de canola
1 huevo
Cáscara rallada de ¹/₂ naranja
3 cdas. de jugo de naranja

Tiempo de preparación | 15 minutos
Tiempo de cocción | 15 a 20 minutos

1. Precaliente el horno a 200°C. Recubra 12
moldes para bollos con papel o rocíelos con
aerosol para cocinar. Deje aparte.

2. Cierna las harinas, el bicarbonato de sodio,
la sal y la canela en un tazón grande. Añada el
azúcar morena, el germen de trigo y las
pasitas; forme un pozo en el centro.

3. Bata ligeramente el yogur, el aceite, el
huevo, la cáscara de naranja y el jugo. Vierta
en el pozo y revuelva sólo para humedecer.

4. Vierta en los moldes para bollos. Hornee
unos 15 a 20 minutos, o hasta que los bollos
estén dorados y el centro firme al tocarlo.
Deje que se enfríen de 2 a 3 minutos y póngalos en una rejilla de alambre. Los bollos saben
mejor frescos, de preferencia un poco calientes, pero puede enfriarlos y guardarlos en un
recipiente hermético hasta por 2 días.

Más ideas |
● Sustituya las pasitas con ciruelas o dátiles
secos y picados.
● Para bollos de zanahoria y especias, añada
una pizca de nuez moscada y 2 zanahorias chicas ralladas a la mezcla de harina con germen
de trigo, y reduzca las pasitas a ¹/₄ de taza.

Cada bollo proporciona | Calorías 154, grasa 6 g,
grasa saturada 1 g, colesterol 19 mg, sodio 232 mg,
carbohidratos 24 g, fibra 1 g, proteína 4 g.

Vigorizante y ligero |
Almuerzo

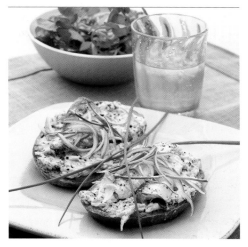

Sándwich abierto de sardinas, berros y zanahoria

4 porciones

Una forma rápida y fácil de comer 1 de sus 3
raciones semanales de pescado.

1 zanahoria rallada
2 tazas de berros toscamente picados
2 cdas. de cebollín fresco picado
150 g de queso crema bajo en grasa
8 rebanadas gruesas de pan de centeno
2 latas (de 200 g cada una) de sardinas en
aceite de oliva, escurridas
1 cebolla morada chica, finamente rebanada

Adorno: siete cebollines frescos enteros

Tiempo de preparación | 10 minutos

1. Mezcle la zanahoria rallada, los berros y el
cebollín con el queso crema. Sazone al gusto
con pimienta.

2. Unte la mezcla de queso sobre un lado de las rebanadas de pan. Corte las sardinas a la mitad a lo largo y póngalas sobre el queso con el lado de la piel hacia arriba.

3. Ponga las rebanadas de cebolla sobre las sardinas y cubra con piezas largas de cebollín. Espolvoree pimienta y sirva.

Cada porción proporciona | Calorías 453, grasa 20 g, grasa saturada 7 g, colesterol 147 mg, sodio 1,021 mg, carbohidratos 37 g, fibra 5 g, proteína 31 g.

Ensalada de espinaca, camote y hongos

Vea foto | pág. 90 | **4 porciones**

Con mucha fibra, ésta es una exquisita ensalada. Para ahorrar tiempo, en lugar de hornear los camotes rebanados en el horno, hornéelos en el microondas enteros y sin pelar, y luego, ya cocidos, pélelos y rebánelos.

1/2 kg de camotes, pelados, partidos a la mitad a lo largo y cortados a lo ancho en rebanadas de 8 mm
$^1/_3$ de taza de nueces peladas
2 dientes de ajo picados
350 g de hongos frescos sin tallos, y los sombreros rebanados gruesos
$^1/_4$ de cdita. de sal
12 tazas de hojas de espinaca
4 cditas. de aceite de oliva
$^1/_2$ taza de vinagre de vino tinto
1 cda. de mostaza de Dijon

Tiempo de preparación | 10 minutos
Tiempo de cocción | 25–30 minutos

1. Precaliente el horno a 200°C. Ponga los camotes en una bandeja para horno rociada con aceite en aerosol y hornee unos 15–20 minutos o hasta que estén suaves. Saque los camotes del horno y enfríelos. Ase 5–7 minutos las nueces en una bandeja separada en el horno o hasta que estén crujientes. Pique toscamente las nueces cuando estén frías.

2. Caliente a fuego medio una sartén grande rociada con aceite en aerosol. Añada el ajo y cocínelo unos 30 segundos.

3. Añada la mitad de los hongos, espolvoréeles sal y cocine unos 4 minutos o hasta que empiecen a suavizarse. Añada el resto de los hongos; cocine unos 5 minutos hasta que todos los hongos estén suaves.

4. Ponga la espinaca en un tazón grande. Añada los camotes y las nueces. Retire los hongos de la sartén con una cuchara y póngalos en el tazón con la espinaca.

5. Ponga el aceite, el vinagre y la mostaza en la sartén y bata a fuego alto, hasta que estén calientes. Vierta el aderezo sobre la ensalada y revuelva para mezclar.

Cada porción proporciona | Calorías 256, grasa 11 g, grasa saturada 1 g, colesterol 0 mg, sodio 320 mg, carbohidratos 37 g, fibra 7 g, proteína 7 g.

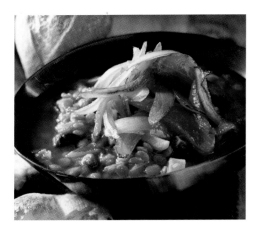

Estofado de lentejas, tomate y cebolla dorada

6 porciones

Este platillo nutritivo y rico en fibra puede servirse como platillo principal.

1 taza de hongos secos
1 taza de agua hirviendo
1 cda. de aceite de oliva
3 zanahorias, cortadas en cuatro a lo largo y finamente rebanadas a lo ancho
8 dientes de ajo finamente rebanados
$^3/_4$ de taza de lentejas enjuagadas y limpias
1 taza de tomates machacados, de lata
$^3/_4$ de cdita. de sal
$^3/_4$ de cdita. de comino molido

³/₄ **de cdita. de jengibre molido**
¹/₂ **cdita. de salvia restregada**
3 **tazas de agua**
1 **cebolla grande cortada a la mitad y finamente rebanada**
2 **cditas. de azúcar**
1 **taza de chícharos congelados**

Tiempo de preparación | 15 minutos
Tiempo de cocción | 1 hora

1. En un tazón chico, mezcle los hongos y el agua hirviendo. Deje reposar unos 20 minutos o hasta que estén suaves. Saque los hongos con una espumadera y guarde el líquido. Corte los tallos de los hongos y rebane los sombreros finamente. Cuele el líquido que reservó con una coladera fina o un filtro para café. Deje aparte.

2. En una cacerola grande, caliente 2 cucharaditas de aceite a fuego medio. Añada las zanahorias y el ajo; cocine unos 5 minutos o hasta que estén suaves.

3. Añada lentejas, tomates, sal, comino, jengibre, salvia, hongos y el líquido que reservó, y revuelva. Añada 3 tazas de agua y hierva. Baje la flama; tape y cocine unos 35 minutos o hasta que las lentejas estén blandas.

4. En una sartén grande, caliente la cucharadita restante de aceite, a fuego medio. Añada la cebolla y el azúcar; cocine unos 5 minutos, revolviendo con frecuencia, hasta que la cebolla esté ligeramente dorada.

5. Añada los chícharos al estofado y cocine 2 minutos para calentar. Sirva el estofado cubierto con las cebollas doradas.

Más ideas|
• Puede usar 2 tazas de setas rebanadas en lugar de los hongos secos. Elimine el agua caliente y el remojo.
• Puede añadir cualquier verdura a este estofado. Apio, papitas nuevas, camotes y chivirría son adiciones excelentes. Píquelos finamente y añádalos a las zanahorias.

Cada porción proporciona| Calorías 237, grasa 3 g, grasa saturada 0 g, colesterol 0 mg, sodio 496 mg, carbohidratos 43 g, fibra 13 g, proteína 13 g.

Ensalada de bulgur y camarones

Vea foto | pág. 82 | **4 porciones**

El bulgur es trigo triturado y precocido; es de preparación rápida y fácil. Esta ensalada con textura de nuez es un gran platillo principal para un almuerzo de verano o día de campo.

1 **taza de trigo bulgur**
3 **tazas de agua**
1 **cebolla morada chica finamente rebanada**
1 **zanahoria toscamente rallada**
1 **tomate en cubos**
1 **lata (de 225 g) de elotitos en rodajas**
¹/₂ **pepino, en cubos**
200 **g de camarones cocidos y pelados**

Aderezo de limón y chile:
3 **cdas. de aceite de oliva extravirgen**
2 **cdas. de jugo de limón fresco**
1 **diente de ajo machacado**
¹/₄ **de cdita. de chiles secos machacados**
Sal y pimienta al gusto

Tiempo de preparación y de cocción | 20 a 25 minutos

1. Coloque el bulgur en una cacerola con 3 tazas de agua. Póngalo a hervir y luego cocínelo a fuego bajo unos 10 minutos o hasta que esté suave y haya absorbido toda el agua. Extiéndalo en un plato plano y déjelo enfriar.

2. En una ensaladera grande mezcle la cebolla, la zanahoria, el tomate, el elote, el pepino y los camarones. Añada el bulgur y mezcle.

3. Para el aderezo, ponga el aceite, el jugo de limón, el ajo y los chiles en un tazón chico; añada sal y pimienta al gusto. Bata con un tenedor. Incorpore el aderezo a la ensalada y revuelva para cubrir todos los ingredientes. Tape y refrigere si no la sirve en seguida.

Más ideas|
• Para una ensalada de bulgur y feta, reemplace los camarones con 75 g de queso feta en cubos, o con tofu en cubos.

Cada porción proporciona| Calorías 299, grasa 11 g, grasa saturada 1 g, colesterol 96 mg, sodio 133 mg, carbohidratos 36 g, fibra 9 g, proteína 16 g.

Ensalada de atún y frijoles

4 porciones

¡Quizá la comida ideal que baja el colesterol!

- 1 filete de atún (400 g) de 5 cm de grueso
- 2 cdas. de aceite de oliva extravirgen
- 1 cda. de jugo de limón (o al gusto)
- 1 diente de ajo machacado
- 1 cda. de mostaza de Dijon
- 1 lata (de 425 g) de frijoles escurridos y enjuagados
- 1 cebolla morada chica finamente rebanada
- 2 pimientos rojos sin semillas y finamente rebanados
- 1/2 pepino, cortado a la mitad y a lo largo y finamente rebanado
- 6 tazas de berros

Sal y pimienta
Rebanadas de limón para adornar

Tiempo de preparación y cocción | 30 min.

1. Caliente a fuego medio una sartén para asar (preferiblemente de hierro fundido), rociada con aceite en aerosol. Sazone el atún por ambos lados con pimienta negra molida.

2. Cocine el pescado 4 minutos de cada lado; el exterior debe estar dorado y el centro, de color rosa claro. No lo cocine en exceso. Retire de la sartén y deje aparte.

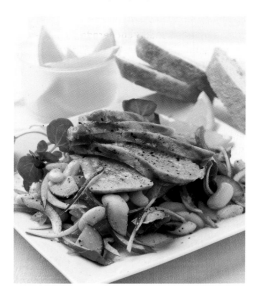

3. Mezcle el aceite, el jugo de limón, el ajo y la mostaza en una ensaladera. Sazone con sal y pimienta al gusto y añada más jugo de limón si es necesario. Añada los frijoles, la cebolla y los pimientos. Corte el pepino a lo largo y en cuartos; corte los cuartos en rebanadas de 1 cm. Añádalo al tazón junto con los berros. Revuelva con suavidad para mezclar.

4. Corte el atún en rebanadas de 1.5 cm de espesor. Acomódelas sobre la ensalada. Sirva adornado con rebanadas de limón.

Cada porción proporciona | Calorías 335, grasa 12 g, grasa saturada 1 g, colesterol 37 mg, sodio 225 mg, carbohidratos 26 g, fibra 7 g, proteína 32 g.

Pan caliente relleno de atún

4 porciones

Se saca la miga de los panes para proporcionar una envoltura crujiente a la mezcla de atún sazonada, el elote y los frijoles bayos, y luego se calientan en el horno. Sírvalos con una ensalada mixta de hojas verdes y tomates.

- 4 panes integrales chicos, de 8 cm de ancho
- 2 cdas. de crema agria baja en grasa
- 2 cdas. de mayonesa baja en grasa
- 1 cdita. de salsa de chile picante
- 2 cditas. de jugo de limón fresco
- 1 lata (de 175 g) de atún en agua, escurrido
- 1 lata (de 225 g) de elotes, escurridos
- 1 lata (de 425 g) de frijoles bayos, escurridos y enjuagados
- 1/2 pimiento verde, sin semillas y en cubos
- 2 cdas. de cilantro fresco, picado

Sal y pimienta

Tiempo de preparación | 15 minutos
Tiempo de cocción | 10 minutos

1. Precaliente el horno a 175°C. Rebane los extremos de los panes y déjelos aparte. Saque casi todo el interior blando y deje una "corteza" de 1 cm de espesor.

2. Desmorone con los dedos o el procesador de alimentos la miga que sacó . Extienda 1/2 taza de ésta en una bandeja para horno y tués-

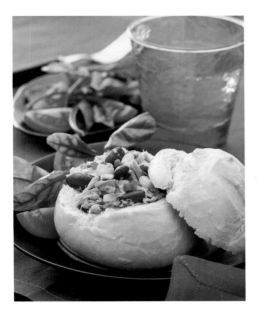

tela en el horno unos 10 minutos o hasta que esté seca y crujiente. Sáquela del horno y déjela aparte. Deje encendido el horno.

3. En un tazón mediano, mezcle la crema agria, la mayonesa, la salsa de chile y el jugo de limón. Añada el atún, los elotes, los frijoles bayos, el pimiento verde, el cilantro y la miga desmoronada y seca. Sazone con sal y pimienta al gusto. Revuelva bien, con cuidado de que los trozos de atún no queden demasiado pequeños.

4. Meta en los panes ahuecados la mezcla y ponga los extremos que había apartado. Colóquelos en la bandeja para horno y cúbralos con papel de aluminio. Hornee 5 minutos, retire el papel de aluminio y hornee 5 minutos más, para que la corteza del pan quede dorada. El relleno debe estar caliente, pero no burbujeando. Sirva de inmediato.

Cada porción proporciona| Calorías 279, grasa 3 g, grasa saturada 1 g, colesterol 13 mg, sodio 579 mg, carbohidratos 43 g, fibra 7g, proteína 20 g.

Pizza de atún y tomate

Vea foto | pág. 89 | **4 porciones**

¿Quién dice que la pizza no es saludable para el corazón? Si no desea usar una base de pizza comprada, use cualquier tipo de pan italiano o bollos de trigo integral.

> 2 **cditas. de aceite de oliva**
> 1 **cebolla finamente picada**
> 1 **lata (de 400 g) de tomates picados**
> 1/2 **cdita. de orégano seco**
> **Una pizca de azúcar**
> 2 **bases para pizza, de 225 g cada una**
> 2 **cdas. de puré de tomate**
> 1 **lata (de 200 g) de atún en agua, escurrido y desmoronado**
> 4 **cditas. de alcaparras**
> 8 **aceitunas negras, deshuesadas y rebanadas**
> **Sal y pimienta**
> **Hojas de albahaca fresca, para adornar**

Tiempo de preparación | 15 minutos
Tiempo de cocción | 10 minutos

1. Precaliente el horno a 215°C. Caliente 1 cucharadita de aceite en una cacerolita, añada la cebolla y fría unos 4 minutos a fuego medio o hasta que esté suave. Añada los tomates, su jugo, el orégano y el azúcar. Sazone con sal y pimienta al gusto y cocine a fuego lento 10 minutos; revuelva ocasionalmente.

2. Ponga las bases para pizza en 2 bandejas para horno. Extienda 1 cucharada de puré de tomate sobre cada base. Vierta la salsa de tomate sobre las pizzas y añada el atún. Rocíe las alcaparras y las aceitunas rebanadas; vierta encima el aceite de oliva restante.

3. Hornee las pizzas hasta que las bases estén crujientes y doradas, unos 10 minutos. Rocíe con las hojas de albahaca desmenuzadas y sirva de inmediato.

Más ideas|
● Sustituya el atún con salmón o sardinas enlatados.

Cada porción proporciona| Calorías 449, grasa 4 g, grasa saturada 0 g, colesterol 13 mg, sodio 740 mg, carbohidratos 80 g, fibra 7 g, proteína 22 g.

¿Qué pescó? |

Pescado

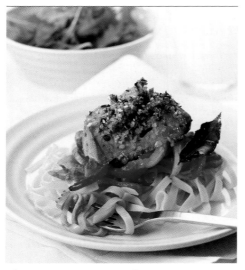

Atún con anchoas y ajonjolí

4 porciones

El atún es una fuente importante de ácidos grasos omega-3. Acompáñelo con ensalada o brócoli al vapor, para una comida completa.

- 1 **cebolla grande finamente rebanada**
- 1 **pimiento rojo sin semillas rebanado**
- 1 **pimiento amarillo sin semillas rebanado**
- 2 **dientes de ajo finamente picados**
- 1 **lata (de 400 g) de tomates picados**
- 1 **cda. de puré de tomate**
- 1 **hoja de laurel**
- ¹/₂ **cdita. de salsa de chile picante**
- 2 **filetes de atún (1/2 kg en total), de 1 cm de espesor**

Cubierta de anchoas y ajonjolí:
- ¹/₄ **de taza de pan de trigo entero molido**
- 1 **diente de ajo**
- 4 **filetes de anchoas escurridos**
- ¹/₄ **de taza de perejil fresco picado**
- 2 **cdas. de semillas de ajonjolí**
- 2 **cditas. de aceite de oliva**
- **Sal y pimienta**

Tiempo de preparación | 20 minutos
Tiempo de cocción | 10 minutos

1. Precaliente el horno a 200°C. Caliente a fuego medio una sartén antiadherente grande rociada con aceite en aerosol; añada la cebolla, los pimientos y el ajo. Tape y cocine 3 o 4 minutos, revolviendo a menudo, hasta que la cebolla esté blanda. Añada los tomates y su jugo, el puré de tomate, la hoja de laurel y la salsa de chile. Tape y cocine unos 7 minutos, revolviendo hasta que los pimientos estén blandos.

2. Mientras tanto, para la cubierta, mezcle todos los ingredientes en la licuadora o en el procesador hasta que estén muy picados. O pique con cuchillo el pan, el ajo, las anchoas y el perejil, póngalos en un tazón y mézcleles las semillas de ajonjolí y el aceite con un tenedor.

3. Extienda la mezcla de pimiento en el fondo de un platón para horno en el que quepa el pescado en una capa. Rocíe los filetes de atún con sal y pimienta y córtelos a la mitad. Ponga las 4 piezas en el platón y cubra con la mezcla. Hornee unos 10 minutos o hasta que el pescado esté cocido; debe estar un poco rosado en el centro. Si prefiere el atún más cocido, cocínelo 1 o 2 minutos más.

Cada porción proporciona | Calorías 298, grasa 11 g, grasa saturada 1 g, colesterol 47 mg, sodio 425 mg, carbohidratos 19 g, fibra 5 g, proteína 31 g.

Pescado en papillote

Vea foto | pág. 107 | **4 porciones**

Hornear el pescado envuelto en papel de aluminio es una forma simple y fácil de prepararlo. Es saludable, pues no se pierden los nutrientes solubles en el agua.

- 275 g **de verduras orientale, como bok choy y col china, picadas**
- 4 **filetes de salmón o merluza, sin piel (de 150 g cada uno)**
- **Cáscara rallada y el jugo de** ¹/₂ **naranja chica**
- 3 **cdas. de albahaca fresca desmenuzada**
- 2 **dientes de ajo finamente picados**
- ¹/₂ **taza de vino blanco seco**
- 1 **cda. de aceite de oliva**
- ¹/₂ **bulbo mediano de hinojo, rebanado fino**
- 1 **zanahoria cortada en tiritas delgadas**

Pilaf de bulgur y hierbas
1 taza de bulgur
3 tazas de agua
1 cda. de aceite de oliva
Jugo de ¹/₂ limón
1 diente de ajo finamente picado
2 cdas. de albahaca fresca desmenuzada
2 cdas. de cilantro fresco picado
3 cebollitas de Cambray rebanadas
Sal y pimienta

Tiempo de preparación | 20 minutos
Tiempo de cocción | 10 a 15 minutos

1. Precaliente el horno a 245°C. Corte 4 cuadrados de papel de aluminio o de papel encerado para hornear, de 80 cm². Ponga una cuarta parte de las verduras picadas en el centro de cada cuadrado. Cubra con un filete de pescado y rocíe con la cáscara y el jugo de naranja, la albahaca, el ajo, el vino blanco, el aceite de oliva, el hinojo, la zanahoria, y sal y pimienta al gusto. Doble el papel para formar un paquete, dejando aire en el interior para que los ingredientes se cuezan al vapor, y tuerza los bordes para sellar. Ponga los paquetes en una bandeja para horno y aparte.

2. Mezcle el bulgur con 3 tazas de agua en una cacerola grande; ponga a hervir. Baje la llama a mediana, tape y cocine de 12 a 15 minutos o hasta que el bulgur esté blando. Escúrralo si es necesario.

3. Mientras se cocina el bulgur, ponga los paquetes de pescado en el horno y hornee 10 minutos. Abra un paquete para ver si el pescado está cocido y se separa en hojuelas.

4. Con un tenedor, esponje el bulgur cocido y añada el aceite de oliva, el jugo de limón, el ajo, la albahaca, el cilantro y las cebollas. Sazone con sal y pimienta al gusto. Sirva a cada persona un paquete de pescado para abrirlo en la mesa, con el pilaf de bulgur en un tazón.

Cada porción proporciona| Calorías 469, grasa 20 g, grasa saturada 3 g, colesterol 88 mg, sodio 127 mg, carbohidratos 36 g, fibra 10 g, proteína 37g.

Salmón con salsa de mango

Vea foto | pág. 85 | **4 porciones**

Esta salsa es deliciosa con otros pescados grasos, como atún, pez espada y macarela.

4 filetes de salmón (de 150 g cada uno)
4 cditas. de granos de pimienta mezclados (negra, blanca, verde y roja)
700 g de papitas nuevas, lavadas y cortadas a la mitad si son grandes
5 tazas de berros

Salsa de mango
1 mango maduro
3 cebollitas de Cambray finamente picadas
3 cdas. de cilantro fresco picado
2 cdas. de jugo de limón fresco
2 cditas. de aceite de oliva
Salsa Tabasco al gusto

Tiempo de preparación | 20 minutos
Tiempo de cocción | 20 minutos

1. Retire cualquier espina pequeña del salmón. Machaque toscamente los granos de pimienta con un mortero y una mano. Oprímalos contra la carne del salmón. Deje aparte.

2. Ponga las papas en una cacerola, cúbralas con agua y deje que hiervan. Baje la llama y cocine a fuego lento de 10 a 12 minutos o hasta que estén blandas.

3. Prepare la salsa. Pele y deshuese el mango, córtelo en cubos y póngalo en un tazón grande. Mezcle las cebollas, el cilantro, el jugo de limón, el aceite de oliva y la salsa Tabasco.

4. Caliente a fuego medio una sartén para asar, rociada con aceite en aerosol. Ponga los filetes de salmón en la sartén, con el lado de la piel hacia abajo. Cocine 4 minutos. Voltee el pescado y continúe unos 4 minutos más o hasta que esté cocido. Escurra las papas.

5. Acomode los berros y las papas en 4 platos. Coloque el salmón encima y sírvalo con la salsa de mango.

Cada porción proporciona| Calorías 450, grasa 15 g, grasa saturada 2 g, colesterol 96 mg, sodio 102 mg, carbohidratos 45 g, fibra 5 g, proteína 35 g.

Platillos dobles |
Carne y aves

Tacos de pollo y frijol

Vea foto | pág. 81 | **8 porciones**

Tortillas suaves, en lugar de tostadas, hacen la diferencia en estos tacos, que son una forma excelente de comer una ración de frijoles y aguacate, rico en grasas monoinsaturadas.

340 g de pechugas de pollo sin piel ni huesos,
 cortadas en tiras
 3 dientes de ajo, picados
Jugo de 1 limón
 1 cda. de salsa para tacos
 1 cda. de aceite de oliva
 2 pimientos rojos, verdes o amarillos, sin
 semillas y finamente rebanados
 1 lata (de 425 g) de frijoles pintos, escurridos
 y enjuagados
 8 tortillas de maíz suaves
 1 aguacate
 4 tazas de lechuga romana desmenuzada
 3 cebollas de Cambray finamente rebanadas
 3 cdas. de cilantro fresco
 1 tomate, en cubos o rebanado
Tabasco u otra salsa picante, al gusto
 4 cdas. de crema agria baja en grasa
Sal y pimienta

Tiempo de preparación |20 minutos
Tiempo de cocción | 8 minutos

1. Precaliente el horno a 175°C. Ponga en un tazón el pollo, el ajo, el jugo de limón y la salsa para tacos; sazone al gusto con sal y pimienta. Mezcle bien.

2. Caliente a fuego medio el aceite, en una sartén de teflón grande o en un wok (recipiente chino para sofreír). Añada la mezcla de pollo y cocine durante 1 minuto, sin revolver. Añada los pimientos y sofría entre 3 y 5 minutos a fuego alto, hasta que el pollo esté ligeramente dorado. Añada los frijoles y caliéntelos muy bien, revolviendo ocasionalmente.

3. Mientras tanto, caliente las tortillas en un comal y manténgalas en un tortillero, o póngalas entre toallas de papel y hornéelas en el microondas, a temperatura media, 1 minuto. Pele y corte en cubos el aguacate.

4. Sirva la mezcla de pollo y pimienta en las tortillas. Añada el aguacate, la lechuga, las cebollas, el tomate, el cilantro y la salsa Tabasco, u otra salsa picante, al gusto. Sirva de inmediato y cubra con crema agria.

Cada porción proporciona| Calorías 243, grasa 8 g, grasa saturada 2 g, colesterol 28 mg, sodio 206 mg, carbohidratos 28 g, fibra 7 g, proteína 16 g.

Pollo capitán campestre

Vea foto | pág. 105 | **4 porciones**

Aunque ahora es un platillo estadounidense clásico, se cree que lleva este nombre por un capitán del ejército británico que llevó por primera vez curry de la India a su tierra.

 2 cditas. de aceite de oliva
 4 mitades de pechugas de pollo, sin hueso
 ni piel (de 150 g cada una)
 1 cebolla chica finamente rebanada
 3 dientes de ajo picados
 1 cda. de curry en polvo
1 1/3 tazas de tomates machacados, de lata
 1/4 de taza de chabacanos secos rebanados
 1/2 cdita. de sal
 1/2 cdita. de tomillo seco
 1/4 de cdita. de pimienta
 1/4 de taza de almendras rebanadas

Tiempo de preparación | 10 minutos
Tiempo de cocción | 35 minutos

1. Caliente el aceite a fuego medio en una olla grande. Agregue el pollo y saltee durante unos 3 minutos por cada lado o hasta que esté dorado. Pase el pollo a un plato, con unas pinzas o una cuchara ranurada.

2. Ponga la cebolla y el ajo en la olla y cocine 5 minutos o hasta que la cebolla esté blanda.

3. Añada el curry en polvo y cocine 1 minuto. Agregue los tomates, los chabacanos, la sal, el tomillo y la pimienta; deje hervir.

4. Ponga de nuevo el pollo (y los jugos acumulados) en la olla. Baje la llama, tape y cocine unos 20 minutos o hasta que el pollo esté bien cocido. (La receta puede prepararse con anticipación hasta aquí y refrigerarse. Vuelva a calentar en el horno a 165°C.) Sírvalo con las almendras espolvoreadas encima.

Cada porción proporciona | Calorías 258, grasa 8 g, grasa saturada 1 g, colesterol 82 mg, sodio 431 mg, carbohidratos 12 g, fibra 3 g, proteína 35 g.

Cerdo a la mexicana con salsa

Vea foto | pág. 119 | **4 porciones**

El cerdo, marinado en una mezcla de cítricos, bien condimentado y salteado, es un relleno excelente para las tortillas de harina suaves. El toque final es una salsa hecha con aguacates y rábanos.

400 g de lomo de cerdo, sin grasa
 2 cebollas en rebanadas gruesas
 2 pimientos rojos o amarillos, sin semillas y cortados en trozos
 4 tortillas de harina

Mezcla de cítricos:
 3 dientes de ajo picados
Jugo de 1 limón
Jugo de 1 toronja o naranja
 1 cdita. de aceite de oliva
 2 cditas. de chile en polvo
 1 cdita. de páprika
¹/₂ cdita. de comino molido
¹/₄ de cdita. de orégano seco o mezcla de hierbas, como hierbas de Provenza
Una pizca de canela en polvo
 3 cebollitas de Cambray picadas

Salsa de aguacate y rábano:
 1 aguacate
 3 rábanos cortados en cubos
 1 diente de ajo picado
 1 tomate maduro cortado en cubos
Jugo de ¹/₂ limón o al gusto
 1 cebolla de Cambray picada
 1 cda. de cilantro fresco picado
Sal y pimienta

Tiempo de preparación | 30 minutos

Tiempo de marinado | 30 minutos
Tiempo de cocción | 15 minutos

1. Combine todos los ingredientes para la mezcla de cítricos en un platón poco profundo. Añada el lomo de cerdo y voltéelo para cubrirlo. Tape y marine 30 minutos o durante la noche.

2. Para preparar la salsa, corte a la mitad el aguacate, pélelo y retire el hueso; machaque la pulpa en un tazón. Añada el resto de los ingredientes de la salsa y mezcle bien; sazone al gusto. Tape y enfríe, hasta la hora de servir.

3. Precaliente el horno a 175°C. Caliente una sartén grande antiadherente a fuego medio. Saque la carne del escabeche y séquela con una toalla de papel. Cubra la sartén con aceite en aerosol, añada el cerdo y cocine todos los lados, hasta que se doren.

4. Ponga el cerdo a un lado y añada las cebollas y los pimientos. Cocine 12 a 15 minutos o hasta que las verduras estén blandas y ligeramente doradas y el cerdo bien cocido.

5. Envuelva las tortillas (todas juntas) en papel de aluminio y caliéntelas de 5 a 10 minutos en el horno, o póngalas entre toallas de papel y caliéntelas 1 minuto a temperatura media en el microondas.

6. Retire la sartén del fuego. Saque el cerdo y córtelo en tiras delgadas; póngalo de nuevo en la sartén y mezcle bien con las cebollas y los pimientos.

7. Para servir, ponga el cerdo, las cebollas y los pimientos en las tortillas, enróllelas en forma de cono y cubra con la salsa.

Cada porción proporciona | Calorías 494, grasa 17 g, grasa saturada 4 g, colesterol 56 mg, sodio 393 mg, carbohidratos 58 g, fibra 8 g, proteína 30 g.

Guisado de venado y castañas

Vea foto | pág. 74 | **4 porciones**

Con mucho sabor, pero con poca grasa saturada, el venado es una excelente alternativa para un guisado de carne de res.

1 ¹/₂ cdas. de aceite de oliva
¹/₂ kg de lomo de venado, sin hueso y
 cortado en cubos de 1.5 cm
2 cebollas medianas rebanadas
2 dientes de ajo machacados
2 betabeles frescos cocidos, cortados en 6
 trozos cada uno
Cáscara rallada y jugo de ¹/₂ naranja grande
¹/₂ taza de vino de Oporto
1 ¹/₄ taza de caldo de carne bajo en grasa y sal
90 g de castañas enteras, empacadas al vacío
3 zanahorias cortadas a la mitad, a lo
 largo, y luego en trozos de 2.5 cm
1 pieza de jengibre (de 5 cm), rallada
4 chalotes sin pelar y sin raíces
1 cda. de harina
2 cdas. de leche descremada
Sal y pimienta

Tiempo de preparación | 20 minutos
Tiempo de cocción | 1 hora y 45 minutos

1. Precaliente el horno a 175°C. Caliente la mitad del aceite de oliva en una olla grande gruesa. Añada el venado en una capa y dórelo 5 minutos por lado; voltéelo una sola vez. Hágalo en dos tandas si es necesario. Con una cuchara, saque la carne y póngala en un plato.

2. Ponga las cebollas rebanadas en la olla y revuelva bien. Cocine unos 10 minutos a fuego lento, revolviendo ocasionalmente hasta que las cebollas estén blandas y empiecen a dorar.

3. Añada el ajo, los betabeles, la cáscara y el jugo de naranja. Revuelva bien, ponga de nuevo el venado y sus jugos en la olla, y añada el vino y el caldo de res. Cocine a fuego bajo. Tape la olla y métala en el horno por 1 hora y 20 minutos o hasta que el venado esté blando; añada las castañas en los 15 minutos finales.

4. Ponga las zanahorias, el jengibre y los chalotes en una sartén para asar, añada el resto

del aceite y revuelva, hasta que las verduras estén bien cubiertas. Ponga en el horno, sobre la olla, y ase durante 1 hora; voltee las verduras a la mitad del tiempo de cocción.

5. Mezcle la harina con la leche para hacer una salsa. Saque la olla del horno y colóquela sobre la estufa. Caliente a fuego medio y añada la salsa poco a poco, revolviendo constantemente; cocine a fuego bajo hasta que la salsa se espese. Sazone al gusto. Sirva el guisado de venado caliente, junto con las verduras asadas.

Más ideas |
● Puede suplir el venado por codorniz o avestruz.
● El alcohol da color y sabor agradables al guisado, pero si lo suprime, añada más caldo.

Cada porción proporciona | Calorías 341, grasa 8 g, grasa saturada 2 g, colesterol 96 mg, sodio 241 mg, carbohidratos 34 g, fibra 5 g, proteína 30 g.

Filete sofrito tailandés con mango

4 porciones

Es un platillo con muy poca grasa, y una gran variedad de especias y sabores frescos.

Aderezo:
¹/₄ de taza de vinagre de arroz o de manzana
2 cdas. de miel
2 cdas. de chile en polvo
2 cdas. de páprika
1 cda. de jengibre fresco, rallado
³/₄ de taza de agua
3 cdas. de jugo de limón o lima, fresco

Ensalada:
2 mangos grandes, maduros
4 ciruelas maduras (como 1/2 kg)
3 tazas de hojas de berros
1 ¹/₂ tazas de col morada desmenuzada
1 taza de pepino cortado en tiras
1 pimiento rojo cortado en tiras
4 cebollitas de Cambray rebanadas
¹/₂ taza de cilantro fresco picado
¹/₂ taza de menta fresca picada
2 cdas. de cacahuates asados sin sal,
 toscamente picados

Bistec de res sofrito:
1/2 kg de bistec de sirloin magro
  2 cditas. de salsa de soya baja en sodio
  3 dientes de ajo grandes, picados
  1 cdita. de azúcar
  1 cda. de aceite de canola

Tiempo de preparación | 45 minutos
Tiempo de cocción | 10 minutos

1. Prepare primero el aderezo. En una cacerola chica, bata el vinagre, la miel, el chile en polvo, la páprika y el jengibre. Lentamente, añada el agua batiendo y deje hervir a fuego alto. Baje un poco la llama y cocine sin tapar 5 minutos. Retire del fuego e incorpore, batiendo, el jugo de limón o lima. Deje aparte.

2. Pele los mangos (pero no las ciruelas), corte las frutas a la mitad, retire los huesos y corte en rebanadas gruesas de 1 cm. Colóquelas en un tazón grande y poco profundo (debe haber unas 5 tazas de fruta). Añada los berros, la col, el pepino, el pimiento rojo, las cebollitas, el cilantro y la menta. Revuelva con suavidad para mezclar. Deje aparte.

3. Corte diagonalmente la carne en tiras de 5 mm. En un tazón grande, cubra la carne con 3 cucharadas del aderezo, la salsa de soya y el azúcar. Caliente un wok (recipiente chino para sofreír) o una sartén antiadherente a fuego alto, añada el aceite y luego la carne. Sofría hasta que las tiras de carne estén cocidas al gusto.

4. Sirva la carne sobre la ensalada. Rocíe con el resto del aderezo y con los cacahuates.

Cada porción proporciona| Calorías 413, grasa 13 g, grasa saturada 3 g, colesterol 64 mg, sodio 215 mg, carbohidratos 54 g, fibra 8 g, proteína 28 g.

Saludable y nutritivo |
Sin carne

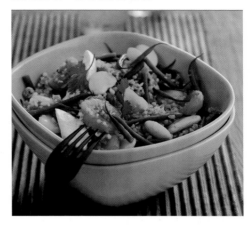

Pilaf de bulgur

4 porciones

La combinación de cereales y leguminosas es común en todas las cocinas con una tradición de comidas vegetarianas. En este platillo, el cilantro molido, la canela y los chabacanos secos añaden un sabor de Medio Oriente.

  2 huevos
  1 cdita. de aceite de canola
  1 cebolla grande finamente picada
  2 dientes de ajo grandes, picados
1 1/2 cditas. de cilantro molido
  1 cdita. de canela en polvo
  1 cdita. de cúrcuma
Pizca de chiles secos machacados (opcional)
  1 lata (425 g) de frijoles bayos o garbanzos, escurridos y enjuagados
  1/2 taza de chabacanos secos
1 1/4 taza de bulgur
  1 taza de ejotes cortados a la mitad
Sal y pimienta
Hojas de cilantro fresco para adornar

Tiempo de preparación y cocción|30 minutos

1. Ponga los huevos en una cacerola con agua fría y deje que hiervan 10 minutos. Escurra el agua y enfríe los huevos bajo el agua fría de la llave. Deje aparte.

2. Mientras se cuecen los huevos, caliente a fuego medio el aceite en una cacerola grande.

Añada la cebolla y el ajo y saltee 3 minutos, revolviendo ocasionalmente. Añada el cilantro molido, la canela, la cúrcuma y los chiles (si los usa). Revuelva 1 minuto.

3. Añada los frijoles o los garbanzos y los chabacanos; revuelva para cubrirlos con las especias. Añada el bulgur y los ejotes; vierta suficiente agua para cubrirlos 1 cm. Ponga a hervir y baje la llama. Tape y cocine a fuego bajo 20 minutos o hasta que todo el líquido se haya consumido.

4. Mientras el bulgur se cocina, pele y rebane los huevos. Esponje el bulgur con un tenedor y sazone con sal y pimienta. Sirva caliente, adorne con las rebanadas de huevo y rocíe con las hojas de cilantro.

Cada porción proporciona | Calorías 373, grasa 5 g, grasa saturada 1 g, colesterol 107 mg, sodio 145 mg, carbohidratos 71 g, fibra 18 g, proteína 16 g.

Alcuzcuz Casablanca

Vea foto | pág. 103 | **8 porciones**

El alcuzcuz es una comida del norte de África, donde a menudo se sirve cubierto con verduras tiernas y coloridas. En Túnez acostumbran sazonarlo con una salsa de chile picante llamada harissa.

800 g de alcuzcuz
1 **taza de pasitas**
1 **cdita. de comino molido**
2 **cdas. de cilantro fresco picado**
1 **cda. de jugo de limón**
Salsa de chile al gusto
Una pizca de canela molida
$1/2$ **cdita. de cáscara de naranja rallada**

Estofado de verduras:
1 **cda. de aceite de oliva**
2 **cebollas grandes picadas**
4 **dientes de ajo picados**
4 **cditas. de comino molido**
1 **cdita. de chile en polvo**
$1/2$ **cdita. de canela molida, cúrcuma, clavo, cilantro y jengibre**
1 **lata (de 450 g) de tomates picados**
5 **tazas de caldo de verduras**
1 **taza de calabaza, en trozos de 1 cm**

1 **camote chico, cortado en trozos de 1 cm**
2 **tallos de apio rebanados**
1 **zanahoria rebanada**
1 **nabo cortado en trozos de 1 cm**
1 **taza de ejotes cortados en trozos chicos**
1 **calabacita cortada en trozos de 1 cm**
1 **lata (de 425 g) de garbanzos, escurridos**
Sal y pimienta

Tiempo de preparación | 40 minutos, más 15 minutos de reposo
Tiempo de cocción | 40 a 45 minutos

1. Empiece con el caldo de verduras. Caliente el aceite en una cacerola grande a fuego medio. Añada las cebollas y la mitad del ajo; cocine hasta que estén un poco blandos, unos 4 minutos. Añada el comino, el chile en polvo, la canela, la cúrcuma, los clavos, el cilantro y el jengibre. Cocine unos segundos.

2. Añada los tomates con su jugo, el caldo de verduras, la calabaza, el camote, el apio, la zanahoria, el nabo y los ejotes. Hierva, baje la llama y cocine a fuego bajo de 15 a 20 minutos o hasta que las verduras estén blandas.

3. Añada las calabacitas, los garbanzos y el resto del ajo. Cocine hasta que todas las verduras estén blandas, unos 15 minutos. Sazone con sal y pimienta si es necesario.

4. Mientras tanto ponga el alcuzcuz y las pasitas en un tazón grande. Añada 1 taza de agua hirviendo y mezcle bien. Remoje 5 minutos.

5. Cuando las verduras estén cocidas, vierta 2 tazas del líquido caliente del estofado sobre el alcuzcuz. Tape y remoje 10 minutos. Tape la cacerola de verduras y retírela del fuego.

6. Para la salsa harissa, vierta en un tazón una taza del líquido caliente de las verduras; añada el comino molido, el cilantro picado, el jugo de limón y la salsa de chile, y revuelva.

7. Para servir, caliente el estofado de verduras nuevamente si es necesario. Esponje el alcuzcuz con un tenedor, póngalo en un platón o en un tazón grande, y espolvoree la canela y la cáscara de naranja rallada. Vierta un poco de estofado de verduras sobre el alcuzcuz y sirva el resto por separado.

Sirva la aromática salsa harissa a un lado.

Cada porción proporciona| Calorías 342, grasa 3 g, grasa saturada 0 g, colesterol 0 mg, sodio 799 mg, carbohidratos 71 g, fibra 9 g, proteína 11 g.

Tallarines estilo teriyaki con tofu

Vea foto | pág. 109 | **2 porciones**

Este rico caldo estilo japonés, sazonado con hierbas frescas, jengibre y ajo, le da más sabor al tofu firme y a los tallarines de trigo.

150 g de soba (tallarines japoneses de trigo sarraceno)
  2 tazas de mezcla de verduras (puntas de espárragos, brócoli, zanahorias, coliflor o ejotes)
¹/₃ de taza de salsa de soya baja en sodio
1¹/₄ tazas de caldo de verduras
  4 cdas. de vino de arroz (sake o mirin) o jerez seco
275 g de tofu firme, cortado en cubos
  2 cebollitas de Cambray picadas
  1 chile rojo fresco, sin semillas y picado
  1 cda. de menta fresca picada
  1 cda. de cilantro fresco picado
  1 diente de ajo grande machacado
¹/₂ cdita. de jengibre fresco rallado

Tiempo de preparación | 15 minutos
Tiempo de cocción | 10 minutos

1. Ponga a hervir agua en una cacerola grande y cocine unos 6 minutos los tallarines soba de acuerdo con las instrucciones del paquete, o hasta que estén al dente.

2. Corte todas las verduras en pedazos del tamaño de un bocado. Añádalas a la pasta en los últimos 3 o 4 minutos de cocción.

3. Escurra la pasta y las verduras por un colador grande. Ponga el resto de los ingredientes al fuego en la cacerola vacía. Caliente hasta que hiervan y baje la llama. Vuelva a poner la pasta y las verduras en la cacerola, y cocine sólo para que se caliente.

4. Sirva en tazones para sopa, con una cuchara para el caldo y un tenedor o palillos chinos para los ingredientes sólidos.

Más ideas|
● Reemplace el tofu con 225 g de camarones cocidos y pelados, o pollo o pavo cocidos y cortados en cubos (sin la piel).

Cada porción proporciona| Calorías 317, grasa 2 g, grasa saturada 0 g, colesterol 0 mg, sodio 1,842 mg, carbohidratos 56 g, fibra 6 g, proteína 21 g.

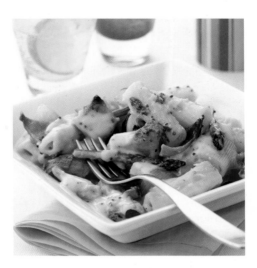

Pasta con verduras al horno

4 porciones

Éste es un nutritivo platillo vegetariano que disfrutará toda la familia.

  1 calabaza pequeña (¹/₂ kg) pelada, sin semillas y cortada en cubos de 5 cm
  2 cebollas moradas, en trozos grandes
  2 dientes de ajo picados
  1 cda. de aceite de oliva
  2 poros en rebanadas gruesas
175 g de puntas de espárragos, a la mitad
275 g de pasta (codito o pluma)
  2 tazas de leche descremada
  3 cdas. de harina
¹/₃ de taza de queso Cheddar fuerte, bajo en grasa, rallado
  2 cditas. de mostaza
Sal y pimienta

Tiempo de preparación | 20 minutos
Tiempo de cocción | 1 hora aproximadamente

1. Precaliente el horno a 215°C. Ponga la calabaza y las cebollas en una fuente para asar grande y espolvoree el ajo. Rocíe el aceite y sazone con sal y pimienta al gusto. Revuelva para cubrir las verduras con el aceite. Ponga la charola en el horno y ase 15 minutos.

2. Saque la fuente del horno y añada los poros y los espárragos. Revuelva con suavidad y vuelva la fuente al horno. Ase unos 20 minutos o hasta que todas las verduras estén blandas y empiecen a dorarse.

3. Cueza la pasta de 10 a 12 minutos en una cacerola grande con agua hirviendo, de acuerdo con las instrucciones del paquete o hasta que esté al dente.

4. Mientras la pasta se cuece, prepare la salsa. Mida 4 cucharadas de leche en un tazón mediano, añada la harina y revuelva para formar una salsa homogénea. Caliente el resto de la leche en una cacerola, hasta que esté a punto de hervir. Añada la leche caliente a la mezcla de harina y vuelva la cacerola al fuego; revuelva hasta que la mezcla hierva y se espese. Cocine a fuego bajo 2 minutos.

5. Retire la salsa del fuego y añada dos tercios del queso y la mostaza. Sazone con sal y pimienta al gusto.

6. Saque del horno la fuente con las verduras asadas. Escurra la pasta, añádala a las verduras y revuelva con suavidad para mezclar. Incorpore la salsa. Espolvoree el resto del queso encima. Meta en el horno y hornee de 10 a 15 minutos o hasta que esté dorado y burbujeante. Sirva caliente.

Cada porción proporciona | Calorías 476, grasa 7 g, grasa saturada 2 g, colesterol 9 mg, sodio 223 mg, carbohidratos 82 g, fibra 6 g, proteína 22 g.

Hamburguesa vegetariana

Vea foto | pág. 88 | **4 porciones**

Con unos ingredientes simples se prepara una sabrosa hamburguesa sin carne. ¿El ingrediente secreto? ¡Crema de cacahuate!

- 1 **cebolla grande finamente picada**
- 1 **diente de ajo finamente picado**
- 1 1/2 **tazas de zanahoria rallada**
- 1 1/2 **tazas de calabacita rallada**
- 1 1/2 **cditas. de comino molido**
- 1 1/2 **cditas. de cilantro molido**
- 2 **cdas. de crema de cacahuate**
- 2 **cdas. de cilantro fresco picado**
- 1/2 **taza de pan integral molido**
- 1 **huevo batido**
- **Sal y pimienta**
- 2 **cditas. de aceite de oliva**

Para servir:
- 2 **tomates, sin semillas y picados**
- 2 **cdas. de catsup o salsa *relish***
- 4 **bollos para hamburguesa con ajonjolí**
- 2 **cdas. de mayonesa ligera (*light*)**
- 4 **hojas de lechuga desmenuzadas**
- 1 **chalote finamente rebanado**

Tiempo de preparación | 40 minutos
Tiempo de cocción | 10 minutos

1. Caliente a fuego medio una sartén antiadherente grande rociada con aceite en aerosol. Añada la cebolla y el ajo; cocine unos 5 minutos revolviendo hasta que la cebolla esté blanda y empiece a dorarse. Añada las zanahorias y las calabacitas, y saltee unos 10 minutos o hasta que estén blandas. Revuelva con frecuencia.

2. Añada el comino molido, la crema de cacahuate y el cilantro fresco; mezcle bien. Sazone con sal y pimienta. Retire la sartén del fuego y deje que se enfríe un poco.

3. Añada el pan molido y el huevo, y mezcle hasta que se integren . Forme con la mezcla 4 hamburguesas gruesas de 10 cm de diámetro.

4. Limpie la sartén con una toalla de papel y caliente el aceite a fuego medio. Añada las hamburguesas y cocine unos 5 minutos de cada lado, o hasta que estén firmes y doradas.

5. Mezcle los tomates y la catsup. Corte los bollos de hamburguesa horizontalmente y tueste los lados cortados. Unte 1 cucharadita de mayonesa (si la usa) en cada pan, añada lechuga y una hamburguesa a cada uno. Unte la mezcla de tomate y cubra con rebanadas de chalote. Ponga las tapas a los panes y sirva.

Más ideas |

ı Estas hamburguesas se congelan bien luego de cocinadas. Deje que se enfríen, envuelva cada una en envoltura de plástico y póngalas en una bolsa para congelador. Para servir, desenvuelva y caliente en el horno a 200°C durante 20 minutos; voltéelas ocasionalmente.

Cada porción proporciona | Calorías 328, grasa 13 g, grasa saturada 2 g, colesterol 56 mg, sodio 499 mg, carbohidratos 44 g, fibra 6 g, proteína 11 g.

De lo bueno, mucho |
Guarniciones

Ensalada de brócoli y cebada perla

Vea foto | pág. 100 | **4 porciones**

La cebada disminuye el colesterol y es un cambio interesante en lugar de arroz.

160 g de cebada perla
 2 tazas de agua
200 g de brócoli en ramitos chicos
 3 calabacitas en rebanadas gruesas
 2 tazas de chícharos en vaina, en mitades
¹/₂ taza de chabacanos secos, rebanados finos
¹/₄ de taza de semillas de calabaza
Sal y pimienta

Aderezo condimentado de tomate:
1 ¹/₂ cdas. de aceite de oliva
 1 cda. de puré de tomate
 2 cdas. de jugo de limón fresco
 2 cditas. de comino molido
Un poquito de salsa Tabasco
 1 diente de ajo machacado
 2 cdas. de cilantro o perejil fresco picado (opcional)

Tiempo de preparación | 20 minutos
Tiempo de cocción | 35 minutos

1. Enjuague la cebada en un colador, bajo la llave del agua fría. Escurra y póngala en una cacerola. Cubra con 2 tazas de agua fría. Ponga a hervir; baje la llama y tape. Cocine a fuego bajo unos 30 minutos o hasta que casi toda el agua se haya consumido y los granos estén blandos, pero aún firmes. Escurra bien.

2. Mientras la cebada se cuece, ponga a hervir agua en otra olla. Añada los ramitos de brócoli, la calabacita y los chícharos; ponga a hervir otra vez. Baje la llama y cocine a fuego bajo las verduras de 3 a 4 minutos o hasta que estén blandas, pero aún crujientes; escúrralas y enjuáguelas con agua fría.

3. En un tazón grande bata todos los ingredientes del aderezo. Añada los chabacanos. Agregue la cebada y las verduras tan pronto como estén cocidas; mezcle bien para cubrirlas con el aderezo. Tape y deje enfriar hasta que estén tibias.

4. Añada las semillas de calabaza antes de servir, y sal y pimienta al gusto.

Más ideas |

●Otros cereales que puede probar en esta ensalada son quinua o trigo sarraceno, disponibles en algunas tiendas naturistas. Prepare estos granos de acuerdo con las instrucciones del paquete.

Cada porción proporciona | Calorías 357, grasa 13 g, grasa saturada 2 g, colesterol 0 mg, sodio 36 mg, carbohidratos 54 g, fibra 11 g, proteína 14 g.

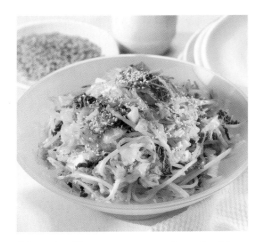

Hortalizas con ajonjolí y germinado de frijol

4 porciones

Este suculento platillo sofrito tiene mucho sabor. Es ideal como parte de un menú oriental, e igualmente sabroso con pescado, aves o carne a la parrilla.

> 2 cdas. de semillas de ajonjolí
> 1 cdita. de aceite de canola
> 1 cebolla picada
> 2 dientes de ajo picados
> 1 col rizada chica (275 g),
>   finamente cortada en tiras
> 1/2 cabeza de bok choy finamente cortado
> 1 1/2 tazas de frijol germinado
> 4 cdas. de salsa de ostión
> Una pizca de pimienta negra

Tiempo de preparación |10 minutos
Tiempo de cocción | 4 a 6 minutos

1. Caliente a fuego medio una sartén antiadherente grande. Dore ligeramente las semillas de ajonjolí. Vierta las semillas en un tazón para que se enfríen. Deje aparte.

2. Caliente a fuego medio el aceite en la sartén. Añada la cebolla y saltéela 3 o 4 minutos o hasta que esté blanda. Añada el ajo, la col y el bok choy; sofría unos 5 minutos hasta que la col esté blanda pero un poco crujiente. Añada el frijol germinado, la salsa de ostión y las semillas de ajonjolí; cocine 2 minutos. Sazone con pimienta negra y sirva caliente.

Más ideas|

● Sustituya el ajonjolí con 2 cucharadas de nueces de la India, o de almendras, picadas.

Cada porción proporciona| Calorías 101, grasa 4 g, grasa saturada 1 g, colesterol 0 mg, sodio 499 mg, carbohidratos 15 g, fibra 5 g, proteína 5 g.

Arroz silvestre e integral con nuez tostada

6 a 8 porciones

¿No le gusta el arroz simple? Le gustará esta guarnición versátil. Sírvala con carne asada, aves o mariscos. Si tiene sobrantes, incorpórelos con un aderezo ligero para deleitarse con una superensalada de arroz.

> 2/3 de taza de arroz silvestre
> 1 1/3 taza de arroz integral
> 1/2 taza de nueces toscamente picadas
> 1 cda. de mantequilla o margarina sin sal
> 1/2 cdita. de sal
> 1/2 cdita. de pimienta negra
> 1/4 de taza de cebollines frescos cortados o
>   perejil picado

Tiempo de preparación | 10 minutos
Tiempo de cocción | 50 minutos

1. Precaliente el horno a 150°C. Ponga a hervir agua sin sal en una cacerola grande, a fuego moderado. Añada el arroz silvestre y hierva, sin tapar, 15 minutos. Añada el arroz integral y hierva 20 minutos más. Escurra.

2. Ponga las nueces en una bandeja y áselas en el horno de 10 a 15 minutos o hasta que estén ligeramente tostadas; revuélvalas de vez en cuando para que no se quemen. Aparte.

3. Ponga el arroz en una vaporera (o colador) sobre el agua hirviendo en una cacerola grande, tape y cocine al vapor de 15 a 20 minutos o hasta que esté suave. Pase el arroz a un platón y añada la mantequilla, las nueces, la sal, la pimienta y los cebollines.

Cada porción proporciona| Calorías 294, grasa 9 g, grasa saturada 2 g, colesterol 6 mg, sodio 182 mg, carbohidratos 47 g, fibra 3 g, proteína 7 g.

Algo dulce
Postres horneados

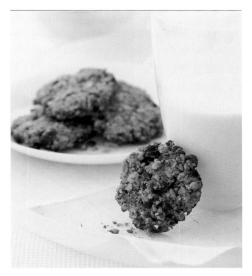

Galletas cinco estrellas

Rinde 16 galletas

Estas galletas son exquisitas, sin ser demasiado dulces. Las hojuelas de cebada, más crujientes que la avena, se pueden conseguir en algunas tiendas naturistas.

- 2 cdas. de avellanas finamente picadas
- 2 cdas. de semillas de girasol
    finamente picadas
- 1/4 taza de chabacanos secos picados
- 1/4 taza de dátiles secos, sin hueso, picados
- 1 cda. de azúcar morena
- 1/2 taza de hojuelas de cebada
- 1/2 taza de harina de trigo entero
- 1/2 cdita. de bicarbonato de sodio
- 2 cdas. de aceite de canola
- 4 cdas. de jugo de manzana

Tiempo de preparación | 10 a 15 minutos
Tiempo de cocción | 10 minutos

1. Precaliente el horno a 175°C. En un tazón, mezcle las avellanas, las semillas de girasol, los chabacanos y los dátiles. Añada el azúcar, la cebada, la harina y el bicarbonato de sodio.

2. Mezcle el aceite y el jugo de manzana; vierta sobre la mezcla seca. Revuelva hasta que los ingredientes secos se humedezcan.

3. Vierta la mezcla a cucharadas en una bandeja para horno rociada con aceite en aerosol. Enharine la parte posterior de un tenedor y aplane con él cada bola, alisando los bordes con los dedos.

4. Hornee unos 10 minutos, hasta que doren. Pase a una rejilla de alambre y enfríe. Guárdelas en un recipiente hermético hasta 4 días.

Más ideas|
- Use nueces de la India en lugar de avellanas.
- Sustituya la cebada con avena.

Cada galleta proporciona| Calorías 61, grasa 3 g, grasa saturada 0 g, colesterol 0 mg, sodio 41 mg, carbohidratos 9 g, fibra 1 g, proteína 1 g.

Pan de calabaza y avena

Rinde 12 rebanadas de 2 cm

Este exquisito y suave pan de avena, nueces y calabaza es fuente excelente del antioxidante betacaroteno. Es perfecto como refrigerio o como postre.

- 1 1/4 tazas de harina
- 2 cditas. de polvos para hornear
- 1/2 cdita. de bicarbonato de sodio
- 1/2 cdita. de sal
- 1/2 cdita. de canela en polvo
- 1/4 de cdita. de macis molido
- 1/8 de cdita. de clavos molidos
- 3/4 de taza de salvado de avena
- 1 taza de puré de calabaza, de lata
- 1 huevo grande
- 1 clara de huevo
- 1/4 de taza de aceite vegetal
- 3/4 de taza de azúcar morena comprimida
- 1/4 de taza de jugo de naranja
- 2 cditas. de cáscara de naranja rallada
- 1/2 taza de nueces picadas (50 g)

Tiempo de preparación | 15 minutos
Tiempo de cocción | 1 hora

1. Precaliente el horno a 165°C. Engrase un molde para pan de 23 x 13 x 8 cm. En un tazón grande, mezcle la harina, los polvos para hornear, el bicarbonato de sodio, la sal, la canela, el macis, los clavos y el salvado de avena.

2. En un tazón mediano, combine la calabaza, el huevo, la clara de huevo, el aceite, el azúcar, el jugo y la cáscara de naranja. Agregue esta mezcla a los ingredientes secos y revuelva hasta incorporar. Eche las nueces y revuelva.

3. Vierta la pasta en un molde para pan y hornee durante 1 hora, o hasta que un palillo insertado en el centro salga limpio. Deje enfriar el pan en el molde durante 5 minutos y páselo a una rejilla para que se enfríe. Rinde 12 rebanadas de 2 cm.

Cada porción proporciona| Calorías 197, grasa 8 g, grasa saturada 1 g, colesterol 18 mg, sodio 194 mg, carbohidratos 30 g, fibra 2 g, proteína 4 g.

Budín de manzana y zarzamoras

6 porciones

Este postre es de fácil preparación y muy sabroso. El tipo de fruta usada para el relleno puede adaptarse a la fruta de temporada. Cubra con yogur de vainilla congelado.

¹/₄ **de taza de jugo de manzana sin endulzar**
¹/₄ **de taza de jalea de manzana o grosella**
 1 **cda. de maicena**
 5 **manzanas (700 g) sin pelar, sin corazón y finamente rebanadas**
¹/₃ **de taza de grosellas o pasitas**
 1 **taza de zarzamoras congeladas (sin azúcar añadida), descongeladas**

Para la cubierta:
¹/₄ **de taza de avena**
 3 **cdas. de migas de pan fresco**
 2 **cdas. de azúcar morena**
 1 **cda. de mantequilla o margarina, derretida**
¹/₂ **cdita. de canela molida**

Tiempo de preparación |20 minutos
Tiempo de cocción | 25–30 minutos

1. Engrase un molde para horno, cuadrado, de 20 cm por lado. En una cacerola grande, mezcle el jugo de manzana, la jalea de manzana y la maicena. Revuelva bien.

2. Añada las manzanas y cocine a fuego medio, hasta que la mezcla hierva. Cocine 1 minuto sin dejar de revolver. Retire del fuego y deje enfriar. Incorpore las grosellas o las pasitas a la mezcla, y vierta ésta en el molde para horno. Coloque las frambuesas encima.

3. Precaliente el horno a 200°C. En un tazón, mezcle bien los ingredientes de la cubierta. Rocíe sobre la fruta y hornee de 25 a 30 minutos o hasta que la cubierta esté dorada.

Cada porción proporciona| Calorías 193, grasa 3 g, grasa saturada 1 g, colesterol 5 mg, sodio 37 mg, carbohidratos 43 g, fibra 4 g, proteína 1 g.

Pastel de chocolate con frambuesas

Vea foto | pág. 113 | **9 porciones**

El chocolate y las frambuesas (ambos poderosos antioxidantes) son armas deliciosas contra la formación de placa. Este pastel sólo tiene 2 g de grasa por porción.

1¹/₂ **tazas de harina**
¹/₂ **taza de cocoa amarga, en polvo**
 1 **cdita. de polvos para hornear**
¹/₂ **cdita. de bicarbonato de sodio**
¹/₂ **cdita. de sal**
1¹/₄ **tazas de azúcar**
¹/₂ **taza de puré de manzana sin endulzar**
 1 **huevo o 2 claras de huevo**
 1 **taza de leche descremada o de agua**
 2 **cditas. de extracto de vainilla**
¹/₄ **de taza de jalea de frambuesa, sin semillas**
Azúcar glass
 2 **tazas de frambuesas frescas**

Tiempo de preparación | 15 minutos
Tiempo de cocción |45 minutos

1. Precaliente el horno a 175°C. Rocíe con aceite en aerosol un molde para horno de 20 x 20 x 5 cm. Cúbralo con cocoa en polvo.

2. En un tazón mediano, bata la harina, la cocoa en polvo restante, los polvos para hornear, el bicarbonato de sodio y la sal.

3. En un tazón grande, con una batidora eléctrica a velocidad baja bata el azúcar, el puré de

manzana y el huevo. Agregue la leche y la vainilla y bata bien. Añada la mezcla de harina y siga batiendo hasta incorporar todo.

4. Ponga la mezcla en el molde. Hornee de 40 a 45 minutos, o hasta que un palillo introducido en el centro salga limpio. Enfríe en el molde, sobre una rejilla de alambre, durante 10 minutos. Desmolde sobre la rejilla o un platón, para que se enfríe por completo.

5. Para servir, derrita la jalea en una cacerola, a fuego bajo. Extiéndala sobre el pastel frío. Adorne con las frambuesas y el azúcar glass.

Cada porción proporciona| Calorías 256, grasa 2 g, grasa saturada 1 g, colesterol 24 mg, sodio 268 mg, carbohidratos 58 g, fibra 4 g, proteína 5 g.

Pastel de dátil y nuez

Vea foto | pág. 95 | **10 porciones**

Los dátiles dan a este pastel con poca grasa una humedad deliciosa. Es de muy fácil preparación y se conserva bien.

1 taza de dátiles secos deshuesados y picados
2 cdas. de mantequilla o margarina
1 cdita. de bicarbonato de sodio
1 taza de agua hirviendo
³/₄ de taza de azúcar morena
2 huevos
2 tazas de harina
2 cditas. de polvos para hornear
1 ¹/₂ cditas. de sazonador de calabaza
Una pizca de sal
¹/₂ taza de nueces picadas

Tiempo de preparación | 20 minutos más remojo
Tiempo de cocción | 1 hora

1. Ponga los dátiles en un tazón con la mantequilla o la margarina y el bicarbonato de sodio. Vierta el agua hirviendo sobre los dátiles y revuelva hasta que la mantequilla o la margarina se derrita. Deje aparte para que se enfríe.

2. Precaliente el horno a 175°C. Rocíe con aceite en aerosol un molde redondo para pastel de 20 cm de diámetro, y cubra el fondo con papel encerado para hornear. Cubra el papel con aceite en aerosol.

3. Ponga el azúcar y los huevos en un tazón grande y revuelva bien con un batidor. Añada la mezcla de dátiles fría; luego cierna la harina, los polvos para hornear, la mezcla de especias y la sal. Incorpore las nueces con movimientos envolventes.

4. Vierta la mezcla en el molde. Hornee aproximadamente 1 hora o hasta que el pastel esté dorado y un palillo insertado en el centro salga limpio.

5. Voltee el molde para sacar el pastel y colóquelo sobre una rejilla de alambre para que se enfríe. Puede envolver el pastel en papel de aluminio y guardarlo en un recipiente hermético hasta por 5 días.

Más ideas|
• Reemplace parte de los dátiles, o todos, con ciruelas o higos secos picados.
• Use mitad de harina blanca y mitad de harina integral para añadir fibra extra.

Cada porción proporciona| Calorías 276, grasa 7 g, grasa saturada 2 g, colesterol 49 mg, sodio 243 mg, carbohidratos 50 g, fibra 2 g, proteína 5 g.

Índice alfabético

Nota:
Los números de página en *cursiva* se refieren a ilustraciones y fotografías.

A

A, personalidad tipo, 167

Aceite de canola, 85, 86, 93

Aceite de oliva, 85, 86, 90–93, 222

Aceite de pescado, complementos de, 63
  adelgazamiento de la sangre por, 124, 129
  beneficios de, 20, 37, 86, 128–129
  dosis de, 129, 202
  elección, 129
  vs. medicamentos, 136

Aceites hidrogenados, 86–87

Aceitunas 91

Ácido biliar, aislantes del, 136, 195

Ácido nicotínico, 136, 192–194

Ácido úrico, como riesgo de enfermedad cardíaca 48–49

Ácidos grasos omega-3
  efectos saludables de, 47, 53, 86
  en complementos de pescado, 53, 86, 128, 129
  fuentes alimentarias de, 53, 85, 86, 94, 107

Ácidos grasos omega-6, 85–86

Adelgazantes sanguíneos, 124, 129, 196

Adolescencia, colesterol alto en, 14

Advisor, 193

Afroamericanos, 21, 58

Agonistas del receptor del proliferador activado de peroxisoma dual, 198

Aguacate, 102

Ajo, 102, 124, 206

Alcohol, 42, 52, 53, 68–69, 114–116

Alga azul verdosa, 135

Alimentos de soya, 57, 109–110, 220

Almuerzo, recetas para el, 231–235

Altocor, 183

Alzheimer, enfermedad de, 63, 191

Análisis de colesterol en casa, 26

Análisis de colesterol en piel, 26

Análisis
  de colesterol
    edad recomendable para, 14
    preparación para, 24, 26
    tipos de, 25, 26
    para detectar arterias bloqueadas, 31, 32

Angina, 12, 30, 31, 135

Angiografía, 32

Anormalidades de enzimas en el hígado, por niacina, 193

Antioxidantes, 27, 111–113, 126, 127, 192, 216

Apolipoproteínas, 13, 21–22

Apoplejía
  factores de riesgo, 11, 22, 36, 37, 54, 84
  prevención, 174, 190, 196

Arginina, 124, 134, 202

Aromaterapia, 178

Arranque (ejercicio), *153*

Arroz integral, 100–101

Arteria(s)
  calcificación de la(s), 31
  detección de bloqueos de la(s), 31, 32
  estrechadas por la placa, *29*, *30*

Arteria coronaria sana, corte transversal, *28*

Aspirina, 37, 49, 53, 63, 124, 183, 195–196, 202

Ataque cardíaco
  cálculo del riesgo de, 66
  con colesterol normal o bajo, 14
  en mujeres, 31
  factores de riesgo de, 12, 22, 24, 32, 33, 36, 37, 54, 84, 167–168
  prevención, 16, 129, 139, 174, 195, 196
  proceso, *28–29*

ATC, inhibidores de, 197

Atención para reducir el estrés, 177, 178, 179, 226

Aterosclerosis, 24, 30, 32, 54, 174, 195

Atkins, dieta, 77

Atorvastatina, 133, 183

Atromid-S (clofibrato), 194

Avena, 99, 101, 210

B

B, vitamina, 47, 126, 136, 202

Bandas de resistencia, ejercicio con, 161

Baycol (cerivastatina), 186–187

Berenjena, 110

Bicicleta (ejercicio), *157*

Brazo opuesto/pierna opuesta, *156*

C

Café, en el aumento de la homocisteína, 42

Calcificación arterial, 31

Calcio, 53, 135, 137

Calorías, disminución de, para pérdida de peso, 76, 78–79, 81

Calvicie, como riesgo de enfermedad cardíaca, 51

Cambios en el estilo de vida
  con el Plan de Control Total, 12, 198
  falta de consejos, 11–12
  genética y, 14
  medicamentos y, 64, 198
  metas semanales para, 201, 206, 208, 210, 212, 214, 216, 218, 220, 222, 224, 226, 228
  vs. complementos, 138

Caminar
  aparatos útiles para, 147
  encontrar oportunidades para, 146–147
  estiramientos para, *144–145*
  forma adecuada de, 142–143
  metas semanales para, 206, 208, 210, 214, 216, 218, 220, 222, 224, 226, 228
  pensando, 179
  podómetro para contar los pasos, 140, 143, 146, 203, 206

tiempo requerido para, 140, 141, 142, 146
ventajas de, 140–141
zapatos para, 144–146

Cáncer
de mama, 114, 116
medicamentos con estatina y, 188

Carbohidratos, 82, 99, 100–101, 200

Cardizem (diltiazem), 130

Carga oxidativa, como riesgo de enfermedad cardíaca, 53

Carne, 105–106

Carne de animales de caza, 107

Carnes
en el plan de comida de Control Total, 81, 105–107
en la dieta moderna, 75–76
mezclas, 88
recetas para, 239–241

Cataratas causadas por estatinas, 188

Cateterización cardíaca, 32

Cebada, 101

Células de espuma, en la formación de placa, 28, 30

Cerdo, 106

Cereal, 78, 98–99

Cerivastatina, 186

Certificación de la calidad de los complementos, en Estados Unidos, 125

Chocolate, 113

Cholestin, 131

Ciruelas, 103

Clofibrato, 194

Clopidogrel, 124

Cocina, limpieza de la, 203

Coenzima Q10, 64, 124, 132–133, 187, 188, 192, 202

Colesterol de partículas similares a remanentes, 22–23

Colesterol sin LAD, para predecir el riesgo de enfermedad cardíaca, 18–19

Colesterol total, 18

Colestid (colestipol), 195

Colina, 126

Comer fuera, consejos para, 116–121, 228

Comida en restaurantes, 116–121, 228

Comida rápida, 86–87, 120–121

Comidas sin carne, 108–110, 241–245

Complementos de hierro, 52, 126

Complementos que reducen el colesterol, 123
aceite de pescado, 20, 37, 63, 86, 124, 128–129, 136, 202
alga azul verdosa, 135
arginina, 124, 134, 202
calcio, 53, 135, 137
calidad garantizada de, 124–125
coenzima Q10, 64, 124, 132–133, 187, 188, 192, 202
cromo, 64, 68, 123, 124, 132, 136, 202
en el Plan de Control Total, 63–64, 123, 202
espino, 124, 134–135, 202
extracto de alcachofa seco, 135
extracto de levadura roja de arroz, 64, 123, 124, 131, 136, 202
fenegreco, 137
fitosteroles vegetales, 137
gugulípido, 64, 124, 130, 136, 202
multivitamínicos/multiminerales, 63, 124, 125–128, 192, 202
niacina, 192
orozuz, 137
picnogenol, 138
policosanol, 64, 137–138
psilio, 124, 133–134, 136, 202
reglas para tomarlos, 138
seguridad de los, 124
vs. cambios en el estilo de vida, 138
vs. medicamentos, 136, 181–182

Compota de manzana como sustituto de grasas, 88

Control de porciones, 79, 80, 224

CoQ10. Vea Coenzima Q10

Coumadin (warferina), 124, 129, 133, 196

C-PSR, 22–23

Crema, 88

Crema de cacahuate, 96

Crestor (rosuvastatina), 197

Cromo, 64, 68, 123, 124, 132, 136, 202

D

Daño a nervios causado por medicamentos con estatina, 188

Daño en riñones causado por medicamentos con estatina, 188–187

Debilidad muscular causada por medicamentos con estatina, 187

Decir no para reducir el estrés, 178, 216

Demencia, medicamentos con estatina en la, 191

Depresión
como riesgo de enfermedad cardíaca, 46–48, 167
señales de, 47

Depresión invernal, 48

Desayuno, 78, 230–231

Desmayo como signo de enfermedad cardíaca, 30

Diabetes
cromo para la, 132
determinación del riesgo de padecer, 69
enfermedad cardíaca y, 13, 44
prevención con
aceite de pescado, 129
medicamentos con estatina, 129, 191
y niacina, 194

Diabetes y niacina, 194

Diario de comida, 80, 83–84

Dieta
Atkins, 77
baja en grasas, 11, 76
como riesgo de enfermedad cardíaca, 13, 60
de los cazadores y recolectores, 75–76
efectos saludables de la, 35, 39, 42, 46, 49
en Control Total (vea plan de comida de Control Total)
pérdida de peso por la, 45

Diltiazem, 130

Dormir para reducir el estrés, 177, 224

E

ECC. Vea Enfermedad cardíaca coronaria

Ecocardiograma, 32

Edad, como riesgo de enfermedad cardíaca, 58

Edema en enfermedad cardíaca, 30

Ejercicio
al comenzar, 141
autorización médica para hacer, 140
beneficios para la salud, 139–140, 162
caminar (*vea* Caminar)
como prioridad, 162
en el Plan de Control Total, 63, 201
entrenamiento en fuerza muscular, 140, 148, 149–157
estiramientos *144–145*, *158–159*, 158–59
falta de, 59–60, 139
formas alternativas de, 160–162
para disminuir el PCR, 37
para la depresión, 47
para mejorar la función del endotelio, 35
ritmo cardíaco ideal para, 142

Electrocardiograma, 32

Elevación de las piernas, *152*

Empuje (ejercicio), *156*

Encías enfermas, 38

Enfermedad cardíaca. *Vea también* Enfermedad cardíaca coronaria
desarrollo de, 27, *28–29*, 30
determinación del riesgo de, 65–67
etapas de, 27, *28–29*, 30–31
factores de riesgo por
ácido úrico, 48–49
calvicie, 51
carga oxidativa alta, 53
colesterol alto, 11–23, 33
colesterol sin LAD, 18
como indicación para medicamentos reductores de colesterol, 182
depresión, 46–48
dieta, 13, 60
edad, 58
engrosamiento de la arteria carótida, 54
estrés, 62, 166–167
exceso de hierro, 50–52
falta de ejercicio, 59–60
fibrinógeno, 52–53
fumar, 58–59
genes, 56–57
gérmenes, 38–40
hipotiroidismo, 49–50
historial familiar, 57
homocisteína, 13, 40–42

hostilidad, 167–168
largo de las piernas, 33, 51
óxido nítrico, 34–35
poco magnesio, 53
presión arterial alta, 45–46
proteína C-reactiva, 33, 35–37
rayas en los lóbulos, 51
raza, 58
sexo, 58
síndrome metabólico y diabetes, 43–45
sobrepeso, 61–62
triglicéridos altos, 23–24
grasas saturadas y, 84–85
prueba para predecir una, 31
reducción del riesgo de, 12, 126–127, 195–196
signos de advertencia, 30, 31

Enfermedad cardíaca coronaria. *Vea también* Enfermedad cardíaca
angina como signo de, 12
en ancianos, 184
factores de riesgo para, 13, 19, 20, 21, 23–24
predicción de, 31
prueba de LBD en, 15

Enfermedades autoinmunitarias, medicamentos con estatina para, 190

Engrosamiento de la arteria carótida, como riesgo de enfermedad cardíaca, 54

Entrenamiento en fuerza muscular
beneficios de salud del, 140, 148
con tonificación corporal total de 30 minutos, *153–157*
con tonificación de 10 minutos *149–152*

Eritromicina, medicamentos con estatina y, 187

Esclerosis múltiple, medicamentos con estatina para, 190

Escribir un diario para reducir el estrés, 173, 206

Espino, 124, 134–135, 202

Espiritualidad para reducir el estrés, 180

Estado de ánimo y disminución del colesterol, 167

Estado mental mejorado con ejercicio, 140

Esteroles, 90, 94, 137

Estiramiento de Aquiles, *144*

Estiramiento de cuadríceps, 158

Estiramiento de cuello *159*

Estiramiento de espalda, *145*

Estiramiento de hombros, *159*

Estiramiento de la corva, *145*, 159

Estiramiento de pantorrillas, *144*, 158

Estiramientos
flexibilidad por, 158–159
para caminantes, *144–145*
rutina matinal, 158–159

Estrés. *Vea también* Reducción del estrés
ataque cardíaco por, 166
aumento de fibrinógenos, 52–53
aumento del colesterol por, 166
cambiar la reacción hacia el, 212, 220
clases de, 164–165
como riesgo de enfermedad cardíaca, 62, 166–167
definición del, 164
efectos del, 166–167
en el lugar de trabajo, 164
luchar o huir, respuesta de, 165–166, 169
predominio de, 163

Estudio cardíaco de Framingham, 12–13, 21, 43

Estudio de Corazón y Estrógenos/Reemplazo de Progestina (HERS), 21

Etiquetas de nutrición, 87

Exceso de hierro, como riesgo de enfermedad cardíaca, 50–52

Extensión de cadera, *151*

Extracto de alcachofa seco, 135

Extracto de levadura roja, 64, 123, 124, 131, 136, 202

Ezetimibe, 191–192

F

Factores de riesgo para enfermedad cardíaca. *Vea* Enfermedad cardíaca, factores de riesgo por

Falta de aliento en enfermedad cardíaca, 30

Fatiga en enfermedad cardíaca, 30

Fe religiosa para reducir el estrés, 180

Felicidad, 165, 175, 177–180, 224

Fenegreco, 137

Fenofibrato, 194

Fibra, 82, 97–101, 200, 214

Fibratos, 136, 194

Fibrinógeno, como riesgo de enfermedad cardíaca, 52–53

Fitosteroles vegetales, 137

Flexibilidad al estirarse, 158–159

Fluvastatina, 183, 189

Folato, 126

Frijoles, 82, 110

Fruta, 101, 102, 103, 104, 112, 201, 212

Fumar, 37, 39–40, 53, 58–59

Función del colesterol, 14, 15, 16

Función del endotelio, 34–35, 51–52, 62, 134

G

Gamagrafía para detectar arterias bloqueadas, 32

Gamagrama radioisótopo para detectar arterias bloqueadas, 32

Gemfibrozil, 20, 187, 193, 194

Genética, colesterol alto por la, 14, 56–57

Geografía, colesterol alto y, 38–40

Ginkgo biloba, 124

Ginseng, 124

GMP, normas de los complementos, 125

Gota, 48, 194

Granos enteros, 100, 101, 218

Grasa corporal, monitor de, 147

Grasas trans, 86–87

Grasas de la dieta
buenas, incremento del consumo de, 90–96
en el plan de comida de Control Total, 81, 84–96, 200
en las etiquetas de nutrición, 87
grasas trans, 86–87
malas, reducción del consumo de, 87–90
poliinsaturadas, 85–86
saturadas, 73, 84–85, 206

Guarniciones, recetas de, 245–246

Guggul. *Vea* Gugulípido

Gugulípido, 64, 124, 130, 136, 202

H

Hacer listas para reducir el estrés, 178

Hemocromatosis, 50–51, 52

Hígado, colesterol producido por el, 14

Hiperventilación, 170

Hipotiroidismo, como riesgo de enfermedad cardíaca, 49–50

Historia familiar, como riesgo de enfermedad cardíaca, 57

HLT, 50

Homocisteína
aumento del estrés, 166–167
como riesgo de enfermedad cardíaca, 13, 40–42
hipotiroidismo y, 49
vitaminas reductoras del nivel de, 126

Hongos Portobello, 110

Hormona de liberación de tirotropina (HLT) 50

Hostilidad, ataques cardíacos y, 167–168

Huevos, 14, 82, 110

I J

Inderal (propranolol), 130, 133

Índice de masa corporal (IMC), 61, 62, 76

Inflamación, enfermedad cardíaca y, 35–36, 38

Inhibidores de absorción del colesterol, 191–192

Inhibidores del transporte del ácido biliar ileal, 197

Jardinería, 162, 178

L

LAD (lipoproteínas de alta densidad), *17*
análisis de las, en casa, 26
aumento, 60, 114, 126, 128, 193, 194, 195
en mujeres, 17, 57, 58
función de las, 16

nivel alto para reducir el riesgo de muerte, 13
nivel bajo
causas del, 17, 18, 20, 59, 86
como indicación para medicamentos reductores de colesterol, 182
efectos del, 16
niveles de, 16

Largo de las piernas, como riesgo de enfermedad cardíaca, 33, 51

LBD (lipoproteínas de baja densidad), *17*
como indicación para medicamentos reductores de colesterol, 182
en etapa I de enfermedad cardíaca, *28*
factores de aumento, 16, 84, 86, 166
función de las, 15
menopausia, después de la, 57, 58
metas para reducir, 64–65
nivel ideal de, 15–16
oxidación de, 27, 30, 86, 111, 113, 126, 133, 138
prueba de las, en casa, 26
reducción con
aislantes del ácido biliar, 194–195
complementos de aceite de pescado, 128
dieta, 73
ejercicio, 60
fibratos, 194
margarina con esteroles, 94
medicamentos con estatina, 184
niacina, 193
nueces, 95
psilio, 133
vitamina B_5, 126
vitamina C, 128
ruptura de placa, 30–31
tipos de, 15

Leche descremada, 88

Lescol (fluvastatina), 183, 189

Levantamiento de pierna exterior e interior, *150*

Libros de autoayuda, 175

LII (lipoproteínas de intensidad intermedia), 19

Limpiar y ordenar para reducir el estrés, 177

Linaza. *Vea* Semillas de lino

Lípidos, perfil total de, 25, 26

Lipitor (atorvastatina), 133,

183, 184, 189, 190, 197

Lipoproteína (a), 13, 20–21, 184

Lipoproteínas
anatomía de las, *23*
apolipoproteínas, 21–22
colesterol de partículas similares a remanentes, 22–23
de alta densidad (*vea* LAD)
de baja densidad (*vea* LBD)
de intensidad intermedia
(*vea* LII), 19
de muy baja densidad (*vea*
LMBD), 17, 18, 19, 70, 86
lipoproteína (a), 20–21
quilomicrones, 19–20

Lipoproteínas de alta densidad. *Vea* LAD (lipoproteínas
de alta densidad)

Lipoproteínas de baja densidad. *Vea* LBD (lipoproteínas
de baja densidad)

Lipoproteínas de intensidad
intermedia. *Vea* LII (lipoproteínas de intensidad intermedia)

Lipoproteínas de muy baja
densidad. *Vea* LMBD (lipoproteínas de muy baja densidad)

Lista de compras, 204–205

LMBD (lipoproteínas de muy
baja densidad), *17*, 18, 19, 70,
86

LoCholest, 195

Lopid (gemfibrozil), 20, 187,
193, 194

Lovastatina, 131, 183, 189, 193

Lp(a), 20–21, 184

Luchar o huir, respuesta de
165–166, 169

M

Magnesio, poco, como riesgo
de enfermedad cardíaca, 53

Mantequilla, 85, 88
sustitutos, 88

Margarina con esteroles, 90,
94, 137

Mascotas, para reducir el
estrés, 178

Max EPA, 129

Medicamento para el corazón,
124

Medicamentos con estatina
acción de los, 183–184
aceite de pescado y, 129

antioxidantes y, 192
cáncer y, 188
comparaciones de, 189
CoQ10 tomada con los, 133
costo de los, 185–186
dosis recomendada de los,
185
efectividad de los, 184–185
evitar extracto de levadura
roja de arroz con, 131
inconvenientes de los, 184,
186–188
problemas al dejar de tomarlos, 185
triglicéridos no afectados por,
20
usos potenciales de los, 188,
190–191
vs. complementos, 136

Medicamentos reductores de
colesterol. *Vea también*
medicamentos específicos
aislantes del ácido biliar, 136,
194–195
cambios en el estilo de vida y,
64, 198
complementos y, 136,
181–182
desarrollo futuro de los,
196–198
en terapia de combinación,
195
estatina (*vea* Medicamentos
con estatina)
fibratos, 136, 194
indicaciones para, 56, 68, 182
inhibidores de la absorción de
colesterol, 191–192
niacina, 136, 192–194
para ancianos, 184
preguntas acerca de, 182
seguridad y efectos secundarios de, 182–183, 186–188

Medida de la cintura como
indicador de riesgo de enfermedad cardíaca, 60

Meditación, 174

Menopausia, 57, 58

Mercado de valores, evitar el
estrés del, 179

Mevacor (lovastatina), 131,
183, 189, 193

Mito *vs.* realidad acerca del
colesterol, 14

Mujeres
alcohol y, 114, 116
ataque cardíaco en las, 31
colesterol en las, 17, 21, 57,
58
depresión en las, 46

que fuman, 58

Multivitamínicos/multiminera-
les, 63, 124, 125–128, 192, 202

Música para reducir el estrés,
177

N

Naranjas, 103

Neuropatía periférica causada
por medicamentos con estatina, 188

Niacina (ácido nicotínico), 136,
192–194

Niaspan, 193

Nicotinamida, 193

Niños
colesterol alto en, 27, 83
fomentar la alimentación
saludable en, 83

No responder, 68

Noticias, evitarlas para reducir
el estrés, 178

Nueces, 94–96

O

Obesidad, 13

Optimismo para reducir el
estrés, 172–175

Orozuz, 137

Osler, William, 12

Osteoporosis, medicamentos
con estatina para la, 190–191

Óxido nítrico
como riesgo de enfermedad
cardíaca, 34–35
función del, 134

P

Palpitaciones en enfermedad
cardíaca, 30

Pan de grano entero, 100, 101

Papas a la francesa, 87–88

Pasatiempos para reducir el
estrés, 165, 176, 201, 222

Pasta de trigo integral, 101

PCR. *Vea* Proteína C-reactiva

Pelotas de ejercicio, 160

Pensar positivamente para
reducir el estrés, 165,
172–175, 201, 212

Pérdida de peso

efectos de la, 37, 46
estrategias para la, 76, 78–80, 81, 140
indicaciones para la, 44–45, 76

Perdón, beneficios saludables del, 175, 218

Pescado, 81, 86, 90, 94, 107–108, 208, 236–238

PETC, inhibidores de, 197

Picnogenol, 138

Pilates, 160–161

Pitavastatina, 197

Pizza, 89, 104

Placa
arteria estrechada por la, *29*
formación de, 15, 27, 28, 30, 33
prevenir, 32
pruebas, 31, 32
reducir, 127, 174
ruptura de la, en ataque cardíaco, *29*, 30–31

Planchas (ejercicio), *150, 155*

Plan de comida de Control Total
beneficios del, 73
categorías de comida en
alcohol, 114–116
cambios graduales de, 122
carbohidratos, 82, 200
comida rica en antioxidantes, 111–113, 216
ejemplo de menú, 201
fibra, 82, 97–101, 200, 214
frutas y verduras, 101–105, 112, 201, 212
grasas, 81, 84–96, 200
metas semanales de, 206, 208, 210, 212, 214, 216, 218, 220, 222, 224, 226, 228
orígenes del, 74–76
proteínas, 81–82, 105–110, 200, 220
consumo de comida balanceada en el, 82–84
lo básico del, 62–63, 75, 76, 81–84
para comer fuera, 116–121

Plan de compra de comida, 204–205

Plan de Control Total
cambios en el estilo de vida con el, 12, 198
complementos en el, 124
compromiso con el, 70–72
dieta (*vea* Plan de comida de Control Total)

12 semanas
comienzo, 203–205
metas semanales de, 206, 208, 210, 212, 214, 216, 218, 220, 222, 224, 226, 228
perspectiva de, 199–202
registro, 207, 209, 211, 213, 215, 217, 219, 221, 223, 225, 227, 229
ejercicio en el, 140, 141, 142
medicamentos en el, 181, 183, 185, 195
para disminuir el riesgo de enfermedad cardíaca, 35, 37, 39–40, 42, 44–45, 46, 47–48, 49, 52
personalización del, 68–70
propósito del, 55–56
reducción del colesterol con el, 12
reducción del estrés con el, 163, 165
resumen del, 62–64

Plavix (clopidogrel), 124

Podómetro, 140, 143, 146, 203, 206

Policosanol, 64, 137–138

Polineuropatía causada por medicamentos con estatina, 188

Pollo, 82, 87, 238–239

Postres horneados, recetas de, 247–249

Pravachol (pravastatina), 138, 183, 184, 189, 191, 197, 198

Pravastatina, 183

Predominio del colesterol alto, 11

Preocupaciones, 174–175, 210

Presión arterial
control de la, 60, 69–70
medicamentos para la, 70, 194
monitor de la, 147

Presión arterial alta, como riesgo de enfermedad cardíaca, 45–46

Prevalite, 195

Problemas de hígado, por medicamentos reductores de colesterol, 183, 187–188

Problemas gastrointestinales por los medicamentos reductores de colesterol, 183, 194

Proporción LAD/LBD, 14, *17,* 18, 64, 65

Propranolol, 130, 133

Proteína C-reactiva, 35–37, 190

Proteínas, 81–82, 105–110, 200, 220

Psilio, 124, 133–134, 136, 202

Pulsómetro personal, 147

Puros, fumar, 59

Q

Queso, 89–90

Questran, 195

Quilomicrones, 19–20

R

Rabdomiolisis causada por medicamentos con estatina, 187

Radicales libres, 27, 53, 111

Rayas en lóbulos, como riesgo de enfermedad cardíaca, 51

Raza, como riesgo de enfermedad cardíaca, 58

Recetas
Almuerzo
Ensalada de atún y frijoles, 234
Ensalada de espinaca, camote y hongos, *90,* 232
Ensalada de trigo bulgur y camarones, *82,* 233
Estofado de lentejas, tomate y cebolla dorada, 232–233
Pan caliente relleno de atún, 234–235
Pizza de atún y tomate, *89,* 235
Sándwich abierto de sardinas, berros y zanahorias, 231–232
Carne y aves
Cerdo a la mexicana con salsa, *119,* 239–240
Filete sofrito tailandés con mango, 240–241
Guisado de venado y castañas, *74,* 240
Pollo capitán campestre, *105,* 238–239
Tacos de pollo y frijol, *81,* 238
Desayuno
Bollos para desayunar, *97,* 231
Cereal con arándano y arándano rojo agrio, *111,* 230

Granola con fruta, *98*, 230
Guarniciones
    Arroz silvestre e integral con nuez tostada, 246
    Ensalada de brócoli y cebada perla, *100*, 245
    Hortalizas con ajonjolí y germinado de frijol, 246
Pescado
    Atún con anchoas y ajonjolí, 236
    Pescado en papillote, *107*, 236–237
    Salmón con salsa de mango, *85*, 237–238
Postres horneados
    Budín de manzana y frambuesas, 248
    Galletas cinco estrellas, 247
    Pan de calabaza y avena, 247–248
    Pastel de chocolate con frambuesas, *113*, 248–249
    Pastel de dátil y nuez, *95*, 249
Sin carne
    Alcuzcuz Casablanca, *103*, 242–243
    Hamburguesa vegetal, *88*, 244–245
    Pasta con verduras al horno, 243–244
    Pilaf de bulgur, 241–242
    Tallarines estilo teriyaki con tofu, *109*, 243
Rechazo de trasplante, prevenido con medicamentos con estatina, 190
Reducción del estrés
    metas semanales para la, 206, 208, 210, 212, 214, 216, 218, 220, 222, 224, 226, 228
    métodos de
        escribir un diario, 173, 206
        lograr la felicidad, 165, 177–180
        pasatiempos, 165, 176, 201, 222
        pensar positivamente, 165, 172–175, 201, 212
        respiración profunda, 165, 169–172, 201, 208
Refrescos, 79
Refrigerios, 226
Relaciones para reducir el estrés, 179, 228
Relajación por respiración profunda, 169–172, *170*
Remo de pie (ejercicio), *154*

Remo inclinado, *154*
Resistencia a la insulina, 16, 43, 68, 194
Resonancia magnética, 32
RespeRate para analizar el ritmo de respiración, 171
Respiración profunda para reducir el estrés, 165, 169–172, *170*, 201, 208
Respirar, dificultad al, en enfermedad cardíaca, 30
Risa para reducir el estrés, 177
Ritmo cardíaco ideal para el ejercicio, 142
Ritmo cardíaco, monitor de, 147
Rociador de aceite, 88
Rosuvastatina, 197

S

Sartenes antiadherentes, 88
Semillas de lino, 86, 99, 129
Sentarse contra la pared, *149*
Sexo, como riesgo de enfermedad cardíaca, 58
Simvastatina, 138, 183, 184, 189, 197
Síndrome metabólico
    bajo nivel de LAD, 16
    como riesgo de enfermedad cardíaca, 43–45
    control del, 68–70
    cromo para, 68, 123, 124, 132
    niacina y, 194
    sobrepeso y, 62
Síndrome X, 16
Sitios tranquilos para reducir el estrés, 179
Sobrepeso, 37, 61–63
Sopas, 79
Superman (ejercicio), *152*

T

Tangier, enfermedad de, 20
TCRE, 31, 32
Té, 111–112
Terapia de reemplazo hormonal, 57
Tiempo a solas para reducir el estrés, 179
Tiempo, control del, 216
Tofu, 109, 110, 220

Tomografía computarizada con rayo electrón, 31, 32
Tonificación corporal total de 30 minutos, *153–157*
Tonificación de 10 minutos, para entrenamiento en fuerza muscular, *149–152*
Toxicidad muscular causada por niacina, 193–194
Tricor (fenofibrato), 194
Triglicéridos, *17*
    altos
        efectos de, 22, 23–24
        en afroamericanos, 58
        factores de aumento de, 24, 62
    análisis de los, en casa, 26
    después de la menopausia, 57
    diabetes y, 191
    disminución de, 70, 86, 126, 128, 129, 193, 194
    medicamentos con estatina y, 20

U V W Z

USP, normas de la, para complementos, 125, 129
Utensilios para cocinar, 203
Vacuna para el colesterol, 197
Velocímetro para caminar, 147
Verduras, 101–105, 112, 117, 201, 212
Viagra, 134
Vino, 114, 115, 116
Vitamina B$_5$, 126, 136
Vitamina B$_6$, 126
Vitamina B$_{12}$, 126
Vitamina C, 127–128, 192
Vitamina E, 124, 126–127, 128, 192
Voluntario, ofrecerse como 179, 210
Warferina, 124, 129, 133, 196
Zapatos para caminar, 144–146
Zetia (ezetimibe), 191–192
Zocor (simvastatina), 138, 183, 184, 189, 197